Visual 栄養学テキスト

人体の構造と機能および疾病の成り立ち Ⅲ

疾病の成り立ち

編集

田中 清

監修

津田謹輔
帝塚山学院大学学長・人間科学部教授

伏木 亨
甲子園大学副学長・栄養学部教授

本田佳子
女子栄養大学栄養学部教授

中山書店

Visual栄養学テキストシリーズ

刊行にあたって

　近年，栄養学はますますその重要性を増しています．わが国は少子化と同時に超高齢社会を迎えていますが，健康で寿命をまっとうするには毎日の食事をおろそかにはできません．わたしたちの物質としての体は，おおよそ7年で細胞が総入れ替えになるといわれています．毎日食べているもので入れ替わっていくのです．まさに"You are what you eat."なのです．このような営みが，生まれた時から生涯を終えるまで続きます．

　胎児の栄養状態は，成人になってからの健康や疾病に大きな影響をもたらす―すなわちDOHaD（ドーハッド：Developmental Origin of Health and Diseases）という考え方が，最近注目されています．学童期には心身の健全な発達のため，また将来の生活習慣病予防のために，「食育」という栄養教育が始まっています．青年期から中年期にかけての生活リズムは，たとえば50年前と今とでは大きく変化しており，生活リズムの変化が栄養面に及ぼす影響は，近年の「時間栄養学」の進歩によって明らかにされつつあります．高齢者では，たんぱく質・エネルギー不足が注目されており，身体活動低下とともに，サルコペニアやフレイルが問題となっています．このように栄養は，ヒトの一生を通じて大変に大切なものなのです．

　このような時期にふさわしい栄養学の教科書として，このたび「Visual栄養学テキスト」シリーズを刊行いたします．栄養士・管理栄養士養成校の授業で使えるわかりやすい教科書ですが，単なる受験書ではなく，栄養学の面白さや魅力が伝わるようなテキストをめざしています．また，単なる知識ではなく，現場で役立つ観点を盛り込んだものにしたいと願っています．

　そのほかに，本シリーズの特徴として，次のようなものがあります．
① 新しい管理栄養士養成カリキュラムと国家試験ガイドラインに沿った内容．
② 冒頭にシラバスを掲載し，授業の目的や流れ，学習内容を把握できる．
③ 各章（各項目）冒頭の「学習目標」「要点整理」で，重要ポイントを明示．
④ 文章は簡潔に短く，図表を多くしてビジュアルでわかりやすくする．
⑤ サイドノート欄の「豆知識」「用語解説」「MEMO」で，理解を深められる．
⑥ シリーズキャラクター「にゅーとり君」が本文中の重要ポイントをつぶやく．
⑦ 関係法規などの参考資料はネットに掲載し，ダウンロードできるようにする．

　栄養士・管理栄養士の果たす役割は，今後もますます重要になっていくことでしょう．この新しいシリーズが，その育成に少しでも貢献できれば幸甚です．

2016年2月吉日

監修　津田謹輔・伏木　亨・本田佳子

監修	津田　謹輔	帝塚山学院大学
	伏木　　亨	甲子園大学栄養学部
	本田　佳子	女子栄養大学栄養学部
編集	田中　　清	神戸学院大学栄養学部
執筆者（執筆順）	福尾　惠介	武庫川女子大学生活環境学部食物栄養学科
	小山田正人	藤女子大学人間生活学部食物栄養学科
	奈良　信雄	日本医学教育評価機構常勤理事／順天堂大学客員教授，東京医科歯科大学名誉教授
	濱田　康弘	徳島大学医学部医科栄養学科
	宮脇　尚志	京都女子大学家政学部食物栄養学科
	竹谷　　豊	徳島大学医学部医科栄養学科
	児玉　浩子	帝京平成大学健康メディカル学部健康栄養学科
	羽生　大記	大阪市立大学大学院生活科学研究科食・健康科学コース
	中村　保幸	龍谷大学農学部食品栄養学科
	竹中　　優	神戸女子大学家政学部管理栄養士養成課程
	田中　　清	京都女子大学家政学部食物栄養学科
	西川　智文	京都光華女子大学健康科学部健康栄養学科
	郡　　義明	前　天理よろづ相談所病院白川分院
	松尾　博哉	神戸大学大学院保健学研究科
	久保田　優	龍谷大学農学部食品栄養学科
	伊藤　節子	同志社女子大学生活科学部食物栄養科学科
	矢野　仁康	滋賀県立大学人間文化学部生活栄養学科

人体の構造と機能および疾病の成り立ち Ⅲ
疾病の成り立ち

はじめに

　個人的なことを述べて恐縮だが，編者は2000年4月に管理栄養士養成大学の教員になったので，すでに養成校の教員歴は17年を超えた．大学での編者の主な担当科目は「臨床病態学」である．これは疾患の成因・病態・診断の要点などを教える科目であり，まさに本巻でカバーされる内容である．今回中山書店から本巻編集のお話をいただいて，この機会にぜひ以前から持っていた腹案を実行に移してみたいと思った．それはできる限り，現在管理栄養士養成大学で教鞭を執られている先生方に，分担執筆をお願いしたいというものであった．

　管理栄養士のカリキュラムにおいて，各科目が有機的に関連すべきことは言うまでもない．「人体の構造と機能および疾病の成り立ち」だけに限っても，正常な状態での各臓器の構造や機能を正しく理解しておくことは，各疾患の病態を正しく理解する基本である．医師が適切な診断に基づいて治療を行うように，管理栄養士もまた，患者の病態を正しく評価（アセスメント）してこそ，適切な栄養療法を行うことができる．すなわち病態の正しい把握は，適切な栄養療法を行うために必須である．

　このように考えると，疾病の成り立ちに関する教科書であっても，それだけが独立するのではなく，この科目は管理栄養士養成カリキュラム全体の中でどう位置づけられるのかを考え，特に臨床栄養学など管理栄養士の実践により深くかかわる科目の内容を意識した教育を行うべきであると考えている．本巻においては，幸いにしてほとんどの執筆者を管理栄養士養成大学にご所属の先生方にお願いすることができた．またそれ以外の執筆者も編者が良く存じ上げている方々であり，レジデント教育に長年携わってこられた先生，保健学科（看護学）で教鞭を執られている先生，医師の立場から管理栄養士教育に深くかかわってこられた先生である．メディカルスタッフのための教科書として，非常にふさわしい執筆陣を揃えることができたものと自負している．その甲斐あって，内容的にも満足のいく教科書を作り上げることができた．ご多忙のなか，ご執筆いただいた先生方にこの場を借りて厚く御礼申し上げる．

　当然のことだが，管理栄養士を目指す学生はまだ臨床経験が乏しい．したがって疾患に関する内容はどうしても馴染みが薄いものとなりがちである．Visual栄養学シリーズという名前のとおり，少しでも学生が親しみやすいような工夫を念頭に本巻を編んだ．編者としては，かなりわかりやすいものができたつもりでおり，管理栄養士を目指す学生の教科書としてお役に立てば幸いである．

2017年8月

編者　田中　清

Visual栄養学テキストシリーズ

人体の構造と機能および疾病の成り立ち Ⅲ　疾病の成り立ち

シラバス

一般目標	●人体の構造と機能および疾病の成り立ちを理解するうえで必要となる，疾病の概念や主要な疾患について学ぶ． ●疾患の成り立ちでは，疾病を引き起こす恒常性の破綻，加齢など全身にかかわる変化をおさえたうえで，疾病診断のポイント，治療の種類などを学ぶ．さらに，主要な疾患の原因や症状，診断，治療についての基礎的な知識を身につける．

回数	学習主題	学習目標	学習項目	章
1	個体の恒常性	●生命維持に重要な恒常性（ホメオスタシス）とフィードバック機構を学ぶ ●体液の構成成分の違いや体液の恒常性を保つしくみを学ぶ ●どのようにして体温が正常に維持されているかを学ぶ ●生体機能の周期的変化や生体がどのようにストレスに応答するかについて学ぶ	●恒常性とフィードバック機構 ●体液・電解質バランス，酸塩基平衡 ●体温調節：低体温，発熱 ●生体機能の周期的変化，ストレス応答	1
2	加齢・疾患に伴う変化	●老化について，細胞レベルと臓器レベルで説明できる ●ストレスや刺激に対する細胞応答（肥大・過形成，萎縮，化生・異形成，細胞傷害，変性，細胞死〈壊死，アポトーシス〉，炎症）を説明できる ●腫瘍について，良性および悪性腫瘍の違い，発がんのメカニズムを説明できる ●個体の死（心臓死），脳死，植物状態を説明できる	●加齢に伴う変化：細胞レベルの老化，臓器レベルの老化 ●疾患に伴う変化：ストレスや刺激に対する細胞・組織の応答，細胞の適応（肥大，過形成，萎縮，化生，異形成），細胞傷害と細胞死，炎症と創傷治癒 ●腫瘍：良性および悪性腫瘍の違い，がんの増殖・浸潤・転移・播種，がん遺伝子・がん抑制遺伝子 ●個体の死（心臓死），脳死と植物状態	2
3	疾患診断の概要	●疾患の診断法を学ぶ ●身体診察法を学ぶ ●主な症候について学ぶ ●主な臨床検査の意義と解釈について学ぶ	●問診（医療面接），身体診察 ●主な症候：バイタルサイン，全身症候など ●臨床検査：種類と特性，基準値の考え方，一般臨床検査（尿，糞便，喀痰），血液学的検査，生化学検査，免疫血清学的検査，病原体検査，生理機能検査，画像検査	3
4	疾患治療の概要	●疾患治療の種類と特徴について学ぶ ●治療計画と実施・評価について学ぶ ●治療方法の種類と特徴について学ぶ	●種類と特徴 ●治療計画と実施・評価 ●治療方法：栄養・食事療法，薬物療法，輸液・輸血・血液浄化，手術，臓器・組織移植，人工臓器，放射線療法，リハビリテーション，再生医療，救急救命医療，緩和ケア，終末期医療・尊厳死	4
5	栄養障害と代謝疾患	●疾患の原因となる栄養素の代謝異常について学ぶ ●肥満，糖尿病，脂質異常症，ビタミン・ミネラル欠乏および過剰症，先天代謝異常症について学ぶ	●栄養・代謝にかかわるホルモン・サイトカイン：インスリン抵抗性や摂食調節にかかわるホルモン ●栄養障害：たんぱく質・エネルギー栄養障害，悪液質，ビタミン欠乏症・過剰症，ミネラル欠乏症・過剰症 ●肥満と代謝疾患：肥満と肥満症，メタボリックシンドローム，糖尿病，脂質異常症，高尿酸血症・痛風 ●先天代謝異常症：アミノ酸代謝異常症，糖質代謝異常症など	5
6	消化器系	●消化管，肝・胆・膵の主要な疾患における，疫学，主症状，診断，治療に関して学ぶ ●各疾患の病態と栄養学的問題点との関連性に関して理解する	●口腔疾患：口内炎・舌炎，齲歯，歯周病，嚥下障害 ●食道・胃・十二指腸疾患：胃食道逆流症，胃・十二指腸潰瘍，たんぱく漏出性胃腸症，食道がん，胃がん ●腸疾患：炎症性腸疾患，過敏性腸症候群，便秘，大腸がん ●肝・胆・膵疾患：肝炎，肝硬変，脂肪肝，肝がん，胆石症・胆嚢炎，胆嚢がん，胆道がん，膵炎，膵がん	6
7	循環器系	●循環器系臓器の構造と機能を学ぶ ●循環器疾患にはどのような疾患が属するかを学ぶ ●各循環器疾患の病因，症状・徴候，治療の概要について学ぶ	●循環障害 ●動脈硬化 ●高血圧 ●虚血性心疾患，不整脈 ●心不全 ●肺塞栓症 ●脳血管疾患	7

回数	学習主題	学習目標	学習項目	章
8	腎・尿路系，男性生殖器	●腎・尿路系や男性生殖器の疾患にはどのような疾患が属するかを学ぶ ●それぞれの腎・尿路系や男性生殖器の疾患における病態を理解し，治療の概要について学ぶ	●腎疾患：急性糸球体腎炎，慢性糸球体腎炎，ネフローゼ症候群，急性腎不全，慢性腎不全，CKD（慢性腎臓病），糖尿病腎症，末期腎不全（透析） ●尿路系，男性生殖器の疾患：尿路結石，前立腺肥大症，前立腺がん	8
9	内分泌系	●ホルモンの役割と各臓器の調節機構について学ぶ ●内分泌疾患にはどのような疾患が属するかを学ぶ ●内分泌疾患に関与するホルモンと各疾患の代表的な症状，治療の概要について学ぶ	●ホルモン分泌の調節機構 ●下垂体疾患：視床下部・下垂体の構造とホルモン，巨人症・先端巨大症，中枢性尿崩症，下垂体機能低下症 ●甲状腺疾患：甲状腺機能亢進症，甲状腺機能低下症 ●副甲状腺疾患：副甲状腺機能亢進症，副甲状腺機能低下症 ●副腎疾患：原発性アルドステロン症，クッシング症候群，褐色細胞腫，副腎皮質機能低下症	9
10	神経系	●摂食障害，アルコール依存症，認知症，パーキンソン病の概要を理解する ●これら神経疾患の原因，症状，治療，予防について学ぶ	●摂食障害 ●アルコール依存症 ●認知症 ●パーキンソン病	10
11	呼吸器系	●呼吸器系の主要な疾患について病態，症状，治療を理解する ●呼吸器疾患における栄養管理に関して学ぶ	●気管支喘息 ●肺炎 ●COPD（慢性閉塞性肺疾患） ●肺がん	11
12	運動器（筋・骨格系）	●運動器疾患，特にロコモティブシンドロームを構成する疾患について学ぶ ●各疾患，特に骨粗鬆症に関連する栄養素について学ぶ	●骨粗鬆症 ●くる病，骨軟化症 ●変形性関節症 ●サルコペニア ●フレイル ●ロコモティブシンドローム	12
13	女性生殖器系	●女性生殖器の発生と性分化の機序について学ぶ ●月経周期の調節ならびに妊娠成立・維持機構について学ぶ ●性周期の異常や異常妊娠の病態生理について学ぶ ●女性生殖器に発生する感染症ならびに腫瘍性疾患の代表的症状，治療の概要について学ぶ	●女性生殖器系疾患の概要：発生と性分化，月経周期，妊娠の維持機構 ●妊娠高血圧症候群 ●糖代謝異常合併妊娠 ●更年期障害 ●腫瘍性疾患など	13
14	血液・造血器・リンパ系	●造血器系血球成分（赤血球，白血球，血小板）の産生と機能について学ぶ ●造血器疾患にはどのような疾患が属するかを学ぶ ●止血・凝固異常を伴う出血性疾患について学ぶ	●造血器系の概要：血球成分の産生調節機構，末梢血血球成分の機能 ●貧血：鉄欠乏性貧血，巨赤芽球性貧血，溶血性貧血，再生不良性貧血，腎性貧血 ●白血病：急性リンパ性白血病，急性骨髄性白血病，慢性骨髄性白血病 ●悪性リンパ腫：ホジキンリンパ腫，非ホジキンリンパ腫 ●出血性疾患：特発性血小板減少性紫斑病，血友病，播種性血管内凝固症候群（DIC）	14
15	免疫・アレルギー	●アレルギー反応の5型を学ぶ ●免疫とアレルギー，自己免疫疾患の違いを学ぶ ●食物アレルギーについて学ぶ ●免疫不全症について学ぶ	●アレルギー疾患：発症機序からみた分類と疾患，食物アレルギー ●自己免疫疾患：臓器特異的自己免疫疾患，全身性自己免疫疾患 ●免疫不全症：原発性免疫不全症，後天性免疫不全症候群（AIDS），AIDS以外の続発（二次）性免疫不全症	15
15	感染症	●感染症を引き起こす病原微生物の特徴について学ぶ ●病原微生物の感染経路を理解し，感染症の成因・病態について学ぶ ●新興・再興感染症および院内感染症について理解する	●病原微生物による感染症 ●性行為感染症 ●新興感染症，再興感染症 ●院内感染症	16

Visual栄養学テキストシリーズ
人体の構造と機能および疾病の成り立ちⅢ　疾病の成り立ち

目　次

刊行にあたって　iii
はじめに　v
シラバス　vi

1章　個体の恒常性
福尾惠介　1

1　恒常性とフィードバック機構 — 1
1　フィードバック機構　1
2　フィードバック機構の異常による恒常性の破綻　2

2　体液・電解質バランス，酸塩基平衡 — 2
1　体液バランス　2
2　電解質バランス　3
　ナトリウム（Na）代謝とその異常　3
　カリウム（K）代謝とその異常　3
　カルシウム（Ca）代謝とその異常　4
3　酸塩基平衡　5
　酸塩基平衡異常　5

3　体温調節 — 6
1　概　要　6
2　低体温　7
3　発　熱　7

4　生体機能の周期的変化，ストレス応答 — 8
1　生体機能の周期的変化　8
2　ストレス応答　8

2章　加齢・疾患に伴う変化
小山田正人　10

1　加齢に伴う変化 — 10
1　老化の概要　10
2　細胞レベルの老化　11
3　臓器レベルの老化　11

2　疾患に伴う変化 — 11
1　ストレスや刺激に対する細胞・組織の応答についての概要　11
2　細胞の適応（肥大，萎縮，過形成，化生，異形成）　12
3　細胞傷害と細胞死　12
4　炎症と創傷治癒　13

3　腫　瘍 — 14
1　概　要　14
2　良性および悪性腫瘍の違い　15
3　腫瘍の組織発生による分類　15
4　がんの増殖・浸潤・転移・播種　16
5　発がんのメカニズム，がん遺伝子・がん抑制遺伝子　16

4　個体の死（心臓死），脳死と植物状態 — 17
1　個体の死　17
2　脳　死　17
3　植物状態　17

3章　疾患診断の概要
奈良信雄　19

1　問診（医療面接），診察 — 19
1　問診（医療面接）　19
2　身体診察　20

2 主な症候 — 20
- 1 バイタルサイン … 20
- 2 全身症候 … 21
- 3 その他の症候・病態 … 24

3 臨床検査 — 30
- 1 種類と特性 … 30
- 2 基準値の考え方 … 31
- 3 一般臨床検査：尿，糞便，喀痰 … 31
- 4 血液学的検査 … 33
- 5 生化学検査 … 34
- 6 免疫血清学的検査 … 36
- 7 病原体検査 … 37
- 8 生理機能検査 … 38
- 9 画像検査 … 39

4章 疾患治療の概要　　濱田康弘　42

1 種類と特徴 — 42
- 1 原因療法 … 42
- 2 対症療法 … 43
- 3 保存療法 … 43
- 4 根治療法 … 43
- 5 特殊療法 … 43

2 治療計画と実施・評価 — 43

3 治療方法 — 44
- 1 栄養・食事療法 … 44
- 2 薬物療法 … 44
- 3 輸液，輸血，血液浄化療法 … 45
- 4 手術療法 … 45
- 5 臓器・組織移植 … 46
- 6 人工臓器 … 47
- 7 放射線療法 … 47
- 8 リハビリテーション … 47
- 9 再生医療 … 47
- 10 救急救命医療 … 48
- 11 緩和ケア … 48
- 12 終末期医療，尊厳死 … 48

5章 栄養障害と代謝疾患　50

1 栄養・代謝にかかわるホルモン・サイトカイン　　宮脇尚志　50
- 1 インスリン抵抗性にかかわるホルモン … 50
- 2 摂食調節にかかわるホルモン … 51

2 栄養障害　　竹谷 豊　53
- 1 たんぱく質・エネルギー栄養障害 … 53
- 2 悪液質 … 54
- 3 ビタミン欠乏症・過剰症 … 54
- 4 ミネラル欠乏症・過剰症 … 57

3 肥満と代謝疾患　　宮脇尚志　60
- 1 肥満と肥満症 … 60
- 2 メタボリックシンドローム … 61
- 3 糖尿病 … 63
- 4 脂質異常症 … 66
- 5 高尿酸血症，痛風 … 68

4 先天代謝異常症　　児玉浩子　70
- 1 概要 … 70
- 2 アミノ酸代謝異常症 … 71
  - フェニルケトン尿症 … 71
  - メープルシロップ尿症 … 71
  - ホモシスチン尿症 … 71
  - 尿素サイクル異常症 … 72
- 3 糖質代謝異常症 … 73
  - ガラクトース血症 … 73
  - 糖原病 … 74
  - ウィルソン病 … 74
- 4 その他の先天代謝異常症 … 75
  - ライソゾーム病 … 75
  - レッシュ・ナイハン病 … 75
  - メンケス病 … 75

6章 消化器系　　羽生大記　77

1 口腔疾患 — 77
- 1 口内炎，舌炎 … 77
- 2 齲歯 … 77
- 3 歯周病 … 78
- 4 嚥下障害 … 78

2 食道・胃・十二指腸疾患 ——— 79
　1　胃食道逆流症 ………… 79
　2　胃・十二指腸潰瘍 ………… 79
　3　たんぱく漏出性胃腸症 ………… 80
　4　食道がん ………… 80
　5　胃がん ………… 81

3 腸疾患 ——— 83
　1　炎症性腸疾患 ………… 83
　　　潰瘍性大腸炎 ………… 83
　　　クローン病 ………… 84
　2　過敏性腸症候群 ………… 85
　3　便　秘 ………… 85
　4　大腸がん ………… 86

4 肝・胆・膵疾患 ——— 86
　1　肝　炎 ………… 86
　　　急性肝炎 ………… 86
　　　慢性肝炎 ………… 88
　2　肝硬変 ………… 88
　3　脂肪肝 ………… 89
　4　肝がん ………… 90
　5　胆石症，胆嚢炎 ………… 90
　6　胆嚢がん，胆道がん ………… 91
　7　膵　炎 ………… 92
　　　急性膵炎 ………… 92
　　　慢性膵炎 ………… 93
　8　膵がん ………… 93

7章　循環器系　　中村保幸　95

　1　循環障害 ………… 95
　2　動脈硬化 ………… 96
　3　高血圧 ………… 97
　4　虚血性心疾患，不整脈 ………… 99
　　　狭心症 ………… 99
　　　心筋梗塞 ………… 100
　　　心房細動 ………… 101
　　　心室細動 ………… 101
　　　心室頻拍 ………… 102
　5　心不全 ………… 103
　6　肺塞栓症 ………… 105
　7　脳血管疾患 ………… 105
　　　脳梗塞 ………… 105
　　　脳出血 ………… 106
　　　脳塞栓 ………… 106
　　　くも膜下出血 ………… 106

8章　腎・尿路系，男性生殖器　　竹中　優　108

1 腎疾患 ——— 108
　1　急性糸球体腎炎 ………… 108
　2　慢性糸球体腎炎 ………… 109
　　　IgA腎症 ………… 109
　3　ネフローゼ症候群 ………… 110
　4　急性腎不全 ………… 111
　5　慢性腎不全 ………… 111
　6　CKD（慢性腎臓病） ………… 112
　7　糖尿病腎症 ………… 114
　8　末期腎不全（透析） ………… 116

2 尿路系，男性生殖器の疾患 ——— 118
　1　尿路結石 ………… 118
　2　前立腺肥大症 ………… 118
　3　前立腺がん ………… 119

9章　内分泌系　　田中　清　121

1 ホルモン分泌調節機構と内分泌疾患の概要 ——— 121

2 下垂体疾患 ——— 122
　1　視床下部・下垂体の構造とホルモン … 122
　2　巨人症，先端巨大症 ………… 122
　3　中枢性尿崩症 ………… 122
　4　下垂体機能低下症 ………… 123

3 甲状腺疾患 ——— 123
　1　概　要 ………… 123
　2　甲状腺機能亢進症 ………… 123
　3　甲状腺機能低下症 ………… 124

4 副甲状腺疾患 ——— 125
　1　概　要 ………… 125
　2　副甲状腺機能亢進症 ………… 125
　3　副甲状腺機能低下症 ………… 125

5　副腎疾患 ——— 126
1　概　要 ……………………… 126
2　原発性アルドステロン症 …… 126
3　クッシング症候群 …………… 126
4　褐色細胞腫 …………………… 127
5　副腎皮質機能低下症 ………… 127

10章　神経系
西川智文　128

1　摂食障害 ……………………… 128
2　アルコール依存症 …………… 129
3　認知症 ………………………… 130
　　アルツハイマー病 …………… 131
　　血管性認知症 ………………… 132
4　パーキンソン病 ……………… 132

11章　呼吸器系
郡　義明　136

1　気管支喘息 …………………… 136
2　肺　炎 ………………………… 137
3　COPD（慢性閉塞性肺疾患） … 138
4　肺がん ………………………… 140

12章　運動器（筋・骨格系）
田中　清　142

1　骨粗鬆症 ……………………… 142
2　くる病，骨軟化症 …………… 144
3　変形性関節症 ………………… 145
4　サルコペニア ………………… 146
5　フレイル ……………………… 147
6　ロコモティブシンドローム … 148

13章　女性生殖器系
松尾博哉　149

1　女性生殖器系疾患の概要 …… 149
2　妊娠高血圧症候群 …………… 150
3　糖代謝異常合併妊娠 ………… 151
4　更年期障害 …………………… 151
5　腫瘍性疾患 …………………… 152
6　その他の女性生殖器系疾患 … 153

14章　血液・造血器・リンパ系
久保田　優　155

1　造血器系の概要 ——— 155
1　血球成分の産生調節機構 …… 155
2　末梢血血球成分の機能 ……… 155

2　貧　血 ——— 156
1　概　要 ………………………… 156
2　鉄欠乏性貧血 ………………… 156
3　巨赤芽球性貧血 ……………… 157
4　溶血性貧血 …………………… 157
5　再生不良性貧血 ……………… 157
6　腎性貧血 ……………………… 158

3　白血病 ——— 158
1　概　要 ………………………… 158
2　急性リンパ性白血病 ………… 158
3　急性骨髄性白血病 …………… 158
4　慢性骨髄性白血病 …………… 159

4　悪性リンパ腫 ——— 159
1　概　要 ………………………… 159
2　ホジキンリンパ腫 …………… 159
3　非ホジキンリンパ腫 ………… 159

5　出血性疾患 ——— 160
1　止血機構 ……………………… 160
2　特発性血小板減少性紫斑病 … 160
3　血友病 ………………………… 160
4　播種性血管内凝固症候群（DIC） … 160

15章　免疫・アレルギー
伊藤節子　162

1　アレルギー疾患 ——— 162
1　アレルギーの発症機序からみた
　　分類と疾患 ………………… 162
2　食物アレルギー ……………… 163

2 自己免疫疾患 ——————————————————————————— 165
1 主な臓器特異的自己免疫疾患 ………… 165   2 主な全身性自己免疫疾患 ………………… 166

3 免疫不全症 ——————————————————————————— 167
1 原発性免疫不全症 ………………………… 167   3 AIDS以外の続発（二次）性
2 後天性免疫不全症候群（AIDS）………… 167   免疫不全症 ………………………………… 168

16章 感染症　　　　　　　　　　　　　　　　　　　　　　矢野仁康　169

1 概　要 …………………………………… 169   真菌感染症 ………………………………… 173
2 病原微生物による感染症 ……………… 170   寄生虫症・原虫疾患 ……………………… 173
      細菌感染症 ………………………………… 170   3 性行為感染症 …………………………… 173
      ウイルス感染症 …………………………… 171   4 新興感染症，再興感染症 ……………… 174
      クラミジア・リケッチア・マイコプラズマ   5 院内感染症 ……………………………… 174
      感染症 ……………………………………… 173

索　引 ——————————————————————————————— 177

第1章 個体の恒常性

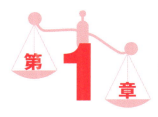

学習目標
- 生命維持に重要な恒常性（ホメオスタシス）とフィードバック機構を学ぶ
- 体液の構成成分の違いや体液の恒常性を保つしくみを学ぶ
- どのようにして体温が正常に維持されているかを学ぶ
- 生体機能の周期的変化や生体がどのようにストレスに応答するかについて学ぶ

要点整理
- ✓ ヒトは，内外の変化に対して体内環境を一定に保つしくみを備えている．
- ✓ 体液は体重の約60%を占め，約2/3が細胞内液，約1/3が細胞外液である．
- ✓ 体液にはNaやK，Caなどの電解質が溶け込んでおり，浸透圧の保持や酸塩基平衡の調節のほか，神経・筋肉の興奮などにはたらく．
- ✓ 血清中の電解質の濃度が，過剰に低下あるいは上昇することにより病的状態を呈する．
- ✓ 代謝によって生じた大量の酸は体液のpHを酸性に傾けるため，pH調節機構として，①緩衝系，②呼気による二酸化炭素排泄，③腎臓からのH^+排泄の3つが備わっている．
- ✓ 視床下部には，熱放散中枢と熱産生中枢の2つの体温調節中枢が存在し，深部温度を一定に保つ．
- ✓ 概日リズムは，視交叉上核にある中枢時計と細胞にある末梢時計で構成される．
- ✓ 有害なストレスが加わったときのストレス応答には，警告反応期，抵抗期，疲弊期の3段階がある．

1 恒常性とフィードバック機構

- 多細胞生物であるヒトは，身体の内外の変化に対して体内環境を一定に保つしくみを備えており，これを恒常性（ホメオスタシス，homeostasis）という．恒常性に障害が起こると，さまざまな疾病が発症する．逆に，疾病はこの恒常性に慢性的な障害を起こす．
- ヒトの恒常性は，常に内外からの攻撃によって破綻の危険にさらされている．すなわち，夏の高温やシフトワーカーにおける時差などの外部環境の変化，血糖値や血圧の急激な低下などの内部環境の変化は，恒常性の維持機構にさまざまな負荷をかける．

1 フィードバック機構

- 恒常性を維持するため，身体にはフィードバック機構（feedback mechanism）が存在する．フィードバック機構には，ネガティブフィードバック機構とポジティブフィードバック機構の2つがあるが，どちらの機構においても，神経系と内分泌系の単独もしくは共同の作用が主にかかわる．
- ネガティブフィードバック機構は，発生した変化を逆の方向に修正して恒常性を維持する機構である．たとえば，血圧が低下すると，頸動脈の圧受容体からのシグナルで交感神経系が刺激され，心拍数が増えて心拍出量が増加するとともに末梢血管の収縮により血管抵抗が増加して血圧が上昇し，恒常性が維持される（❶）．恒常性維持のほとんどがこのネガティブフィードバック機構による．
- ポジティブフィードバック機構は，発生した変化を増強させて恒常性を維持する機構であるが，ネガティブフィードバック機構に比べるとそれほど多くはみられない．た

【用語解説】
シフトワーカー：看護師など夜勤を行う人のこと．

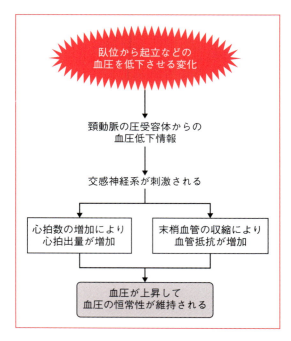

❶ 血圧のネガティブフィードバック機構による恒常性の維持

とえば，けがのときの血液凝固では，血管に傷が入って最初の凝固因子が活性化されると，次々に凝固因子が互いを活性化するというポジティブフィードバック機構によって血液凝固反応が増強される．その結果，迅速な止血が起こり，血液の喪失を防ぐ．

2 フィードバック機構の異常による恒常性の破綻

- 加齢はフィードバック機構を徐々に低下させるため，高齢者では，内外からのストレスに対して恒常性が破綻しやすく，疾病が起こりやすい．たとえば，加齢とともに細胞内液量が減少するため，下痢や発汗などの水分喪失時に，細胞内液から細胞外液への水分補充が不十分になるため，脱水になりやすくなる．
- 疾患によっても，フィードバック機構の低下や異常から恒常性の破綻が起こる．たとえば，自律神経系に障害が起こる糖尿病患者などでは，❶に示すフィードバック機構において交感神経系のはたらきが低下して血圧の恒常性が破綻し，起立性低血圧が起こる．

豆知識
高齢者では，起立性低血圧が多くみられ，夜間トイレに行くときにふらつきから転倒し，転倒時の骨折から寝たきりを起こす原因となる．このため，起立時に手すりを持ってゆっくり立ち上がるなど，適切な生活指導が必要である．

2 体液・電解質バランス，酸塩基平衡

1 体液バランス

- 成人の体液は，女性で体重の55％，男性で60％を占め，その約2/3が細胞内液，約1/3が細胞外液である．細胞外液の約80％は間質液で残りの約20％が血漿である．
- 正常での1日の平均的水分出納（バランスシート）を❷に示す．主な水の獲得（IN）源は，水分摂取（約1,600 mL）と食物摂取（約700 mL）で，それに代謝水（200 mL）が加わる．逆に水の喪失（OUT）は，尿（約1,500 mL），皮膚や呼気などから失われる不感蒸泄（約900 mL），便（約100 mL）で，INとOUTのバランスが保たれている．
- 水分摂取には，視床下部の渇中枢がかかわるが，高齢者ではこの機能が低下し，口渇感が生じにくい．下痢や発汗などによる体液減少（脱水）や逆に食塩の過剰摂取による体液貯留などで体液にアンバランスが起こると，❸に示すさまざまな因子のはたらきによって体液バランスが正常に保たれる．しかし，過度な体液の喪失や貯留は，疾

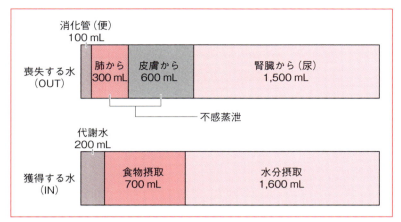

❷ 正常状態での1日の水分出納

❸ 体液バランス調節因子

因　子	作用機序	増加したときの効果
アンジオテンシンⅡ	口渇中枢刺激，アルドステロン分泌刺激	飲水量の増加
アルドステロン	腎尿細管からのNa再吸収の増加（同時に浸透圧で水が再吸収される）	体液量の増加
心房性ナトリウム利尿ペプチド（ANP）	Na利尿	体液量の減少
抗利尿ホルモン（ADH）	腎の集合管からの水の再吸収の増加	体液量の増加

ANP：atrial natriuretic peptide，ADH：antidiuretic hormone

病を誘発する．たとえば，熱中症での脱水や腎不全での体液貯留による心不全などである．

2　電解質バランス

ナトリウム（Na）代謝とその異常

- Na^+は細胞外液の主要な陽イオンで，正常では血清濃度135～145 mEq/Lに保たれている．Na^+の重要な生理機能は体液量や血漿浸透圧の保持，神経筋運動の調節などである．特に，Na^+は血漿浸透圧の大部分を生み出し，体液と電解質バランスの調節において中心的な役割を担う．血清Na^+濃度は，アルドステロン，抗利尿ホルモン（ADH），心房性ナトリウム利尿ペプチド（ANP）によって調節されている．

低Na血症

- 血清Na濃度が135 mEq/L以下の場合を低Na血症（hyponatremia）という．
- 原因としては，うっ血性心不全や腎不全などで起こる体液過剰によるものと，利尿薬の投与や発汗過多などで起こるNa喪失によるものとがある．体液過剰によるものでは，水分貯留による希釈性の低Na血症で，Na不足ではない．
- 症状は全身倦怠感や食欲不振であるが，120 mEq/L以下では意識障害を起こす．

高Na血症

- 血清Na濃度が150 mEq/L以上の場合を高Na血症（hypernatremia）という．多くの場合，Na過剰というよりも脱水で起こる．
- 高浸透圧を伴うため，口渇を生じる．強い口渇があっても飲水ができない乳児や意識障害の患者に起こりやすい．
- Na過剰でみられる高Na血症は，医原性が多い．

カリウム（K）代謝とその異常

- K^+は細胞内の主要な陽イオンで，正常では血清濃度3.5～5.0 mEq/Lに保たれてい

【用語解説】

アルドステロン：副腎皮質から分泌される電解質コルチコイドで，腎臓でのNaの再吸収を促進し，体液量を増加させるはたらきを有する．このときNaと交換でKが尿中へ排泄される．

心房性ナトリウム利尿ペプチド（ANP）：心房の伸展時に心房内の細胞から放出されるホルモンで，血管拡張や，尿中へのNa排泄と水分の喪失を促進して体液量を低下させるはたらきをもつ．

医原性：医療行為が原因で起こる影響を指すが，副作用や病態の悪化など悪い影響を及ぼしたときに使う．

る．K^+は神経や筋線維での静止電位や活動電位にかかわる．H^+との交換によって細胞内外に移動して体液のH^+濃度を調節し，酸塩基平衡（acid-base equilibrium）にかかわる．血清K^+濃度は，主にアルドステロンによって調節されている．

低K血症

- 血清K濃度が3.4 mEq/L以下の場合を低K血症（hypokalemia, hypopotassemia）という．
- 原因としては，嘔吐，下痢などによる消化管からの喪失，利尿薬などによる尿中への喪失がある．摂取不足で起こることは少ないが，経口摂取ができないときの静脈栄養ではK投与量不足で起こる場合がある．
- アルカローシスでは，代償的にH^+が細胞内から細胞外に移動し，その交換としてK^+が細胞内へ移行するため，低K血症が起こる．また，インスリン注射では，糖の利用のためK^+が細胞内へ移行して起こる．
- 症状は，筋脱力，**麻痺性イレウス**，心筋障害による不整脈などがあるが，心電図ではT波の平低化やU波をみる．腎臓での尿の濃縮力障害により，多尿が起こる．
- **低K性周期性四肢麻痺**は若い男性の甲状腺機能亢進症で起こりやすく，糖質の摂取，運動，塩分の過剰摂取で誘発される．

高K血症

- 血清K濃度が5.5 mEq/L以上の場合を高K血症（hyperkalemia, hyperpotassemia）という．
- 原因としては，腎不全などによる排泄障害が最も多いが，**副腎機能不全**や抗アルドステロン系利尿薬[*1]の連用でも起こる．急激な細胞破壊が起こる抗がん剤投与後や輸血後に起こることがある．アシドーシスでは，代償的にH^+が細胞外から細胞内に移動し，その交換としてK^+が細胞外へ移行するため，高K血症が起こる．
- 採血時に試験管内で溶血して見かけ上K濃度が高くなる偽性高K血症は，日常診療で多くみられるため，注意が必要である．
- 軽度ではほとんど自覚症状がないが，心毒性があるため緊急対応が必要となる．心電図では，T波の増高（テント状T波）を認める．血清K値の急激な上昇やK値が7 mEq/Lを超えた場合は不整脈や心停止の危険が高い．このため，適切なモニタリングや血液透析などによる緊急対応などが必要となる．

カルシウム（Ca）代謝とその異常

- Caはほとんどが骨や歯にある．体液中では細胞外陽イオンとして存在し，正常では血清濃度8.6〜10.3 mg/dL[*2]に保たれている．
- Ca^{2+}は，骨形成のほか，血液凝固の補因子，筋収縮，神経や筋の興奮，ホルモン分泌などの細胞内情報伝達物質としてかかわり，多様な役割を果たしている．
- 血中のCa^{2+}濃度は，主に副甲状腺ホルモン（PTH），活性型ビタミンD，カルシトニンによって調節されている．

低Ca血症

- 血清Ca濃度が8.5 mg/dL以下の場合を低Ca血症（hypocalcemia）という．
- 原因としては，活性型ビタミンDの欠乏，副甲状腺機能低下によるPTHの低下が主である．
- 症状は，しびれや神経筋興奮症状であるテタニーを呈する．心電図では，QT延長を認める．

高Ca血症

- 血清Ca濃度が11.5 mg/dL以上の場合を高Ca血症（hypercalcemia）という．
- 原因としては，原発性副甲状腺機能亢進症か悪性腫瘍によるものがほとんどである．原因を❹に示す．
- 一般的な症状は，口渇，多飲，多尿であるが，内科的緊急症の一つであるとの認識が

【用語解説】

麻痺性イレウス：腸管の運動機能が麻痺したために起こる腸閉塞のことで，原因の除去や腸管の運動促進薬の投与で改善する．外科手術が必要な腸管内腔が完全に閉塞する閉塞性イレウスとは異なる．

低K性周期性四肢麻痺：筋の脱力や麻痺の間欠的な発作で，発作中は血清K濃度は正常である．脱力発作は1時間から1〜2日持続する．骨格筋のイオンチャネルの異常が病態にかかわっている．

副腎機能不全：結核や自己免疫などによって副腎皮質から産生されるホルモン量が低下して起こる疾患で，易疲労感，低血圧や低K血症を伴う．

[*1] アルドステロンに対する拮抗作用を有するスピロノラクトンなどを投与することによって，K保持性の利尿作用を示す．

【用語解説】

血液透析：腎代替療法の一つで，体外の膜を介して拡散，限外濾過，浸透の原理によって，血中の蓄積した物質の除去などにより血液を浄化する治療法である．

[*2] 1/2倍にすると，mEq/Lに換算できる．

PTH：parathyroid hormone

【用語解説】

テタニー：Ca^{2+}の低下は，ニューロンや筋線維を興奮させ，自然発生的に筋収縮が起こってしまう．このため，骨格筋の持続的収縮が起こること．

原発性副甲状腺機能亢進症：副甲状腺の腫瘍などによって副甲状腺ホルモンの血中濃度が上昇し，骨からのCa遊離などによって高Ca血症が起こる．

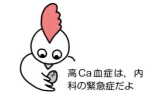

高Ca血症は，内科の緊急症だよ

❹ 高Ca血症の主な原因

原　因	作用機序
副甲状腺機能亢進症	副甲状腺の腫瘍や過形成でみられる．PTHは骨，腸，腎に作用し，血中Ca^{2+}を増加させる
悪性腫瘍	骨転移のほか，白血病や多発性骨髄腫などで骨破壊が広範に起こる場合や腫瘍から産生されるPTH関連ペプチドなどによっても起こる
ビタミンD中毒	ビタミンDは脂溶性で体内に蓄積しやすいので，過剰摂取や薬剤の過剰投与で中毒を起こす
甲状腺機能亢進症	腎尿細管でのCa^{2+}の再吸収を促進して起こる
副腎機能不全	副腎皮質ホルモンによる腎尿細管でのCa^{2+}の再吸収抑制作用の低下などで起こる
サルコイドーシス	腸管でのビタミンDの感受性が亢進するため起こる
薬剤によるもの	サイアザイド利尿薬などでCa^{2+}の再吸収が促進されて起こるほか，テオフィリン中毒でも起こる
ミルクアルカリ症候群	炭酸Ca制酸薬または過剰量のCaと吸収性アルカリ剤が摂取されると，高Ca血症，代謝性アルカローシス，腎機能不全が生じる

PTH：副甲状腺ホルモン．

必要である．重篤な合併症として，消化性潰瘍，急性膵炎，腎不全，不整脈を発症することがある．心電図ではQT短縮を認める．

- 15 mg/dL以上の場合を高Ca血症クリーゼと呼び，著しい脱水，意識障害，心停止を起こすため，緊急の処置が必要である．
- 血中でCaは約40％がアルブミンなどのたんぱく質と結合して存在しており，低アルブミン血症の患者では血清Ca値が低く算定されるため，補正が必要である．具体的には，血清アルブミン値が4.0 g/dL以下の場合には，補正Ca値[*3]を算出して評価する．

3　酸塩基平衡

- 体液のH^+濃度（pH）を適正に保つことは正常な細胞活動を維持するために，きわめて重要である．すなわち，生命活動にかかわるたんぱく質の三次元構造の保持や酵素反応には，pHの適正化が欠かせない．生理的な条件では，動脈血のpHは7.35〜7.45のあいだに保たれている．
- 代謝反応によって大量の酸（H^+）がつくり出されるため，生体には，①緩衝系，②呼気による二酸化炭素排泄，③腎臓からのH^+排泄，の3つのpH調節機構が備わっている．
- 緩衝系は，たんぱく質緩衝系，重炭酸・炭酸緩衝系，リン酸緩衝系から成る．たとえば，赤血球内のヘモグロビンは，重要なたんぱく質緩衝系である．酸化ヘモグロビン（$Hb\text{-}O_2$）は酸素（O_2）を組織に供給した後，H^+を吸収して緩衝する．この反応は以下の式で表される．

$$Hb\text{-}O_2 + H^+ \rightarrow Hb\text{-}H（還元ヘモグロビン）+ O_2$$

酸塩基平衡異常[*4]

呼吸性アシドーシス

- 慢性閉塞性肺疾患（COPD）などが原因で呼気から二酸化炭素（CO_2）の排出が不十分なときに起こる．動脈血中CO_2の増加に伴い，以下に示す重炭酸・炭酸緩衝系の式が右にシフトしてH^+が増加するため動脈血が酸性になる．

$$CO_2 + H_2O \rightleftarrows H_2CO_3 \rightleftarrows H^+ + HCO_3^-（CO_2増加により平衡が右に移動する）$$

- 呼吸性アシドーシス（respiratory acidosis）が起こると，代償機構によって腎臓でのH^+の排泄とHCO_3^-の再吸収が増加し，動脈血pHが正常化へ動く．しかし，重症では，代償によるアシドーシスの補正ができず病態が進行する．

豆知識

Ca^{2+}は，ホルモン分泌にかかわる．高Ca血症では，胃酸分泌を増加させるガストリンやたんぱく質分解酵素を含む膵液の分泌が亢進するため，胃潰瘍や膵炎が起こる可能性がある．

【用語解説】

消化性潰瘍：胃や十二指腸で起こる潰瘍のことで，原因として攻撃因子であるたんぱく質分解酵素のペプシンによる粘膜の自己消化がかかわっているため，この名前がある．

急性膵炎：アルコールの多飲や胆石による膵管閉塞などの原因により，膵臓が膵液で自己消化されて起こる炎症性疾患で，激しい腹痛やショック状態などを起こす．

[*3] 補正Ca値（mg/dL）＝実測血清Ca値（mg/dL）＋4－血清アルブミン値（g/dL）

【用語解説】

重炭酸・炭酸緩衝系：弱塩基HCO_3^-と弱酸H_2CO_3から成る緩衝系で，過剰なH^+存在下では$H^+ + HCO_3^- \rightarrow H_2CO_3$（$H_2CO_3$は水と$CO_2$に解離し，$CO_2$は肺で放出される）．逆に，$H^+$不足時には$H_2CO_3$は弱酸として機能し，$H^+$を放出する．

リン酸緩衝系：弱酸$H_2PO_4^-$と弱塩基HPO_4^{2-}から成る緩衝系で，過剰なH^+存在下では$H^+ + HPO_4^{2-} \rightarrow H_2PO_4^-$（$H_2PO_4^-$は尿中へ排泄される）．逆に，強塩基$OH^-$に対しては$HPO_4^{2-}$が弱酸としてはたらく．

[*4] 3章「3　臨床検査」の❷ (p.39)も参照．

【用語解説】

慢性閉塞性肺疾患（COPD）：chronic obstructive pulmonary disease．喫煙が原因で，気道の慢性的な炎症によって気道の狭窄や肺胞の破壊が不可逆的・進行性に起こる疾患で，慢性気管支炎と肺気腫の2病変が混在する．肺でのガス交換障害から低酸素血症と高CO_2血症が生じるため，呼吸性アシドーシスが起こる．

呼吸性アルカローシス

- 代謝亢進，中枢神経障害，**過換気症候群**などによる過換気が原因で起こる．
- 呼吸性アルカローシス（respiratory alkalosis）が起こると，腎臓でのH^+の排泄減少とHCO_3^-の再吸収の減少の腎性代償により，動脈血pHが正常化へ動く．

代謝性アシドーシス

- 代謝性アシドーシス（metabolic acidosis）では，動脈血中のHCO_3^-濃度が基準値（24±2 mEq/L）より低下する．
- 原因として，①下痢や腎不全によるHCO_3^-の喪失，②糖尿病や飢餓などの代謝異常によるケトン体や乳酸などの酸の増加，③腎不全によるたんぱく質由来有機酸の排泄障害による増加，が主である．
- 代謝性アシドーシスでは，呼吸性代償によって過換気が起こり，動脈血中のCO_2の低下によってpHが正常化へ動く．しかし，重症では，代償によるアシドーシスの補正ができず病態が進行する．

代謝性アルカローシス

- 代謝性アルカローシス（metabolic alkalosis）では，動脈血中のHCO_3^-濃度が基準値を超えて増加する．原因として，嘔吐や胃液の吸引などによるH^+の喪失が最も多く，重炭酸ナトリウムなどのアルカリ性薬剤の過剰投与で起こる．その他，脱水，**原発性アルドステロン症**などがある．
- 代謝性アルカローシスが起こると，換気減少による呼吸性代償により，動脈血pHが正常化へ動く．

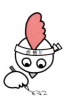

酸塩基平衡異常には，アシドーシスとアルカローシスがあるよ

【用語解説】
過換気症候群：精神的なストレスなどが引き金となり，呼吸困難感から過呼吸となり，動脈血CO_2の低下から呼吸性アルカローシス，手足のしびれ，脱力などを起こす症候群．
原発性アルドステロン症：副腎のアルドステロン産生腫瘍が主な原因で高アルドステロン血症が起こる．その結果，Na^+の再吸収の促進による高血圧とNa^+との交換でK^+とH^+の尿中への排泄が増加するため，低K血症とアルカローシスが起こる．

3 体温調節

1 概要

- 正常では，気温や周囲環境の温度が変化した場合でも，深部温度（core temperature）は36.0〜37.5℃の範囲に維持される．これに対して，皮膚温度（skin temperature）は周囲の温度によって大きく変化する．
- 体温は，体内の熱産生と熱喪失のバランスによって調節されている．熱産生には，①体内の基礎代謝率，②骨格筋，③甲状腺ホルモン，④交感神経系，⑤運動，⑥年齢，⑦食物の消化，などがかかわっている．
- 熱喪失には，以下の4つがあり，熱が身体から周囲に移動することによって起こる．
①伝導：身体に接する物質への熱の移動で，水は空気より熱伝導がよい．
②対流：異なる温度の気体や液体間の流れによる移動で，たとえば扇風機などの風によって熱が運び去られるもの．
③放射：赤外線の形での熱の移動で，温度の低い部屋では熱放散による熱喪失が増える．
④蒸発：液体から蒸気として熱を喪失する場合で，皮膚，口腔や呼吸器粘膜などから喪失する．
- 視床下部には，熱産生中枢と熱放散中枢の2つの体温調節中枢がある．❺に示すように，深部体温が低下すると，熱産生中枢が刺激される．その刺激により，①交感神経が刺激され血管収縮が起こり，熱の喪失が最小限に抑えられる，②甲状腺ホルモンやアドレナリン，ノルアドレナリンの血中での増加によって代謝率が上昇し，熱産生が増す，③筋収縮によるふるえ熱産生（shivering）が起こる．これらによって体温の正常化が図られる．
- 逆に，体温が高くなりすぎたとき，以下の3つの機構がはたらく．
①血管拡張：後視床下部の交感神経の抑制により全身の血管が拡張し，熱伝導を増加さ

視床下部に熱産生と熱放散の2つの体温調節中枢があるんだ！

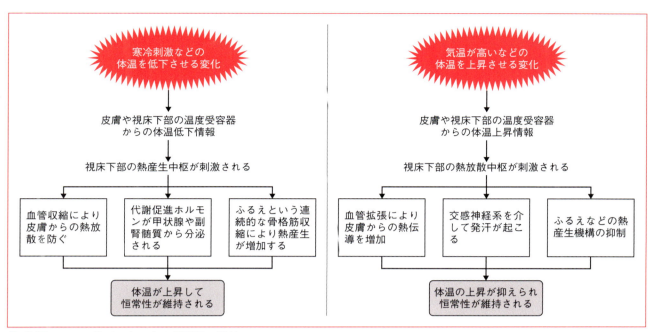

❺ 体温のフィードバックによる恒常性の維持

せる.
②発汗：深部温度が臨界温度レベルを超えて上昇すると視床下部から交感神経系を介して起こる.
③熱産生の減少：ふるえなどの熱産生機構が抑制される.

2 低体温

- 深部温度が35℃あるいはそれ以下になる場合を指す．冷感，ふるえによる熱産生，混乱，血管収縮，筋固縮，徐脈，アシドーシス，低換気，低血圧，活動の低下などが起こり，早期に温めるなどの治療をしないと昏睡から心停止となり死に至る.
- 原因には，氷水に浸かるなどの寒冷ストレス，代謝疾患（甲状腺機能低下症，副腎機能不全，低血糖など），薬物（アルコール，抗うつ薬，鎮静剤など），やけど，低栄養などがある.

3 発熱

- 体温が正常な範囲を超えて上昇した状態を発熱（fever）というが，脳の異常やインターロイキン-1などの発熱物質により起こる．インターロイキン-1は，プロスタグランジンE_2類縁物質の生成を誘導し，視床下部に発熱反応を引き起こすと考えられている．アスピリンなどの解熱剤は，このプロスタグランジンの生成を阻害して発熱を抑制する.
- インターロイキン-1などの発熱物質によって視床下部のセットポイントが上昇すると，セットされた体温に上昇させるための反応が身体に生じる．つまり，血管収縮，立毛，アドレナリンの分泌，ふるえによる悪寒が起こる．逆に，発熱物質の影響が除かれると，セットポイントが下がり，強い発汗と血管拡張によって体温が正常化する.
- 発熱の原因には，感染症，膠原病，悪性腫瘍，甲状腺機能亢進症，脳外科手術による脳障害，薬物アレルギー，熱中症，脱水などがある.
- 体温が40.5〜42℃に至ると，熱中症が起こるリスクが高まる．めまい，嘔吐，腹痛，せん妄などの意識障害，発汗が原因の体液と電解質の大量喪失によるショック，脳障害などを経て致死的な状態へ移行する．このため，皮膚冷却などによる深部体温の急速な低下処置が必要とされる.

【用語解説】
甲状腺機能低下症：甲状腺ホルモンの産生が低下する疾患で，代謝が低下するため低体温を起こす.
副腎機能不全：副腎が種々の原因で障害され，代謝に関連するホルモンの産生が低下するため，低体温を起こす.

膠原病：自己抗体などの免疫の異常によって，全身の臓器に炎症や機能障害が起こる疾患の総称で，全身性エリテマトーデス，全身性強皮症，関節リウマチなどが含まれ，症状として，発熱，皮疹，関節痛などがある.
甲状腺機能亢進症：何らかの原因で甲状腺ホルモンの産生が過剰になって起こる疾患で，代謝が亢進し，高体温（発熱）を認める.

4 生体機能の周期的変化，ストレス応答

1 生体機能の周期的変化

- 生体の機能には，周期的に変化するリズム性が存在する．たとえば，月経周期や妊娠などには，24時間より長い周期性がある．これに対して，地球の自転周期である24時間に近いリズムは，概日リズム (circadian rhythm) と呼ばれ，多くの生物学的な変動はこの周期性を示す．
- 概日リズムは，視交叉上核にある中枢時計と，肝臓などそれぞれの臓器の細胞にある末梢時計で構成されるが，末梢時計は中枢時計のリズムに同調する．概日リズムの異常は，睡眠障害，うつ病，高血圧性心血管疾患，糖尿病，メタボリックシンドローム，発がんなどに関与することが徐々に明らかにされている．
- 概日リズムは，*BMAL1* や *CLOCK* などの時計遺伝子が形成する転写・翻訳のフィードバックループによって形成される．中枢時計は光によってリセットされ，下垂体機能などを制御する．また，末梢時計は，コルチゾールなどのホルモンによって調節される．
- 松果体から分泌されるメラトニンは，概日リズムを調節するはたらきをもつ．メラトニンは夜間に分泌が増加して睡眠を誘導するが，光によってその分泌が抑制される．夜勤を行うシフトワーカーでは，メラトニン分泌量が低下し，概日リズムの異常から肥満を含むさまざまな疾病のリスクが高まる．
- 最近，夜間のLEDのブルーライトへの曝露，21時以降などの夜遅い食事，高脂肪食などは概日リズムの乱れを誘導し，糖尿病などの生活習慣病の発症につながる可能性が示されている．

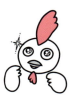

メラトニンは概日リズムを調節するホルモンなんだ！

LED：light emitting diode（発光ダイオード）

2 ストレス応答

- 有害なストレスが加わったとき，生体は内部環境の恒常性を保つため，ストレス応答 (stress response) が起こる．ストレス応答は，視床下部でコントロールされるが，警告反応期，抵抗期，疲弊期の3段階の反応がある．

警告反応期

- ショック相と反ショック相に分けられる．ショック相は，自律神経のバランスが崩れて，筋弛緩，血圧低下などがみられ，外部環境への適応ができていない状態である．反ショック相では，❻に示すように，ストレスを引き起こす刺激によって，視床下部から交感神経系を介した一連のストレス反応が起こる．
- この反応によって，生体が危険から回避するため，脳と筋肉や心臓に十分なグルコースと酸素が供給される．逆に，緊急性の低い消化，排尿，生殖などの活動は抑制される．しかし，これらの反応は短い時間で終わる．

抵抗期

- 第二段階である抵抗反応は，❻に示すように，視床下部からの放出ホルモンによって始まり，長時間続く．
- 副腎皮質刺激ホルモン放出ホルモン (CRH) は，副腎皮質刺激ホルモン (ACTH) を分泌させ，副腎皮質からストレスホルモンであるコルチゾールの分泌を促す．
- コルチゾールは，肝臓での糖新生，脂肪分解，たんぱく質からアミノ酸への異化を促進し，エネルギー (ATP) 産生の促進や炎症の抑制などにかかわる．
- 成長ホルモン放出ホルモン (GHRH) は，下垂体前葉から成長ホルモン (GH) を分泌させ，インスリン様成長因子 (IGF) を介して，脂肪分解や血糖値の上昇を促進し，エネルギー源の供給にかかわる．

CRH：corticotropin-releasing hormone
ACTH：adrenocorticotropic hormone
ATP：adenosine triphosphate（アデノシン三リン酸）
GHRH：growth hormone releasing hormone
GH：growth hormone
IGF：insulin-like growth factor

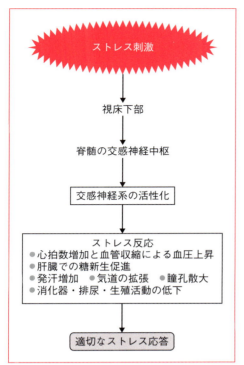

❻ 適切なストレス応答のメカニズム

- 甲状腺刺激ホルモン放出ホルモン（TRH）は，下垂体前葉から甲状腺刺激ホルモン（TSH）を分泌させ，甲状腺から甲状腺ホルモンの分泌を促す．甲状腺ホルモンは，ATP産生に必要なグルコースの消費を促進する．

TRH: thyrotropin-releasing hormone
TSH: thyroid stimulating hormone

疲弊期

- ストレスが，抵抗できないほど強度な場合や長期間持続すると，生体の栄養の枯渇から疲弊（exhaustion）が起こる．長期間のストレス関連ホルモンの作用による筋肉の消耗，消化管の潰瘍，糖代謝異常などが引き起こされる．

- ストレスに関連する疾患として，高血圧，肥満，悪性腫瘍などの生活習慣病のほか，喘息，潰瘍性大腸炎，関節リウマチなどの免疫系の異常によるとされる疾患が知られている．

カコモン に挑戦 ‼

◆ 第29回-104
ストレス応答の抵抗期に関する記述である．正しいのはどれか．1つ選べ．
(1) 副腎皮質刺激ホルモン（ACTH）の分泌は，低下する．
(2) 交感神経の活動は，減弱する．
(3) エネルギー代謝は，抑制される．
(4) 遊離脂肪酸の生成は，増加する．
(5) 尿中窒素排泄量は，減少する．

◆ 第29回-29
疾患・病態とそれらに伴う酸塩基平衡異常の組合せである．正しいのはどれか．1つ選べ．
(1) 過呼吸（過換気）――――― アシドーシス
(2) 原発性アルドステロン症 ――― アシドーシス
(3) 激しい嘔吐 ――――――― アルカローシス
(4) 腎不全 ――――――――― アルカローシス
(5) コントロール不良の1型糖尿病 ― アルカローシス

解答＆解説

◆ 第29回-104　正解(4)
解説：正文を提示し，解説とする．
(1) 副腎皮質刺激ホルモン（ACTH）の分泌は，増加する．
(2) 交感神経の活動は，亢進する．
(3) エネルギー代謝は，促進される．
(4) 遊離脂肪酸の生成は，増加する．
(5) たんぱく質の異化が亢進するため，尿中窒素排泄量は，増加する．

◆ 第29回-29　正解(3)
解説：
(1) 過呼吸では，呼吸性アルカローシスが起こる．
(2) 原発性アルドステロン症では，代謝性アルカローシスが起こる．
(3) 激しい嘔吐では，代謝性アルカローシスが起こる．
(4) 腎不全では，代謝性アシドーシスが起こる．
(5) コントロール不良の1型糖尿病では，ケトン体が増加して代謝性アシドーシスが起こる．

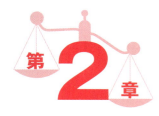

第2章 加齢・疾患に伴う変化

- 老化について，細胞レベルと臓器レベルで説明できる
- ストレスや刺激に対する細胞応答（肥大，萎縮，過形成，化生，異形成，細胞傷害，変性，細胞死〈壊死，アポトーシス〉，炎症）を説明できる
- 腫瘍について，良性および悪性腫瘍の違い，発がんのメカニズムを説明できる
- 個体の死（心臓死），脳死，植物状態を説明できる

- ✓ 細胞レベルの老化は，蓄積する細胞の損傷，分裂能の低下，損傷したDNAを修復する能力の低下などにより生じる．臓器レベルの老化は，臓器・器官系の機能低下と臓器の萎縮として現れ，老年疾患の基盤となる．
- ✓ 細胞はストレスや刺激を受けた場合，サイズの変化（肥大，萎縮），数の増加（過形成），形質の変化（化生，異形成）を起こして適応しようとする．
- ✓ 細胞傷害は，ストレスや刺激の程度が適応の限界を超えると起こる．
- ✓ 細胞死は，壊死（病的な細胞死）と，アポトーシス（プログラム細胞死）に大別される．
- ✓ 炎症は，有害な侵襲や壊死組織に対する生体の防御反応で，急性炎症と慢性炎症に分けられる．
- ✓ 腫瘍は，自律的に過剰増殖する細胞集塊である．良性腫瘍は患者の生命に影響を及ぼさないが，悪性腫瘍は転移により死に至らせる危険性を有する．腫瘍は，内外の因子による複数の遺伝子変異により発生する．変異のターゲットは，がん原遺伝子，がん抑制遺伝子，DNA修復遺伝子である．
- ✓ 個体の死（心臓死）は個体の生命活動が不可逆的に停止した状態で，死の三徴候（自発呼吸の停止，心拍動の停止，瞳孔の散大と対光反射消失）により判定される．脳死は，脳幹を含む脳全体の機能喪失状態であり，法に定められた項目によって判定される．日本では，臓器提供時に限り「脳死は人の死」とされている．植物状態（遷延性意識障害）は覚醒しているが意識のない状態で，脳幹機能が残存しており，脳死とは根本的に異なる．

1 加齢に伴う変化

1 老化の概要

- 加齢に伴う身体的変化は誕生の瞬間から始まり，成長，成熟，老化の過程を経て死で終わる．
- 老化（aging）とは，成熟期以降の過程で，年をとるとともに各臓器の機能あるいはそれらを統合する機能が低下し，個体の恒常性を維持することが困難になる過程をいう．
- 細胞レベルの老化（cellular aging）は，蓄積する細胞の損傷（たとえば，フリーラジカルによる），分裂能の低下（複製的老化），損傷したDNAを修復する能力の低下などにより生じる．
- 臓器レベルの老化は，各々の臓器・器官系の機能低下と臓器の萎縮として現れる．たとえば，運動器の老化による機能低下（フレイル，サルコペニア，ロコモティブシンドローム）[*1]は，日常生活動作（ADL）や生活の質（QOL）の低下につながる．

DNA：deoxyribonucleic acid（デオキシリボ核酸）

[*1] 12章「運動器（筋・骨格系）」（p.142）を参照．

ADL：activities of daily living
QOL：quality of life

- 老年症候群は、さまざまな原因により高齢者に多くみられる身体的・精神的諸症状や疾患の総称で、認知機能障害、排泄障害、栄養障害、運動障害、コミュニケーション障害、などが起こる。

2 細胞レベルの老化

- 細胞レベルの老化理論の一つとしては、プログラム説がある。それは体細胞の遺伝子の中にあらかじめ老化のプログラムが内蔵されているという仮説である。
- ほとんどの体細胞は、複製能力に限界があり、決まった回数（約50回）の細胞分裂を行った後は、複製的老化と呼ばれる細胞分裂が不可逆的に停止した状態になる（ヘイフリック〈Hayflick〉現象）。
- 細胞老化のもう一つの学説として、エラー破局説がある。細胞がさまざま損傷を受けて、エラー（フリーラジカルなどによるDNA損傷など）が蓄積し、老化と死の原因となる。

3 臓器レベルの老化

- 臓器レベルの老化は、身体の各臓器・器官系の機能低下を生じさせるだけでなく、各臓器の疾患発症の「閾値」を下げることによって、老年疾患*2の基盤となる。
- 加齢に伴い、身体の各臓器・器官系の機能は直線的に低下していくが、それらのみで何らかの疾患が発症するわけではない。加齢に伴う機能低下に病的な要因が加わって初めて疾患が起こる。
- たとえば、心・血管系では、運動負荷時には、心拍出量を安静時の数倍に増加させ、全身の組織に酸素を供給している。そのような運動負荷時の心拍出量の増加は、加齢とともに低下する。また、加齢とともに動脈硬化が起こったり、末梢血管抵抗が増加し、高血圧をきたしやすくなる。このような臓器レベルの老化による機能の低下が、老年疾患の基盤となっている。

2 疾患に伴う変化

1 ストレスや刺激に対する細胞・組織の応答についての概要（❶）

- 細胞はストレスや刺激を受けた場合、サイズの変化（肥大、萎縮）、数の増加（過形成）、形質の変化（化生、異形成）を起こし、適応しようとする。
- 適応の限界を超えると、細胞傷害が起こる。細胞傷害は、回復可能な可逆的*3細胞傷害と、細胞死に至る不可逆的*4細胞傷害とに分けられる。
- 多くの場合、傷害された組織は、炎症（壊死組織や有害な侵襲に対する生体の防御反応）を経て修復されるが、慢性炎症が継続して機能障害を起こし慢性疾患に至ることもある。

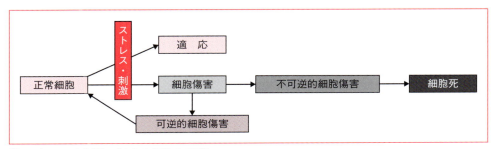

❶ ストレスや刺激に対する細胞の応答

●MEMO●
複製的老化（ヘイフリック現象）のメカニズム：細胞分裂時のDNA複製に伴って、テロメア（染色体の末端構造）が徐々に短縮する。それによって染色体の末端が保護されなくなり、DNAが損傷されて細胞周期が停止し、細胞分裂が不可逆的に停止した状態となる。

*2 加齢に伴って増加してくる疾患の総称で、骨粗鬆症、認知症、動脈硬化性疾患（脳血管障害など）、誤嚥性肺炎などが代表的な老年疾患である。

豆知識
カロリー（食事）制限による寿命の延長：多くの生物において、カロリー（食事）制限が寿命を延長させることが知られている。たとえば、1930年代にすでにマウスの食餌を30～40％減少させることにより寿命が長くなることが報告されている。これらの現象は、疾病の予防や治療における栄養の重要性とは矛盾しているように思える。
カロリー制限が寿命を延長させるメカニズムとして、①内因性の抗酸化系の活性化による酸化的損傷の減少、②ミトコンドリア活性の調節、③抗炎症効果、があげられる。

*3 可逆的（reversible）とは、元に戻ることができることである。たとえば、可逆的細胞傷害では、ストレスや刺激で細胞が損傷した後、ストレスや刺激がなくなれば細胞が正常な状態に戻ることができる。

*4 不可逆的（irreversible）とは、元に戻ることができないことである。不可逆的細胞傷害では、傷害の原因が取り除かれても傷害は進行し、細胞死に至る。

2　細胞の適応（肥大，萎縮，過形成，化生，異形成）

肥　大
- 肥大（hypertrophy）とは，細胞の容積が増すことであり，その結果，臓器の大きさや重量も増加する．たとえば，細胞増殖能の低い心筋細胞などでは，細胞数の増加（過形成）は起こらず，肥大のみが起こる．
- 肥大は，その原因から，臓器の機能要求度の増加に対して起こる生理的肥大（労作性肥大）と疾患に伴って起こる病的肥大とに分けられる．
- 生理的肥大（労作性肥大）の例としてはスポーツ選手の心臓や骨格筋，妊娠時の子宮筋の肥大（ホルモンによる）がある．
- 病的肥大の例としては，高血圧による左心室への圧負荷の増大に対する心筋の肥大と，その結果生じる心肥大がある．

萎　縮
- 萎縮（atrophy）とは，栄養素供給の減少や身体活動の低下の結果として，細胞および器官のサイズが減少することである．
- 廃用性萎縮は，骨折や長期臥床などでみられる骨格筋の萎縮である．

過形成
- 過形成（hyperplasia）とは，ホルモンや成長因子に応答して，臓器や組織の細胞数が増加することである．分裂能を有する細胞や幹細胞を豊富に含む臓器や組織で起こる．
- 生理的過形成と疾患に伴って起こる病的過形成とに分けられる．生理的過形成の例としては思春期女性や妊婦でみられる乳腺上皮の増生，病的過形成の例としては女性ホルモンバランスが崩れて起こる子宮内膜症がある．

化　生
- 化生（metaplasia）とは，慢性的な刺激に応答して，細胞がストレスに耐えられるよう，分化細胞の表現型を可逆的に変化させる（1つの分化した細胞型が別の細胞型に置き換わる）ことである．
- 化生を起こした細胞は，機能が低下したり，がんの発生母地となる．
- 例としては，胃の粘膜上皮の腸上皮化生，バレット（Barrett）食道（扁平上皮から円柱上皮への化生），気管支線毛上皮の扁平上皮化生がある．

異形成
- 異形成（dysplasia）とは，「無秩序な増殖」を意味する言葉で，上皮組織において細胞の均一性や正常の組織構造が喪失した状態を指す．
- 異形成はしばしば悪性腫瘍組織に隣接してみられ，長期喫煙者では悪性腫瘍の前段階として異形成が出現することが報告されている．

3　細胞傷害と細胞死

- 細胞傷害の程度は，有害刺激の種類・強さ・作用期間と，細胞の種類・状態・適応能に依存する．ストレスや刺激が一定の範囲内であれば細胞は適応できるが，それらの強さが一定の限度を超えると細胞傷害が発生する．
- 細胞傷害には可逆的なものと不可逆的なものとがある．不可逆的細胞傷害が高度になると最終的には細胞死に至る．
- 可逆的細胞傷害の形態学的変化には，細胞の腫脹，細胞内蓄積（変性），ミトコンドリアや小胞体の腫大，リボソームの遊離などがある．そのなかで，細胞内蓄積（変性）は，細胞傷害によって細胞内・外に物質が蓄積した病変で，脂肪変性，たんぱく質変性（アミロイド変性，硝子変性など），水腫変性，粘液変性，色素沈着，石灰化などがある．

- 壊死（necrosis）とは，細胞外からの作用による不可逆的細胞傷害の結果生じる細胞死によってもたらされた組織の肉眼的および組織学的変化をいう．壊死組織では，細胞質の好酸性変化，核の変化（核濃縮，核融解，核崩壊）がみられ，細胞破壊後には炎症が起こる．
- 壊死が生じる機構として，ミトコンドリア損傷によるATP枯渇と活性酸素種の増加，カルシウムの流入，細胞膜の透過性亢進がある．
- アポトーシス（apoptosis）とは，不要になった細胞や傷害を受けた細胞を除去するために生じる単独の細胞死で，厳密に制御（プログラム）されて起こる．形態学的には，細胞収縮，核の凝集と断片化，アポトーシス小体（限界膜をもった細胞の断片）をその特徴とする．カスパーゼという酵素の誘導によって，たんぱく質やDNAの分解が起こり，アポトーシス小体が形成される．それがマクロファージによって貪食・処理される．
- アポトーシスの異常は，がん，自己免疫疾患，AIDSなどの重篤な疾患の発症に密接に関係している．
- オートファジー（autophage）とは，真核細胞に存在する細胞内分解系で，細胞小器官をリソソームで分解し，それらの成分を再利用可能にする「細胞自食作用」である．飢餓応答や細胞の恒常性維持に重要な役割をもち，可逆的細胞傷害から回復する際のメカニズムの一つである．オートファジーの異常は疾患発症に関与する．

ATP：adenosine triphosphate（アデノシン三リン酸）

AIDS：acquired immunodeficiency syndrome

4 炎症と創傷治癒

- 炎症（inflammation）とは，身体に加わる有害な侵襲（病原微生物など）や壊死組織に対する生体の防御反応である．有害な因子を排除するときに，組織傷害を起こすことがある．
- 炎症には急性炎症と慢性炎症がある．急性炎症は，急速に起こり，持続時間が短く，早ければ数日で症状が治まる．慢性炎症は，持続時間が長く，数か月～数年に及ぶことがある．
- 急性炎症によって起こる症状は主に，発赤，腫脹，疼痛，発熱の4つで「炎症の四徴」と呼ばれ，それに機能障害を加えて「炎症の五徴」となる．
- 炎症の過程は，血管の反応および細胞の反応から成り，それらの反応は，血漿たんぱく質やいろいろな細胞に由来する化学伝達物質（ケミカルメディエーター）により，活性化される（）．たとえば，「炎症の四徴」は，化学伝達物質による血管拡張，血管透過性亢進，疼痛，発熱作用で起こる．
- 急性炎症の過程は，①病原微生物や壊死組織，異物の認識，②白血球（特に好中球）の傷害部位への動員，③白血球による病原微生物や壊死組織・異物の分解・排除，④上記の①～③の過程が制御されて治まり，組織が修復する，の4つから成る．
- 急性炎症では，通常，有害な侵襲が除去され，炎症反応が治まり，傷害組織の修復が行われるが，傷害が持続すると慢性炎症に移行する場合がある．
- 炎症細胞は，炎症局所に集まる細胞である．急性炎症では好中球が主に関与し，炎症の原因となった細菌などを貪食し殺菌する．慢性炎症ではリンパ球，マクロファージ，線維芽細胞が関与する．
- 炎症の原因としては，外因（生物学的因子〈病原微生物の感染〉，物理的因子〈外力，電気，紫外線，熱傷・凍傷など〉，化学的因子〈各種薬剤や動植物の毒素など〉）と，内因（壊死組織，アレルギー，自己免疫疾患など）がある．栄養状態は炎症の経過にかかわる内因として重要である．
- 創傷治癒とは，傷害された組織が炎症を経て修復される過程で，一次治癒と二次治癒に分けられる．
  - 一次治癒は，手術時の無菌的切開のように，創面がぴったり合わせられる場合の治癒

豆知識
オートファジー：大隅良典さんが「オートファジーの研究」で2016年のノーベル医学・生理学賞を受賞した．「オートファジーを子どもたちにも分かるように教えてください」という質問に，大隅さんは次のように答えている（毎日新聞2016年10月4日）．『私たちは毎日，たんぱく質を70～80グラムぐらい食べています．それはたんぱく質が必要なのではなく，それを分解して「アミノ酸」というたんぱく質の原料にしています．いろいろな計算があるのですが，私たちの体の中には300グラムくらいのたんぱく質が作られている．その（原料の）アミノ酸がいったいどこからきたのかというと，私たちの体の中のたんぱく質を（分解して）再利用している．私たちは非常に大事なリサイクルシステムを持っていて，（たんぱく質の）分解も生命を支える大事な要素です』
以上のことは，オートファジーが栄養学の基本理論の一つであることを示している．

② 炎症における化学伝達物質の種類，産生源，作用

化学伝達物質	産生源	作用
ヒスタミン	肥満細胞，好塩基球，血小板	血管拡張，血管透過性亢進，血管内皮細胞活性化
プロスタグランジン	肥満細胞，白血球	血管拡張，疼痛，発熱
ロイコトリエン	肥満細胞，白血球	血管透過性亢進，走化性，白血球の接着と活性化
サイトカイン(TNF，IL-1，IL-6)	マクロファージ，血管内皮細胞，肥満細胞	局所：血管内皮細胞活性化（接着分子発現） 全身：発熱，代謝異常，血圧低下
血小板活性化因子	白血球，肥満細胞	血管拡張，血管透過性亢進，白血球の接着，走化性
ケモカイン	白血球，活性化マクロファージ	走化性，白血球の活性化
補体	血漿たんぱく質（肝臓で産生）	白血球の走化性と活性化，微生物貪食と溶解
キニン	血漿たんぱく質（肝臓で産生）	血管内皮細胞活性化，平滑筋収縮，血管拡張，疼痛

TNF：tumor necrosis factor（腫瘍壊死因子），IL：interleukin（インターロイキン）.

【用語解説】
肥満細胞：好塩基球と共通の造血幹細胞に由来する遊走細胞で，小血管周囲などの結合組織内や粘膜内に存在する．細胞質内に存在する好塩基性顆粒には，複数の化学伝達物質を含有している．高親和性IgE受容体刺激を介して，即時型（I型）アレルギー反応におけるエフェクター細胞として機能している．
IgE：immunoglobulin E（免疫グロブリンE）

肥満細胞は名前に肥満がつくけど，特に体重増加にはかかわらないんだ！

形式で，感染症がない場合，肉芽・瘢痕組織を介さず修復される．
● 二次治癒は，組織の欠損が大きかったり，感染が加わって創面が拡大し，ぴったり合わない場合の創傷治癒で，炎症細胞の動員，肉芽組織形成および瘢痕組織によって修復される．

3 腫瘍

1 概要

● 腫瘍（tumor）は，自律的に過剰増殖する細胞の集塊である．正常組織を形成している細胞とは異なる増殖能や分化を示す"新たな生物"という意味で，新生物（neoplasia, neoplasm）ともいわれる．
● 生物学的な特徴をもとに，良性腫瘍と悪性腫瘍に分けられる．良性腫瘍はほとんどの場合，患者の生命に影響を及ぼさない．一方，悪性腫瘍は患者を死に至らせる危険性を有する．
● 腫瘍の発生やそれによる死亡率は，地理，年齢，人種，遺伝素因などにより異なるが，加齢に伴って罹患率や死亡率が増加する腫瘍が多い．日本では1981年以降，悪性腫瘍が死因の第1位であり，2020年の死亡総数に占める割合は27.6％である．
● 悪性腫瘍の原因は，内因（年齢，性別，人種，遺伝素因など）と外因（化学物質，物理的因子，環境因子，感染症など）に大別されるが，それらの複数の因子が関連し合って，悪性腫瘍の発生リスクとなる．
● 重要な環境因子としては，喫煙，アルコール，食生活，職業曝露（アスベスト）などがあり，感染症としてはヒト乳頭腫（パピローマ）ウイルス（子宮頸がん），B・C型肝炎ウイルス（肝細胞がん），ヘリコバクター・ピロリ（胃がん）がある．
● 腫瘍の診断は，X線診断（CTスキャンなど），内視鏡検査，ラジオアイソトープ（RI），超音波検査，MRI（核磁気共鳴画像），ポジトロン（陽電子放射）断層撮影（PET），生検組織診・細胞診，腫瘍マーカーやホルモンの検査などで行われる．
● 腫瘍の治療は，外科療法，内視鏡治療，放射線療法，化学療法，ホルモン療法，免疫療法，温熱療法，分子標的治療などによって行われる．いずれの治療においても，適切な栄養療法は，がん患者の予後やQOLの向上に重要である．

【用語解説】
肉芽組織と肉芽腫の違い：肉芽組織（granulation tissue）とは，創傷治癒の過程でみられる赤色調の軟らかい組織で，血管内皮細胞と線維芽細胞の増生，細胞外基質（コラーゲンなど），マクロファージの浸潤により形成される．細胞外基質がさらに増加すること（線維化）によって，瘢痕組織になる．
肉芽腫（granuloma）とは，根絶が困難な病原体（結核菌）などによる病変が周囲に広がるのを防ぐ目的で形成される限局性の慢性炎症病変で，マクロファージやT細胞の活性化によって起こる正常細胞の傷害を伴う．結核では，中央に乾酪（チーズ）壊死を伴う肉芽腫が特徴的である．「-oma」を含んでいるが腫瘍性病変ではない．

PET：positron emission tomography

❸ 良性および悪性腫瘍の違い

	良性腫瘍	悪性腫瘍
増殖速度	遅い	速い
細胞分裂	少ない	多い
異型性[*1]	軽度	高度
分化度[*2]	高い	低い
増殖様式	膨張性	浸潤性
血管やリンパ管への侵襲	ない	多い
転移	ない	多い
予後	良好	不良

*1：異型性とは，腫瘍を構成する細胞および組織構造が，どのくらい正常から隔たっているかの程度である．「異型性が軽度（弱い）」とは正常との違いが少ないことで，「異型性が高度（強い）」とは正常とかけ離れていることである．細胞異型とは，個々の腫瘍細胞について，核の大小不同，分裂像，細胞全体に占める核の割合（悪性細胞は，核・細胞質比が大きい）などの程度をいう．構造異型とは，複数の腫瘍細胞で形成された構造が，正常組織とどのくらい違っているかの程度である．

*2：分化度とは，腫瘍組織が，その発生のもととなった正常の組織と，形態的・機能的にどの程度，類似しているかの程度である．「高分化」とは正常組織とよく類似していることで，「低分化」とは正常組織と類似性が乏しい状態である．

2 良性および悪性腫瘍の違い

- 良性腫瘍と悪性腫瘍の違いは，患者を死に至らせる危険性の有無である．悪性腫瘍は，腫瘍細胞の増殖速度が速く，周囲の組織への浸潤と血管やリンパ管への侵襲により，ほかの部位へ転移するという生物学的な特徴をもち，生命を脅かす．良性腫瘍と悪性腫瘍の違いを❸に示す．

3 腫瘍の組織発生による分類

- 腫瘍は，良性腫瘍と悪性腫瘍の区別に加えて，腫瘍が発生した組織の種類に基づいて，上皮性腫瘍と非上皮性腫瘍に分類される．
- 上皮性腫瘍は，身体の表面を覆う表皮，消化器，呼吸器，腎臓，膀胱などから発生する．
- 非上皮性腫瘍は，軟部組織（脂肪，筋肉，線維など），骨，造血組織などから発生する．
- 良性の上皮性腫瘍としては腺腫，乳頭腫などがあり，良性の非上皮性腫瘍としては脂肪腫，平滑筋腫，線維腫，骨腫，軟骨腫，血管腫などがある．
- 一般に「がん」という言葉は悪性腫瘍全体として用いられているが，病理学的には，悪性の上皮性腫瘍をがん腫（carcinoma），悪性の非上皮性腫瘍を肉腫（sarcoma）と呼ぶ．
- がん腫を発生したもとの正常組織との類似性に従って分類すると，扁平上皮がん，腺

Column　ワールブルグ効果：がん細胞の栄養学的な特徴

　がん細胞は，正常細胞に比べて，高いレベルのグルコース取り込みと，グルコースの乳酸への転換（発酵）の亢進という栄養学的な特徴があり，ワールブルグ（Warburg）効果と呼ばれる．

　この場合，グルコース1分子あたりATP 2分子（ミトコンドリアでの酸化的リン酸化ではATP 36分子を産生）しか産生できず，エネルギー面では不利だが，グルコースに含まれる炭素（C）分子を，細胞分裂時に必要なたんぱく質，脂質，核酸などの細胞成分の合成に利用できるという点（ミトコンドリアでの酸化的リン酸化ではC分子はCO_2として呼吸で失われる）で，急速に増殖するがん細胞にとって有利である．酸素が多くある場合でもグルコースを乳酸の生成に向けるワールブルグ効果は，がん細胞に特異的ではなく，がん細胞を含めた増殖能の高い細胞に共通した性質である．

　PETによる腫瘍の画像診断は，代謝されないグルコース誘導体である^{18}F-フルオロデオキシグルコースが，急速に増殖する腫瘍細胞に取り込まれる性質，つまりワールブルグ効果を利用したものである．

がん，肝細胞がんなどに分類される．
- 肉腫には，脂肪肉腫，平滑筋肉腫，線維肉腫，骨肉腫，軟骨肉腫，血管肉腫などがある．

4 がんの増殖・浸潤・転移・播種

- 悪性腫瘍では，細胞増殖活性が亢進しており，細胞周期において増殖期にある細胞の割合（増殖率）が高い．多くの場合，細胞増殖活性は分化度に反比例しており，低分化の腫瘍は高い細胞増殖活性を示す．
- 悪性腫瘍は周囲の組織に対して浸潤し，組織を破壊しながら増殖する．その結果，腫瘍組織と周囲組織との境界が不明瞭となる．周囲の組織に浸潤した腫瘍細胞は，血管やリンパ管へ侵襲し，転移を起こす．
- 転移は，血行性転移，リンパ行性転移，播種（性転移）の3つに大別される．

①血行性転移：腫瘍細胞は血管内に侵入し，血流によって運ばれ転移巣をつくる．血流の方向は解剖学的に決まっており，たとえば，消化管のがん細胞は，門脈流に乗って肝臓に転移しやすい．

②リンパ行性転移：腫瘍細胞がリンパ管内に侵入し，リンパ流によって運ばれ転移巣をつくる．リンパ流の方向も解剖学的に決まっており，たとえば，乳がんの場合，最初にリンパ節転移を起こすのは腋窩リンパ節である．手術の際には，腫瘍組織とともにその近辺のリンパ節が一緒に切り取られることが多く，これをリンパ節郭清という．

③播種（性転移）：肺がんや腹腔内臓器のがん（胃がんなど）が漿膜（胸膜や腹膜）を破り，がん細胞が体腔（胸腔，腹腔）内に遊離し，胸膜や腹膜に付着してそこから転移巣をつくる．腫瘍細胞が胸腔・腹腔に播種した状態を，がん性胸膜炎・がん性腹膜炎といい，胸水・腹水が貯留する原因となる．

がんは血行性，リンパ行性，播種の3つのパターンで転移するんだ！

5 発がんのメカニズム，がん遺伝子（❹）・がん抑制遺伝子（❺）

- 発がんのメカニズムの重要なキーワードに「多段階発がん」がある．多段階発がん過程では，内因と外因が相互に関係し合いながら，体細胞遺伝子に致死的でない遺伝子変異を複数生じさせる．
- 遺伝子変異のターゲットとなる遺伝子には，がん原遺伝子，がん抑制遺伝子，DNA修復遺伝子がある．それらの遺伝子での変異の蓄積によって，細胞は悪性腫瘍の特徴である，異常増殖能，無限の複製能，アポトーシスの回避，血管新生，浸潤・転移をする能力を獲得していく．
- がん原遺伝子（proto-oncogenes）は，正常な細胞に存在し，細胞の増殖・分化を調節している．遺伝子産物として，増殖因子・増殖因子受容体・シグナル伝達に関与するたんぱく質・転写因子・細胞周期の調節因子などが含まれる．
- がん遺伝子（oncogenes）は，がん原遺伝子にDNAの変異が生じて活性化したもので，腫瘍細胞の異常な増殖を起こす．対立遺伝子の一方の変異のみで活性化され，その遺伝子産物は，恒常的な細胞増殖シグナルとしてはたらく．
- がん抑制遺伝子は，正常細胞に存在し，細胞周期の制御や過剰増殖の抑制，アポトー

【用語解説】
対立遺伝子：体細胞の存在する父親および母親由来の1個ずつの遺伝子は，それぞれが相対立する形質（対立形質）を支配しているので，対立遺伝子という．

❹ 主ながん遺伝子の機能，活性化機構，関係するヒトの腫瘍

遺伝子名	機能	活性化機構	関係するヒトの腫瘍
ERBB1（EGFR） ERBB2（HER2）	上皮成長因子（EGF）受容体	点突然変異 遺伝子増幅	肺腺がん 乳がん
RAS	GTP結合たんぱく質	点突然変異	種々の悪性腫瘍
MYC	転写因子	染色体転座	バーキットリンパ腫
ABL	非受容体チロシンキナーゼ	染色体転座	慢性骨髄性白血病

EGF：epidermal growth factor，GTP：guanosine triphosphate（グアノシン三リン酸）．

⑤ 主ながん抑制遺伝子の機能，関係するヒトの腫瘍

遺伝子名	たんぱく質	機能	関係するヒトの腫瘍
TP53	p53たんぱく質	細胞周期の進行抑制 DNA損傷に対するアポトーシス誘導	多くのヒト悪性腫瘍
RB	網膜芽細胞腫 (RB) たんぱく質	細胞周期 (G_1/S) の進行抑制	網膜芽細胞腫，骨肉腫，乳がん，大腸がん，肺がん
APC	APCたんぱく質	β-カテニンの分解を制御	家族性大腸腺腫症，胃がん，大腸がん，膵がん
BRCA1, *BRCA2*	BRCA1, BRCA2	DNA二本鎖切断の修復	家族性乳がん，家族性卵巣がん

RB：retinoblastoma.

シスの制御などを行っている．対立遺伝子の両方が突然変異で正常の機能を失うと，細胞周期の制御や過剰増殖の抑制，アポトーシスの制御機構がはたらかなくなり，がん化を起こす．

- DNA修復遺伝子は，細胞増殖の際に生じるDNA損傷を修復するためのたんぱく質をコードしており，誤った塩基のみを選択的に除去するミスマッチ修復遺伝子（*MSH2*遺伝子や*MLH1*遺伝子）や家族性の乳がんや卵巣がんの原因遺伝子にもなる*BRCA1*遺伝子や*BRCA2*遺伝子などがある．

【用語解説】

G_1/S：細胞は4つの時期（G_1→S→G_2→M）から成る細胞周期をたどって分裂・増殖をする．G_1期はDNA合成前期，S期はDNA合成期，G_2は分裂準備期，M期は細胞分裂期である．RBたんぱく質は，DNA合成前期からDNA合成期への進行を抑制する．

4 個体の死（心臓死），脳死と植物状態

1 個体の死

- 個体の死とは，個体の生命活動が永久（不可逆的）に停止することであり，臨床的にヒトの死として確定されるものである．自発呼吸の停止，心拍動の停止，瞳孔の散大と対光反射消失を死の三徴候として，これによって死の判定が行われている．この死を心臓死という．
- 近年の医療技術の進歩により人工心臓やレスピレータ（人工呼吸器）などが出現し，事故などで心肺停止状態に陥っても再び心肺が蘇生する場合も多い．このような心肺停止は可逆的なので死とは呼ばない．

2 脳死

- 脳死（brain death）とは，呼吸・循環機能の調節や意思の伝達など，生きていくために必要なはたらきをつかさどる脳幹（延髄，橋，中脳）を含む脳全体の機能が失われた状態であり，法に定められた厳格な判定項目（①深い昏睡，②瞳孔の散大と固定，③脳幹反射の消失，④平坦脳波，⑤自発呼吸の消失，⑥①～⑤についての2回目の判定）により，脳死が判定される（❻）．日本では，臓器を提供する場合に限り「脳死は人の死」とされている．

3 植物状態

- 植物状態（vegetative state）は遷延性意識障害（persistent disturbance of consciousness）ともいい，この状態は脳幹の機能が残っていて，自ら呼吸できる場合が多く，回復することもある．脳死と植物状態は根本的に異なる．
- 生きていくために必要なはたらき（呼吸，循環，その他の自律神経機能）をつかさどる脳幹の機能は保たれているが，上部脳幹から視床下部，視床，大脳半球にかけての広範囲に生じた障害によって，運動・知覚機能および知能活動がほとんど欠如した状態である．

❻ 法的脳死判定

法的脳死判定の項目	具体的検査方法	脳内の検査部位と結果
1. 深い昏睡	顔面への疼痛刺激（ピンで刺激を与えるか，眉毛の下あたりを強く押す）	脳幹（三叉神経）：痛みに対して反応しない 大脳：痛みを感じない
2. 瞳孔の散大と固定	瞳孔に光をあてて観察	脳幹：瞳孔が直径4mm以上で，外からの刺激に変化がない
3. 脳幹反射の消失	のどの刺激（気管内チューブにカテーテルを入れる） 角膜を綿で刺激 耳の中に冷たい水を入れる 瞳孔に光をあてる のどの奥を刺激する 顔を左右に振る 顔面に痛みを与える	咳こまない＝咳反射がない まばたきしない＝角膜反射がない 眼が動かない＝前庭反射がない 瞳孔が小さくならない＝対光反射がない 吐き出すような反応がない＝咽頭反射がない 眼球が動かない＝眼球頭反射がない（人形の目現象） 瞳孔が大きくならない＝毛様脊髄反射がない
4. 平坦な脳波	脳波の検出	大脳：機能を電気的に最も精度高く測定して脳波が検出されない
5. 自発呼吸の停止	無呼吸テスト（人工呼吸器を外して，一定時間経過観察）	脳幹（呼吸中枢）：自力で呼吸ができない
6. 6時間（生後12週～6歳未満の小児は24時間）以上経過した後の同じ一連の検査（2回目）	上記5種類の検査	状態が変化せず，不可逆的（二度と元に戻らない状態）であることの確認

以上の6項目を，必要な知識と経験を持つ移植に無関係な2人以上の医師が行う

（日本臓器移植ネットワークホームページ．http://www.jotnw.or.jp/studying/4-3.htmlより）

● 判定には，①自力で移動できない，②自力で食物摂取できない，③糞尿失禁状態にある，④物を追視するが認識できない，⑤簡単な命令に応ずることもあるが，それ以上の意思疎通ができない，⑥声は出すが，意味のある発語ができない，の6項目を満たし，かつ3か月以上継続・固定した場合に「植物状態」と判定する．

カコモン に挑戦 ‼

◆ 第35回-23

炎症と腫瘍に関する記述である．最も適当なのはどれか．1つ選べ．
(1) 急性炎症では，血管透過性は低下する．
(2) 慢性炎症でみられる浸潤細胞は，主に好中球である．
(3) 肉芽組織は，組織の修復過程で形成される．
(4) 良性腫瘍は，悪性腫瘍と比べて細胞の分化度が低い．
(5) 肉腫は，上皮性の悪性腫瘍である．

◆ 第32回-23

加齢・疾患に伴う変化に関する記述である．正しいのはどれか．1つ選べ．
(1) 細胞分裂を繰り返すと，テロメアは長くなる．
(2) プログラム化された細胞死を，ネクローシスという．
(3) 加齢に伴い，細胞内水分量は増加する．
(4) 加齢に伴う臓器の萎縮を，廃用性萎縮という．
(5) 脳血管疾患は，認知症の原因になる．

解答＆解説

◆ 第35回-23 正解（3）
解説：正文を提示し，解説とする．
(1) 急性炎症では，血管透過性は上昇する．
(2) 慢性炎症でみられる浸潤細胞は，主にリンパ球，マクロファージである．急性炎症でみられる浸潤細胞は，主に好中球である．
(3) 肉芽組織は，組織の修復過程で形成される．
(4) 良性腫瘍は，悪性腫瘍と比べて細胞の分化度が高い．
(5) 肉腫は，非上皮性の悪性腫瘍である．がん腫は，上皮性の悪性腫瘍である．

◆ 第32回-23 正解（5）
解説：正文を提示し，解説とする．
(1) 細胞分裂を繰り返すと，テロメアは短くなる．
(2) プログラム化された細胞死を，アポトーシスという．
(3) 加齢に伴い，細胞内水分量は減少する．
(4) 加齢に伴う臓器の萎縮を，生理的萎縮という．
(5) 脳血管疾患は，認知症の原因になる．

第3章 疾患診断の概要

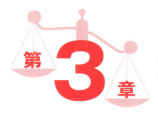

学習目標
- 疾患の診断法を学ぶ
- 身体診察法を学ぶ
- 主な症候について学ぶ
- 主な臨床検査の意義と解釈について学ぶ

要点整理
- ✓ 疾患を正しく診断し，適切な治療を行うには，問診（医療面接）と身体診察が基本となる．
- ✓ 主な症候を理解し，その背景にある病態生理を理解しておくことは治療を行うのに重要である．
- ✓ 客観的，かつ正確・精密な診断を行うために臨床検査を活用する．

1 問診（医療面接），診察

- 疾患を正しく診断し，適切な治療を行うには，まず問診で患者の抱える症状や経過を把握し，身体診察を行って確認する（❶）．

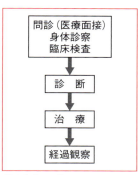

❶ 診察の進め方

1 問診（医療面接）

- 疾病にかかると患者は，「頭が痛い」「食欲がない」など，健康時には感じなかった精神的または肉体的な違和感を感じる．これを症状または自覚症状という．症状がどのようなもので，いつから始まり，どのような経過をたどっているかを患者に尋ねて確認することを問診（inquiry）という．
- 現代の医療は患者中心であり，医療者が尋ねて診断に役立てるというより，患者が自由に表現することのほうが重要であるとの観点から，医療面接（medical interview）という表現になっている．

主訴（chief complaint）
- 患者の訴える症状のうち，最も重要なものをいう．主訴は，患者が治療を求めて医療機関を訪れるきっかけとなる．
- 患者に「どうなさいましたか」と問いかけたとき，最初に戻ってくる返事であることが多い．

現病歴（history of present illness）
- 患者の訴える症状が，いつから発生し，どのような経過をたどっているか（発病の日時，様式，持続期間，経過など）を確認する．
- 疾患により発病の仕方に特徴があり，急激に発生したのか，慢性の経過をたどっているのか，前兆はないか，などを確認することが重要である．

既往歴（anamnesis, past history）
- 出生してから現在に至るまでの患者の健康状態，罹患した疾患などについての情報のことで，具体的な出生時の状況，乳幼児期の健康状態，予防接種，過去に罹患した疾患などを確認する．
- 過去にかかった疾患が現在の健康状態に関連していることもあり，聞き漏らさないようにする．

- 女性では月経・妊娠・分娩・流産についても確認する．タバコ，アルコールなどの嗜好品や常用薬，アレルギーの有無についても確認する．

家族歴 (family history)

- 祖父母，両親，同胞，配偶者，子どもなどを中心に，その健康状態，罹患した疾患，死亡している場合には死亡時の年齢，死因などを確認する．
- 血友病など遺伝性疾患だけでなく，体質や同じ生活環境のために発症しやすい疾患[*1]がある．特に生活習慣病では家族歴が重要である．

[*1] 高血圧症，糖尿病，脳血管障害，代謝疾患，アレルギー性疾患，内分泌疾患，悪性腫瘍など．

2 身体診察

- 医療者が患者の身体を観察して確認する行為を**身体診察**（physical examination）という．身体診察で確認される他覚所見あるいは身体所見を現症という．
- 身体診察は，患者の病態を把握するうえで最も基本的な行為であり，全身をくまなく観察し，見落としのないように系統立てて一定の順序で行う．
- 通常は，まずバイタルサインと全身状態を観察し，次いで頭頸部から観察を始め，胸部，腹部，四肢，そして神経系の診察へと順次進める．
- 身体診察は，主に次の方法を基本とする．
- 視診：医療者が目でみて診察する．
- 触診：腹部や関節などを触って診察する．
- 打診：胸部や腹部を軽く叩き，反響音から診察する．
- 聴診：聴診器を使って身体内部の音（心音，呼吸音，腸雑音など）を聴いて診察する．
- 神経学的診察：眼球運動や歩行動作などを確認したり，ハンマーを使って腱反射などを確認する．

豆知識

身体診察：かつては「理学的診察」と呼ばれた．これはphysical examinationを誤訳したものである．physicalとは身体を意味するので「身体診察」と表現するのが正しい．

2 主な症候

- 症候（symptom）とは，患者の自覚症状と他覚所見を合わせたものをいう．症候を確認することは疾患を診断し，治療につなげるうえで重要である．

1 バイタルサイン

- バイタルサイン（vital sign，生命徴候）は，生命の維持に直接関係する"呼吸"と"循環"の状態を表すもので，患者の全身状態を確認するのに最も重要で，基本となるものである．
- バイタルサインとしては，血圧，脈拍，呼吸，体温，意識状態を確認する．
- 意識と体温は，それぞれ脳と皮膚の血流状態を示し，脈拍と血圧は循環器系の機能を示す．呼吸は呼吸機能の指標となる．
- バイタルサインは，問診，視診，触診，聴診などの基本的な診察で確認するが，重症患者では動脈血ガス分析，心電図，胸部X線撮影，血球検査，血清電解質検査などでより精密に評価する必要がある．

血圧 (blood pressure)

- 循環器系機能の状態を示す指標である．血圧とは血液が血管壁に与える血管内圧のことをいい，通常は動脈血圧を指す．
- 血管内圧は，心臓が収縮するときに最高となり（最高血圧または収縮期血圧という），心臓が拡張するときには血管内圧が最低となる（最低血圧または拡張期血圧という）．

脈拍 (pulse)

- 心臓の拍動に伴う動脈の拍動を指し，橈骨動脈など体表近くを走る動脈を触診して確認する（）．脈拍は左右を同時に触診し，脈拍数やリズムを確認する．

●MEMO●
意識状態をバイタルサインに含めない教科書もあるが，意識状態のチェックは救急患者の重症度を把握するのに重要であり，本章では含めて記載する．

豆知識

低血圧症とショック：一般に最高血圧が，男性で100 mmHg，女性で90 mmHgに達しないとき，低血圧症という．末梢循環不全が急激に起こって低血圧症になった病態をショックという（後述）．

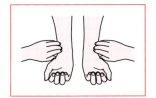

❷ 脈拍の触診
左右同時に触診し，比較する．

- 成人で脈拍数が100/分以上を頻脈，60/分未満を徐脈という．リズムの異常は不整脈でみられる．

呼吸（breath, respiration）

- 健常者は，安静状態では，ほぼ1分間におよそ14〜20回の呼吸をしている．その深さやリズムは規則正しく，呼吸数と脈拍数の比率はほぼ1：3〜4である．
- 運動や精神的緊張によって呼吸数が多くなり，リズムも乱れたりするが，これらは安静にすればやがて回復する．呼吸器疾患や高熱時，代謝障害，重症疾患などでは呼吸が乱れる．

体温（body temperature）

- 体内での熱産生と熱放散のバランスにより，環境温に関係なくほぼ36〜37℃の範囲内に維持されている．
① 熱の産生は安静時には主として脳，心臓，肝臓などの深部臓器で行われ，運動時には骨格筋での産生が高まる．
② 産生された熱は血液循環によってほぼ体内に均等に分布され，体内から体表へ伝えられる．
③ 熱の放散（喪失）は，体表や気道から放射・伝導・対流・蒸発などの物理的過程で行われる．
④ 熱収支は視床下部にある体温調節中枢によって調整され，そこで設定された温度（セットポイント温度）に体温が維持される．
- 体温が腋窩*2で37.0℃を超えるとき，一般に発熱していると判定する．感染症，悪性腫瘍，膠原病，内分泌疾患，アレルギー性疾患などの病態で発熱がみられる．
- 口腔内温が35.0℃未満を低体温症とする．甲状腺機能低下症，下垂体機能不全症，アジソン（Addison）病，慢性消耗性疾患などでは，持続的に低体温となる．外傷，大量出血，重症感染症など，ショック状態では急速に体温が下降することがあり，危険な徴候である．

意識（consciousness）

- 意識状態は，感覚・注意・認知・思考・判断・記憶などの精神活動全般を統合したもので，大脳皮質全体の興奮水準を意味する．
- 意識がしっかりしている状態を"清明"という．周囲に関心を払い，対象を認知し，そして外部からの刺激にも適切に反応することができる．
- これに対し，周囲への注意が鈍り，対象を正確に認知できず，さらに外部からの刺激に適切に反応しなくなった状態を意識障害*3という．

意識障害の判定

- 呼びかけたり（名前や現在地，日付，家族構成などを尋ねる），皮膚を叩く・つねるなどの痛み刺激を与えたりして，患者がどのように反応するかを観察する．意識レベルは❸のように分類され，経過をみる参考にする．

2　全身症候

発熱（fever）

- 視床下部の体温調節中枢におけるセットポイント温度が高く設定された結果として起こる，体温の異常な上昇をいう．
- 体温には個人差があるが，一般に腋窩で37.0〜37.9℃を微熱，38.0〜38.9℃を中等度熱，39.0℃以上を高熱，41.5℃以上を過高熱という．
- 原因としては感染症が最も多く，次いで悪性腫瘍，膠原病である（❹）．
- 発熱に伴う症状として，倦怠感，頭重感，頭痛，食欲不振，眠気，ほてり感，発汗，悪寒戦慄（おかんせんりつ），筋肉痛，関節痛などがある．また，局所の訴えとして，病巣臓器や病巣部位に一致した腫脹や疼痛などがみられることもある．

豆知識

頻脈：精神的緊張，運動直後，発熱，頻脈性不整脈，貧血，心不全，甲状腺機能亢進症，大量出血などでみられる．
徐脈：徐脈性不整脈，甲状腺機能低下症，脳圧亢進などでみられる．
チェーン・ストークス（Cheyne-Stokes）呼吸：呼吸期と無呼吸期が交互に繰り返される呼吸様式で，はじめに小さい呼吸が起こり，次第に大きな呼吸となる．そしてきわめて深い呼吸となった後，再び無呼吸となる．これが周期的に繰り返される．重症な心疾患，腎疾患，脳疾患，薬物中毒などでみられ，予後がとても悪い状態であることを示す．

*2 腋窩で測定した体温は，口腔内および直腸内での検温に比べると，それぞれ0.2〜0.5℃，0.6〜1.0℃ほど低い．いずれの部位で測定するにしても，正しい位置で，十分な時間をかけて計測する必要がある．

*3 本章「意識障害」（p.23）を参照．

【用語解説】
悪寒戦慄：寒さを強く感じ（悪寒），ガタガタ，ブルブルとふるえる（戦慄）状態をいう．体温が急激に変化するような場合に起こりやすい．

❸ ジャパン・コーマ・スケール（JCS：3-3-9度方式）による意識レベル分類

I. 刺激しないでも覚醒している状態	
1	意識清明とはいえない
2	見当識障害がある
3	自分の名前，生年月日が言えない
II. 刺激すると覚醒する状態（刺激をやめると眠り込む）	
10	普通の呼びかけで容易に開眼する
20	大きな声または体を揺さぶることにより開眼する
30	痛み刺激を加えつつ呼びかけを繰り返すと，かろうじて開眼する
III. 刺激をしても覚醒しない状態	
100	痛み刺激に対し，払いのけるような動作をする
200	痛み刺激で少し手足を動かしたり，顔をしかめる
300	痛み刺激に反応しない

不穏状態（restlessness）があればR，尿失禁（incontinence）があればInc，慢性意識障害（akinetic mutism またはapallic state）があればAを最後に付加する

❹ 発熱の原因になる病態，疾患

病態	疾患
感染症	細菌，真菌，ウイルス感染症
炎症	自己免疫疾患（膠原病），結晶起因性炎症（痛風）
組織障害	心筋梗塞，肺梗塞，外傷，熱傷，手術後
腫瘍	悪性リンパ腫，白血病
その他	薬剤アレルギー，溶血，肉芽腫性疾患，甲状腺機能亢進症，熱中症

全身倦怠感（general malaise）

- 身体的，精神的に「だるい」と感じる自覚症状を指し，疲労感，易疲労感などとほぼ同義に用いられる．
- 健常者でも，過度の肉体的・精神的労働を行うと疲労が残り，倦怠感を感じる．これらは休息すれば自然と回復するもので，"生理的疲労"と呼ばれる．休んでも回復しない場合，あるいは疲労を感じさせるほどの労働もしていない場合に，病的な倦怠感と考える．
- 全身倦怠感を訴える原因には，次のようなものがある．
  - 貧血：低酸素による組織の活動低下
  - 心肺疾患：循環障害，低換気による組織の低酸素状態
  - 低血圧：循環不全
  - 代謝疾患，肝・腎疾患：代謝障害による老廃物の蓄積
  - 内分泌疾患：甲状腺機能低下症における組織の代謝低下
  - 慢性感染症，悪性腫瘍：貧血や栄養不良
  - 精神・神経疾患：うつ病や神経症における精神的な疲労

病的な"だるさ（全身倦怠感）"を起こす疾患はたくさんあるんだ！

体重減少・増加（weight loss, loss of weight/weight gain, weight increase）

- 標準体重の算出法にはいろいろあるが，簡便には肥満指数（BMI）を利用して，その期待値22から以下の式で算出する．

$$標準体重 = 身長(m)^2 \times 22$$

BMI：body mass index

- 肥満度は以下の式で求め，その値から体重減少（やせ）と体重増加（肥満）の判定が行われる．

$$肥満度 = (実測体重 - 標準体重)/標準体重 \times 100(\%)$$

やせ

- 脂肪組織だけでなく筋肉組織のたんぱく質量が減少した状態をいうが，肥満度が-10〜-20%を体重減少，-20%未満をやせ（るいそう）とすることが多い．
- 生来やせていて身体の機能には異常のない単純性やせ（体質性やせ）と，基礎疾患が原因となってやせてくる症候性やせがある．
- 原因となる器質的あるいは精神疾患がないのに著しいやせが長期間続く摂食障害（神経性食欲不振症）では，内分泌異常や代謝異常を伴うことがある．

肥満[*4]

- 体内の脂肪組織が過剰に増加した状態をいう．肥満症とは，肥満度が20%以上，あ

[*4] 5章「3 肥満と代謝疾患」（p.60）も参照．

るいはBMIが25以上で，肥満が原因となって健康障害を起こしたり，起こす危険性が高かったりする場合をいう．
- 肥満には，過食が原因で起きる単純性肥満と，内分泌疾患（クッシング〈Cushing〉症候群，甲状腺機能低下症など），視床下部障害（間脳腫瘍など），遺伝性疾患（ローレンス・ムーン・ビードル（Laurence-Moon-Biedl）症候群など），薬剤（副腎皮質ステロイドなど）などが原因で起きる症候性肥満がある．このうち，単純性肥満が最も多い．
- 肥満そのものによる症状は乏しいが，合併する代謝異常が問題になる．

ショック（shock）
- ショックは，心拍出量が低下したり，循環血液量の低下による血管の虚脱により重要な臓器に血流が保たれなくなる結果，組織が低酸素状態に陥って細胞代謝が障害された病態である．重要臓器の機能が低下したり，アシドーシスによる諸症状が出現し，早期に適切な治療が行われないと不可逆的な重要臓器不全が起こって死亡する．
- 意識レベルが低下し，せん妄や不穏状態（後述）を示す．皮膚は蒼白になり，冷たく湿潤する．冷汗が額や下顎に始まり，全身に広がる．チアノーゼもみられる．脈拍は弱く速くなり，最高血圧は90 mmHg以下となる．
- ショックを起こす主な原因，病態には次のようなものがある．
- 血液量減少性：出血，熱傷，脱水
- 心原性：急性心筋梗塞，心筋炎，不整脈，心筋症
- 血液分布異常：敗血症，アナフィラキシー
- 閉塞性：肺梗塞，大動脈閉塞，急性大動脈解離

意識障害（disturbance of consciousness）
- 周囲への注意が鈍り，対象を正確に認知できず，さらに外部からの刺激に適切に反応できない状態をいう．意識障害には，意識のレベル*5が低下して意識が混濁している場合（覚醒障害）と，躁状態など**意識変容**（意識内容が変化すること）を伴う場合がある．
- 客観的な意識障害の分類法としては，わが国では❸に示すジャパン・コーマ・スケール（JCS：いわゆる3-3-9度方式）がよく使用される．
- 意識障害を起こす病態，疾患には次のようなものがある．
- 脳の一次性障害：脳血管障害，脳腫瘍，てんかん，脳炎，髄膜炎
- 循環障害：ショック，急性心筋梗塞，不整脈
- 低酸素血症：肺炎，慢性閉塞性肺疾患（COPD），重症貧血
- 内分泌障害：低血糖，高血糖，甲状腺クライシス
- 代謝障害：尿毒症，肝性昏睡

不穏（restlessness）
- 意識レベルは保たれているが意識変容もある．不穏は，気分が安定せず，まとまりのない行動をとる状態である．胸内苦悶感，冷汗，頻尿，不眠などを伴うこともある．
- 不穏に興奮状態，幻覚や妄想などが加わった状態をせん妄という．

けいれん（convulsion）
- 全身または一部の筋肉が意志とは関係なく突発的に激しく攣縮する状態である．
- 筋肉のれん縮が持続的にある時間続くものを強直性けいれん，攣縮と弛緩が繰り返すものを間代性けいれんという．
- けいれんは次のような病態，疾患で起こる．
- てんかん
- 脳神経疾患：脳血管障害，脳腫瘍
- 代謝障害：低血糖，高血糖，尿毒症，肝性脳症
- 電解質異常：低カルシウム血症
- 中毒：アルコール，薬物

豆知識
脂肪の分布から，①上半身肥満，下半身肥満，②中心性肥満，末梢性肥満，③内臓蓄積型肥満，皮下型肥満に分類される．脂質異常症（高脂血症），糖尿病，高血圧症，虚血性心疾患など，肥満に伴う代謝異常は上半身肥満，中心性肥満，内臓蓄積型肥満に多く発生する．

●MEMO●
ショックの5P：ショックの病態は，①蒼白（pallor），②虚脱（prostration），③脈拍を触れない（pulselessness），④冷汗（perspiration），⑤呼吸障害（pulmonary deficiency）の5つのPとして代表される．

*5 以下の程度に分類される．
傾眠：軽い刺激には反応するが，うとうと眠っているようにみえる状態．名前を呼んだり，身体を揺するなどの刺激に反応を示し，質問にも返答する．刺激を止めると眠ってしまう．
昏迷：皮膚をつねったり，針でつつくなどの強い刺激にのみ少し反応する状態．自発的な動作はみられない．
昏睡：意識が完全に消失し，いかなる刺激に対しても反応しない，最も高度の意識障害．尿・便を失禁する．

COPD：chronic obstructive pulmonary disease

豆知識
意識変容：以下のようなものがある．
抑うつ状態：気分が沈み込み，絶望感や自責感などがある．
躁状態：気分が高揚し，外界の状況を無視して感情を表現し，行動に移す．
多幸症：異常な，あるいは誇張された爽快気分．躁状態とは違い，行動の促進は伴わない．

●MEMO●
てんかん大発作では，突然に強直性けいれんが始まり，意識消失，頭部や眼球の偏位が起こり，やがて間代性けいれんに移行する．けいれんが治まると深い睡眠状態になる．

- その他：低酸素血症，ショック，破傷風，ヒステリー

めまい（dizziness）
- 身体の平衡をつかさどる前庭器，小脳，脳幹などが障害され，姿勢がうまく制御できない状態である．周囲や自身がグルグル回るとか，揺れたり傾いたりする．吐き気や嘔吐を伴うこともある．
- 中枢の障害による中枢性めまいと，末梢前庭障害による末梢前庭性めまいがある．

中枢性めまい
- 小脳梗塞，小脳脳幹出血，小脳脳幹腫瘍，聴神経腫瘍，髄膜炎などで起こる．
- 程度は軽いが，数日続くことが多い．

末梢前庭性めまい
- 良性発作性頭位性めまいや，メニエール（Ménière）病，突発性難聴，内耳炎，前庭炎などに伴うものがある．
- グルグル回るなどの程度が強く，眼球がピクピクと左右に動く眼球振とう（眼振）が一方向性にみられるが，持続は長くても数日である．

脱水（dehydration）
- 細胞外液である体液量が減少した状態で，水と溶質（特にナトリウム〈Na〉）が喪失している．脱水には，3つのタイプがある．

水欠乏性脱水
- Naに比べ水の喪失が多く，細胞外液の浸透圧が高くなって高張性脱水となる．
- 水分摂取不足，糖尿病などによる腎臓からの水分過剰喪失，下痢や発汗などによる腎臓以外での水分喪失過剰が原因になる．
- 口渇が強く，飲水や輸液で改善する．

ナトリウム欠乏性脱水
- 水に比べてNaの喪失が多く，細胞外液の浸透圧が低下して低張性脱水となる．
- 下痢や嘔吐などで体液が喪失したときに水分のみが補給されたり，慢性腎不全の多尿期，アジソン（Addison）病などで起こる．
- 細胞内水中毒の状態となって脳浮腫を起こし，意識障害が起きる．

混合性脱水
- 水とNaが同じ割合で失われ，等張性脱水となる．
- 細胞外液量が減少して，めまい，立ちくらみ，脱力感，倦怠感などがある．

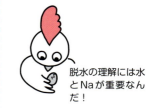
脱水の理解には水とNaが重要なんだ！

浮腫（edema）
- 体液は体重の約60％を占め，そのうち約2/3が細胞内に，約1/3が細胞外にある．細胞外液の約25％は血管内に，残りは細胞間質にある．細胞間液が異常に増加すると浮腫になる．
- 浮腫は次のような原因で起こる．
- 全身性浮腫：心疾患（心不全），肝疾患（肝硬変），腎疾患（腎炎，ネフローゼ症候群，腎不全），内分泌疾患（甲状腺機能低下症[*6]），低栄養（飢餓，たんぱく漏出性胃腸症），薬物（女性ホルモン薬，血管拡張薬），妊娠，特発性浮腫
- 局所性浮腫：リンパ性浮腫（象皮病，悪性腫瘍リンパ節転移），静脈性浮腫（静脈瘤，静脈血栓症），動静脈瘻，血管神経性浮腫（クインケ〈Quincke〉浮腫），炎症・アレルギー

3 その他の症候・病態

チアノーゼ（cyanosis）
- 血中の還元ヘモグロビン濃度が5 g/dL以上，もしくは異常ヘモグロビンの増加により，皮膚や粘膜が暗紫色になる状態をいう．口唇粘膜，爪床，外耳，頬部などで目立つ．
- 全身の皮膚と粘膜にみられる中枢性チアノーゼ，末梢性にみられる末梢性チアノー

 豆知識
およそ組織間液が2.5〜3.0 L増加すると浮腫が出現する．浮腫が強いと腹水や胸水を伴うこともある．

[*6] 甲状腺機能低下症では，指で押しても圧痕が残らない浮腫が生じ，粘液水腫という．組織に親水性のムコ多糖が沈着して起こる．

 豆知識
チアノーゼは還元ヘモグロビンの絶対濃度が増加して起こるため，ヘモグロビン濃度が増加している多血症ではわずかに酸素飽和度が低下しても還元ヘモグロビンが増加してチアノーゼになる．逆にヘモグロビン濃度が低い貧血では，チアノーゼが発生しにくい．

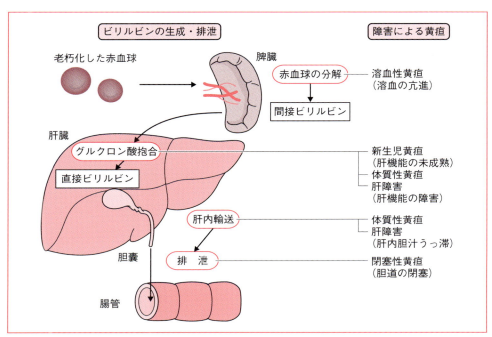

❺ ビリルビン代謝と黄疸の発生機序

ゼ，さらに血管の異常により，上肢と下肢，あるいは同じ上肢でも左右でチアノーゼの出現に差がある解離性チアノーゼがある．
- チアノーゼは次のような原因，病態で起こる．
- 動脈血酸素飽和度の低下：高地居住，先天性心血管奇形，心不全，呼吸機能障害
- ヘモグロビン異常：異常ヘモグロビン血症
- 循環不全：寒冷，心不全，ショック，動脈閉塞，静脈閉塞
- 血流の分布異常：血管異常（動脈管開存症に大動脈縮窄症を伴う場合など）

黄疸（jaundice）

- 血清中のビリルビン濃度が増加し，皮膚や粘膜が黄色くなった状態をいう．眼球結膜でみられやすい．
- ビリルビンは，赤血球が老朽化して破壊されたときに遊離してくるヘモグロビンが化学反応を受けて生じる．まずは脂溶性の間接（非抱合型）ビリルビンができ，肝臓に運ばれてグルクロン酸抱合を受けると水溶性の直接（抱合型）ビリルビンとなり，胆汁に混じって胆管から十二指腸に排出（❺）される．この過程のいずれかに異常があると，ビリルビンが増えて黄疸になる．
- ビリルビン濃度の増加には以下の原因がある．
- 間接ビリルビン：溶血性黄疸（先天性・後天性溶血性貧血），新生児黄疸，重症肝障害（肝硬変，劇症肝炎），体質性黄疸（クリグラー・ナジャール〈Crigler-Najjar〉症候群，ジルベール〈Gilbert〉症候群）
- 直接ビリルビン：肝細胞障害（急性肝炎，慢性肝炎，肝硬変，肝がん），胆汁うっ滞（肝内胆汁うっ滞，胆嚢炎，胆石症，胆管がん，膵がんなど），体質性黄疸（ローター〈Rotor〉症候群，デュビン・ジョンソン〈Dubin-Johnson〉症候群）
- 黄疸は血清ビリルビン濃度が2〜2.5 mg/dL以上になると出現しやすい．新生児黄疸はビリルビンの処理に必要な酵素活性が未熟なために生じるもので，生後2〜3日目に現れ，1〜2週間かけて徐々に消えていく．生理的なもので，極端なビリルビン高値でなければ心配はない．

発疹（rash, eruption）

- 皮膚にみられる肉眼的な変化をいい，さまざまなものがある．健康な皮膚に現れる原

❻ 主な発疹とその特徴

斑（表面平坦な限局性色調変化）	
紅　斑	●炎症性の血管拡張，充血で起こる発赤斑 ●湿疹，薬疹，感染症，膠原病などでみられる
紫　斑	●出血によりできる紫紅色の斑 ●小さいもの（1〜5 mm径）を点状出血，大きいもの（1〜5 cm径）を溢血斑という
白　斑	●白色の斑
色素斑	●黒色や青色などの斑の総称
丘疹，結節，腫瘤	
丘　疹	●径1 cm以下の限局性隆起性病変
結　節	●径1〜3 cmの限局性隆起性病変 ●皮下にできた炎症性のしこりは硬結という
腫　瘤	●径3 cm以上の限局性隆起性病変
水疱，膿疱	
水　疱	●透明な水様の内容を有する病変
膿　疱	●表皮内水疱の内容が膿性になったもの

びらん，潰瘍，亀裂，瘻孔	
びらん	●表皮レベルの組織欠損
潰　瘍	●真皮レベル以上の組織欠損
亀　裂	●角質増生部に線状に生じた皮膚の裂け目
瘻　孔	●深部より続く皮膚の孔
鱗屑，落屑，痂皮	
鱗　屑	●皮膚上に厚く貯留した角質
落　屑	●鱗屑が脱落する状態
痂　皮	●分泌物が乾燥して硬くなった状態
その他	
萎　縮	●皮膚が菲薄化した状態
硬　化	●皮膚が硬く触れる状態

発疹と，原発疹や他の続発疹に続いて二次的に出現する続発疹がある．
● 主な発疹を❻に示す．

喀血（hemoptysis）

- 気道で出血し，血液を喀出するものをいう．肺結核，肺がん，気管支拡張症，肺膿瘍，肺梗塞などの肺の疾患や，血小板減少などの出血傾向で現れるものがある．
- 急速に大量の出血がある場合には迅速に診断して緊急処置を行う必要がある．

頭痛（headache）

- 頭頸部に限局する疼痛をいう．
- 発生機序から次のように分けて考えることができる．
- 血管由来の頭痛：片頭痛，群発頭痛
- 頭蓋外の原因による頭痛：緊張型頭痛，頸部・眼・耳・鼻疾患
- 牽引・炎症による頭痛：脳腫瘍，脳膿瘍，慢性硬膜下血腫，くも膜下出血，髄膜炎
- 神経痛

運動麻痺（motor paralysis）

- 本人の思ったような運動ができない状態で，運動中枢から末梢神経を経て筋肉が収縮するまでの経路（❼）のどこかに障害があるために生じる．
- 運動麻痺は次のような病態，疾患で起こる．
- 脳血管障害：脳出血，脳梗塞
- 外傷：頭部損傷，脊椎の脱臼・骨折
- 退行性疾患：変形性頸椎症，変形性脊椎症，骨粗鬆症，椎間板ヘルニア
- 膠原病：SLE，関節リウマチ（RA）
- 腫瘍：脳・脊髄腫瘍，原発性脊椎腫瘍，悪性腫瘍の脊椎転移
- 感染症：ウイルス感染症，化膿性脊椎炎，結核性脊椎炎
- 代謝疾患：糖尿病

腹痛（abdominal pain）

- 腹部に感じる痛みの総称である．腹痛をきたす疾患は多いが，痛みの部位別にみた原因疾患を❽に示す．
- 腹痛には，腹部の管腔臓器の炎症や収縮・拡張などで起きる内臓痛，疾患のある臓器付近の腹膜が刺激されて起こる体性痛，激しい内臓痛が隣接する神経線維に波及して皮膚分節に疼痛を感じる関連痛，さらに腹部以外の皮膚に関連痛を生じる放散痛[*7]がある．

 豆知識
膠原病の全身性エリテマトーデス（SLE：systemic lupus erythematosus）では蝶形紅斑，皮膚筋炎ではヘリオトロープ疹など，疾患に特徴的な発疹が現れ，診断に有用である．手掌紅斑は慢性肝炎や肝硬変でみられる．

●MEMO●
血液を混じた喀痰を血痰という．

【用語解説】
片頭痛（偏頭痛）：頭蓋外で頭皮下の血管が拡張してしばしば片側で拍動性にズキンズキンと痛む病態である．前兆のあることが多く，発作性に反復する．

RA：rheumatoid arthritis

[*7] たとえば胆嚢炎の痛みを右肩に感じたりする．

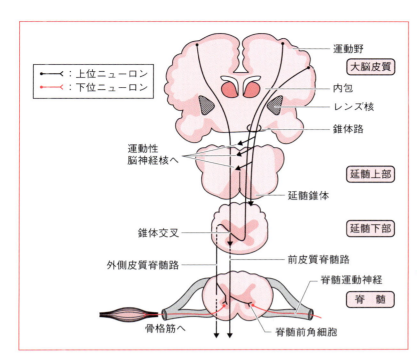

❼ 運動の指令：錐体路の走行

運動の指令は，大脳皮質運動野から脊髄前角細胞（これまでを上位ニューロンという）を経て，脊髄運動神経（下位ニューロン）を通って筋細胞に伝わる．上位ニューロンの障害では，筋緊張が亢進し，筋肉の萎縮はない痙性麻痺となる．下位ニューロンの障害では，筋緊張が低下し，筋肉が萎縮する弛緩性麻痺となる．

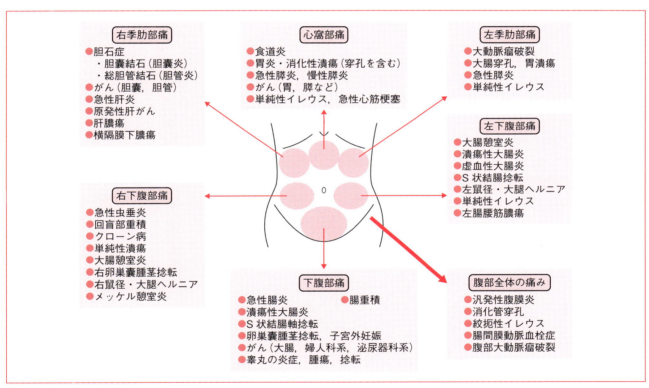

❽ 部位別にみた腹痛の原因疾患

悪心（nausea）
- 「嘔吐したい，嘔吐しそうだ」など差し迫った不快感で，嘔気ともいう．実際に嘔吐につながることも多い．

嘔吐（vomiting）
- 胃の内容物が食道，口腔を通して体外に排出される現象である．
- 悪心・嘔吐をきたす原因疾患は多彩で，次のようなものがある．
- 中枢疾患：脳腫瘍，脳出血，くも膜下出血，髄膜炎
- 平衡感覚障害：メニエール病，中耳炎，動揺病（乗り物酔い）

- 眼疾患：緑内障
- 咽頭刺激：指の挿入，異物，舌・咽頭炎
- 消化器疾患：胃・十二指腸疾患（胃炎，胃潰瘍，胃がん，十二指腸潰瘍），腸疾患（イレウス，腸炎，食中毒，虫垂炎），肝・胆道疾患（急性肝炎，肝硬変，胆囊炎，胆石症），膵疾患（急性膵炎，慢性膵炎），腹膜疾患（腹膜炎）
- 代謝・内分泌・中毒性疾患：腎不全，糖尿病性ケトアシドーシス，アジソン病
- 尿路系疾患：尿管結石
- 婦人科系疾患：子宮付属器炎
- 薬物：ジギタリス製剤，シスプラチン，モルヒネ
- 精神性嘔吐：心因性，神経性食欲不振症，うつ状態
- 嘔吐に関係する中枢は延髄毛様体にある嘔吐中枢と，第四脳室底にある化学受容器引金帯（CTZ）である．嘔吐中枢の近くには，呼吸中枢，血管運動中枢，消化管運動中枢，唾液分泌中枢，前庭神経核などがある．このため，嘔吐が起きる場合にはこれらの中枢も刺激され，冷汗，唾液分泌，顔面蒼白，脈拍微弱，徐脈，頻脈，血圧動揺，めまいなどの症状を伴うことが多い．

CTZ：chemoreceptor trigger zone

嚥下困難（dysphagia）

- 口腔内から固形物や液状物を嚥下できにくい状態で，嚥下にかかわる口腔・咽頭・食道を構成する筋肉や，それらを支配する三叉・迷走・舌下・舌咽神経などの異常で生じる．
- 嚥下困難をきたす疾患には，次のようなものがある．
- 口腔・咽頭・喉頭の障害：炎症（口内炎，舌炎，舌潰瘍，咽頭炎，喉頭炎），腫瘍（舌がん，喉頭がん），神経・筋疾患（球麻痺，多発性硬化症，重症筋無力症，ジフテリア）
- 食道部の障害：器質的疾患（食道がん，食道炎，食道裂孔ヘルニア，異物），機能的異常（食道けいれん），食道周囲臓器の異常（甲状腺腫瘍，縦隔炎，縦隔腫瘍），全身性疾患の食道波及（全身性硬化症，皮膚筋炎）
- 心因性：ヒステリー

【用語解説】
ジフテリア：ジフテリア菌によって発症する感染症で，主に咽頭（咽頭ジフテリア），喉頭（喉頭ジフテリア），鼻腔（鼻ジフテリア）に偽膜を急性に形成する．菌の外毒素によって循環器系障害，心筋炎，神経炎が合併することもある．

食欲不振（anorexia, loss of appetite）

- 食物を摂取したいという生理的な要求である食欲が低下あるいは消失した状態である．
- 以下のようなさまざまな原因で発生しうる．
- 消化器疾患：胃・十二指腸潰瘍，急性胃炎，胃がん，胆石症，急性肝炎，肝硬変，肝がん，膵がん，過敏性腸症候群，急性腸炎，大腸がん
- 感染症：上気道炎，肺炎，尿路感染症，敗血症，ウイルス感染症
- 内分泌疾患：甲状腺機能低下症
- 脳血管障害：脳血栓，脳出血
- 血液疾患：鉄欠乏性貧血，白血病，悪性リンパ腫
- 腎疾患：腎炎，腎不全
- 薬物：抗菌薬，非ステロイド抗炎症薬，降圧薬，抗がん薬
- 精神・神経疾患：神経性食欲不振症，うつ病，不安神経症
- 妊娠

 豆知識
拒食症：食欲はあるものの，食物摂取に伴う苦痛を恐れて食べない状態である．

便秘（constipation）

- 便秘は排便に困難を感じる以下の状態と定義することが多い．
① 糞便の腸管内における異常な停滞あるいは通過時間の異常な延長により，排便回数（3〜4日以上排便のないもの）や排便量（35 g/日以下）が減少した状態をいう．
② 同時に糞便が腸管内に停滞するため，水分量の減少が起こり糞便が硬くなる．
- 便秘は急性または慢性に起こる．明確な疾患がある器質性便秘と，心因性や消化管運動障害などで起こる機能性便秘などがある（❾）．

排便には個人差があり，同じ人でも食事内容や環境によって変化するんだ！

❾ 便秘の分類と原因

急性便秘	機能性便秘（一過性便秘）	食事・生活様式の変化，精神的要因，薬物
	器質性便秘	消化管狭窄・閉塞（イレウス，直腸・肛門周囲の炎症），腹腔内臓器の炎症，急性代謝異常，急性心不全，感染症
慢性便秘	機能性便秘	排便回数減少型（特発性，代謝・内分泌疾患，神経・筋疾患，膠原病，便秘型過敏性腸症候群，向精神薬など薬剤性），排便困難型（骨盤底筋協調運動障害，腹圧低下，直腸感覚低下，直腸収縮力低下）
	器質性便秘	消化管狭窄・閉塞〔腫瘍，炎症，癒着，ヒルシュスプルング（Hirschsprung）病，S状結腸過長症〕，腹腔内臓器の腫瘍・炎症，ヘルニア
	症候性便秘	代謝・内分泌疾患，神経・筋疾患，膠原病，鉛中毒
	薬物性便秘	薬物副作用

下痢（diarrhea）

- 便通回数が明らかに増加し，便が液状化して1日の便重量が平均250gを超えるときを下痢と定義することが多い．
- 急性もしくは慢性に起こる．
- 急性下痢：急激に発症し，しばしば腹痛を伴って1日4回以上の排便がある．通常は1～2週間以内で回復する．
- 慢性下痢：必ずしも排便回数とは関係なく，糞便中の水分が200 mL以上の軟便が2週間以上続く．
- 下痢の主な原因は，次のものである．
- 感染症：細菌（サルモネラ菌，腸炎ビブリオ，カンピロバクター，腸管病原性大腸菌，黄色ブドウ球菌，赤痢菌，コレラ菌など），原虫（アメーバ，ランブル鞭毛虫），ウイルス（ロタウイルス，ノロウイルス）
- 薬物：下剤，抗菌薬
- 食事：過食，過飲，食物アレルギー
- 手術後：胃腸手術後
- 炎症性腸疾患：潰瘍性大腸炎，クローン（Crohn）病
- 過敏性腸症候群
- 消化吸収不良疾患：乳糖不耐症，たんぱく漏出性胃腸症
- ホルモン産生腫瘍：カルチノイド，WDHA[*8]症候群
- 全身性疾患：甲状腺機能亢進症，糖尿病，アミロイドーシス，心不全

吐血（hematemesis）・下血（melena）

- 吐血は，消化管からの出血が口から排出される状態である．新鮮な血液あるいは暗赤色～黒褐色の血液を吐く．
- 下血は，消化管からの出血が肛門から排出される状態を指す．
- 吐血・下血の原因には次のようなものがある．
- 食道疾患：食道潰瘍，食道炎，食道がん，食道静脈瘤，マロリー・ワイス（Mallory-Weiss）症候群
- 胃・十二指腸疾患：出血性胃炎，胃潰瘍，胃がん，十二指腸潰瘍
- 小腸・大腸疾患：炎症・潰瘍（クローン病，潰瘍性大腸炎，細菌性腸炎，薬剤性腸炎，虚血性腸炎，結核，アメーバ），腫瘍（がん，腺腫，肉腫），血管病変（動静脈奇形，血管腫，腸間膜動脈血栓症），その他（大腸憩室炎，メッケル〈Meckel〉憩室炎，腸重積）
- 肛門疾患：痔核，裂肛
- 肝・胆・膵疾患：胆道出血（外傷，手術，胆石症，炎症，腫瘍）
- 全身性疾患：膠原病（結節性多発動脈炎），白血病，播種性血管内凝固，オスラー（Osler）病
- 下血は，新鮮血あるいは暗赤色便と，コールタールのようなタール便の排泄に分けら

[*8] Watery Diarrhea（水様性下痢），Hypokalemia（低カリウム血症），Achlorhydria（無塩酸症）の頭文字をとっている．

 豆知識
一般にはトライツ（Treitz）靱帯（十二指腸提筋）よりも口側の消化管で出血した場合に吐血となる．

吐血と喀血は，口から出るけど，出血する臓器に違いがあるんだ！

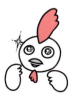

れる．肛門に近い部位からの出血では新鮮な赤い血液が，食道，胃，上部小腸からの大量出血ではタール便が排出される．
- 大量の吐血または下血ではショックを起こして死亡することもある．早急に内視鏡検査などで出血の原因を検索しつつ，輸液や輸血などで対処する．

腹部膨隆（abdominal swelling）
- 腹部が張って膨らんでいる状態である．
- 腹部への気体貯留（腸管内ガスの増加），液体の貯留（腹水），腹腔内や後腹膜臓器の腫瘤，妊娠，腹壁の脂肪貯留などが原因となる．

豆知識
腹部膨隆には，自覚的な膨満感や緊満感を訴える場合も含まれる．

腹水（ascites）
- 腹腔内には生理的に30〜40 mLの体液があるが，それ以上に貯留している状態を腹水という．次のような原因で起こる．
- 肝疾患：肝硬変，肝がん，バッド・キアリ（Budd-Chiari）症候群
- 腎疾患：ネフローゼ症候群，腎不全
- 心疾患：うっ血性心不全，収縮性心膜炎
- 膵疾患：急性膵炎，膵がん
- 腹膜疾患：がん性腹膜炎，結核性腹膜炎，細菌性腹膜炎
- その他：低栄養，門脈血栓症，フィラリア症
- 腹膜の炎症などで腹膜の血管透過性が亢進し，血漿成分が滲出して起きる腹水を滲出性腹水という．腹膜には病変がなく，肝硬変に伴う門脈圧亢進症，低アルブミン血症，心不全などでは漏出性腹水がみられる．

睡眠障害（sleep disorder, sleep disturbance）
- 健全な睡眠がとれない状態で，不眠症，過眠症，睡眠覚醒リズムの障害（時差ボケなど），睡眠時異常行動（夢遊症）がある．
- 不眠には，入眠までの時間が長くかかる入眠障害，睡眠の途中で目覚める中途覚醒，予定時刻よりも早く目覚める早期覚醒がある．
- 不眠は環境の変化や精神的影響を受けやすく，不安神経症では入眠障害が，うつ病では早期覚醒や中途覚醒がみられる．

豆知識
睡眠時無呼吸症候群：一晩7時間の睡眠中に呼吸気流が10秒間以上停止する無呼吸の状態が30回以上認められ，無呼吸がノンレム睡眠時にも出現する症候群である．男性に多く，特に中高年でいびきをかく肥満者に多い．

3 臨床検査

- 臨床検査（laboratory test）により客観的で正確かつ精密な情報を得ることができる．臨床検査には，尿検査，血液検査，胸部X線検査，心電図検査のように，身体診察の一部と考えてもよい基本的な検査もある（❿）．
- 問診（医療面接），身体診察，基本的検査を加えて，仮の診断がつけられる．そのうえで，各臓器別の機能をチェックし，仮の診断を確実にするために，スクリーニング検査を追加し，診断をつける．
- さらに，その診断を確定したり，疾患の病因や重症度を判定したり，合併症を発見したり，あるいは誤診を防ぐ目的で，精密検査，特殊検査を行う（⓫）．

1 種類と特性

- 検査には種々の項目があり，患者の病態に応じて適宜選択される．

検体検査
- 血液など，検査するための資料（検体，specimen）を，形態学的，生化学的，細菌学的，遺伝子・染色体解析手法などを用いて検査するものである．
- 検体としては，尿や便など自然に排泄されるものを集めたり，血液や髄液など，強制的に採取したりするものがある．また，健康状態でも採取できる検体と，喀痰，腹水

豆知識
診断がついた後，経過を追跡したり，治療効果の判定，あるいは治療による有害事象の発現をモニタリングしたり，合併症の出現をチェックする目的にも，検査が適宜行われる．

❿ 基本的検査と検査項目

尿検査	pH, 比重, たんぱく, 糖, 潜血, 沈渣
便検査	潜血
血液学的検査	WBC, 白血球分画, RBC, Hb, Ht, 赤血球恒数, Plt
血液生化学検査	血清総たんぱく, アルブミン, たんぱく分画, 総コレステロール, 中性脂肪, AST, ALT, LD, ALP, γ-GT, 尿素窒素, Cr, 尿酸
免疫血清学的検査	HBs抗原・抗体, HCV抗体, 梅毒血清反応
胸・腹部X線単純撮影	
心電図検査	

WBC：white blood cell（白血球数）, RBC：red blood cell（赤血球数）, Hb：hemoglobin（ヘモグロビン）, Ht：hematocrit（ヘマトクリット）, Plt：platelet（血小板数）, AST：aspartate aminotransferase（アスパラギン酸アミノトランスフェラーゼ）, ALT：alanine aminotransferase（アラニンアミノトランスフェラーゼ）, LD：lactate dehydrogenase（乳酸デヒドロゲナーゼ）, ALP：alkaline phosphatase（アルカリホスファターゼ）, γ-GT：gamma-glutamyltranspeptidase（γグルタミルトランスペプチダーゼ）, Cr：creatinine（クレアチニン）, HB：hepatitis B（B型肝炎）, HCV：hepatitis C virus（C型肝炎ウイルス）.

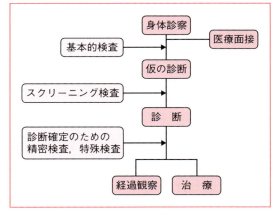

⓫ 診察における検査の位置づけ

- や膿など，病変によって生じてくる検体がある．
- 臨床検査のなかでも検体検査は種類が多く，尿・便検査，血液学的検査，生化学検査，免疫血清学的検査，病原体検査，染色体・遺伝子検査などがある．

生理機能検査

- 機械工学や電子工学の技術を用いて，循環機能，呼吸機能，神経活動などを測定する検査である．心電図検査，呼吸機能検査，脳波検査，筋電図検査などが属する．
- 臨床生理検査，生体機能検査とも呼ばれる．

画像検査

- 臓器の病変を画像として描出する検査である．X線検査，超音波検査，CT検査，MRI検査，内視鏡検査などがあり，技術の進歩によって鮮明で，微細な病変までも検出でき，正確な診断に有用である．

2　基準値の考え方

- 検査結果が正常なのか異常かを判定するために，検査が行われた施設ごとに基準値（reference value）が設定されている．この基準値に照らし合わせて検査値を判断し，解釈する．
- ただし，ただ単に基準値に合っているとかはずれているとの判定だけでなく，病態を適確に把握し，正確な診断に有効に活用するには，種々の要因を考慮して総合的に判断して解釈することが重要である．
- 基準値は，多くの健常者が示す検査値の平均値±2SD（標準偏差）の範囲内を指す．検体検査の結果を多数の集団としての分布でみると，正規分布するもの[*9]，あるいは対数正規分布（⓬）をするもの[*10]が多い．そこで，95%の信頼限界で正常と判定する．
- なお，基準値は施設間でかなり相違がある．検査法，試薬，検査機器などが施設間で異なるのがその理由で，基準値は各施設で設定されなければならない．

3　一般臨床検査：尿，糞便，喀痰

尿検査

- 腎・尿路系疾患のスクリーニング検査，全身状態を把握するために行われる基本的な検査である．
- 主として試験紙法で，たんぱく，糖，潜血などを検査する．必要に応じて沈渣，ケトン体，細菌検査，細胞診など，他の項目も検査される．

[*9] 総たんぱく，アルブミン（Alb：albumin），尿素窒素（UN：urea nitrogen），Cr，LD，総コレステロール（T-Chol：total cholesterol），血糖，Na，K，Cl，Ca，リン（P）など．

[*10] AST，ALT，γ-GT，総ビリルビン（T-Bil：total bilirubin），直接ビリルビン（D-Bil：direct bilirubin），ALP，クレアチンキナーゼ（CK：creatine kinase），トリグリセリドなど．

豆知識

検査結果の判定には，基準値のほか，以下も参考にされる．
カットオフ値：検査値が異常かどうかを判定するために設定した病態識別値．
治療目標値：望ましい検査値を設定し，それ以下もしくは以上になるように治療目標をおくもの．
パニック値：基準値をはるかに超え，緊急処置をとらなければならないほどの重篤な状態を示す検査値．

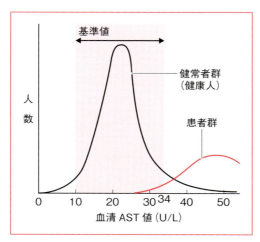

⓬ 検査結果の基準値

尿たんぱく検査
- 通常は，試験紙法でアルブミンを検出する．
- 尿たんぱくが陽性になる主な疾患には次のようなものがある．
- 腎疾患：糸球体障害（急性腎炎，慢性腎炎，ネフローゼ症候群，糖尿病腎症，慢性腎臓病〈CKD〉，SLE，アミロイドーシス，腎硬化症），尿細管障害（ファンコニ〈Fanconi〉症候群，急性尿細管壊死，慢性腎盂腎炎，痛風腎，重金属中毒，薬物副作用，間質性腎炎）
- 尿路系疾患：尿路感染症（腎盂腎炎，膀胱炎），尿路結石症，尿路系腫瘍（腎がん，膀胱がん）
- 全身性疾患：多発性骨髄腫*11，横紋筋融解，不適合輸血

尿糖検査
- 試験紙法でブドウ糖（グルコース）を検出する．健常者でも20〜30 mg/dL，40〜85 mg/日程度の糖は排出される．食後には健常者でも尿糖が陽性になることがある．
- 尿糖が陽性になる疾患には次のようなものがある．
- 血糖高値：代謝疾患（糖尿病，肥満，飢餓），内分泌疾患（先端巨大症，甲状腺機能亢進症，クッシング症候群，褐色細胞腫，グルカノーマ），肝疾患（肝炎，肝硬変，脂肪肝，ヘモクロマトーシス），膵疾患（慢性膵炎，膵がん），中枢神経疾患（脳腫瘍，脳血管障害，頭部外傷），ストレス（感染症，手術，麻酔，精神的ストレス），食事性（過食，胃切除後）
- 糖排泄閾値低下：重金属中毒（カドミウム，クロム），腎疾患（慢性腎炎，腎硬化症，ファンコニ症候群），**腎性糖尿**（先天性），妊娠

尿潜血検査
- 肉眼では血尿と認めなくても，微量の血液が尿中に出ることがある．試験紙法でヘモグロビンのペルオキシダーゼ様反応を検出する．
- 尿潜血反応の陽性は，腎・尿路系のいずれかの部位で出血していることを示す．悪性腫瘍のこともあるので，出血源を確認し，出血の原因を精査する必要がある．
- 腎疾患：急性糸球体腎炎，慢性糸球体腎炎，間質性腎炎，腎結核，腎結石，腎がん，腎血管腫，腎動脈瘤，腎静脈血栓，腎外傷，特発性腎出血，多発性囊胞腎，遊走腎
- 尿路系疾患：腎盂・尿管・膀胱・前立腺・尿道の腫瘍，結石，炎症，外傷
- 全身性疾患：出血傾向（血小板減少症，白血病，血友病）

尿沈渣
- 新鮮な尿を遠心して，上清を捨て，沈渣をスライドグラスにのせて400倍の倍率で検鏡する．
- 少数の赤血球，白血球は健常者でもみられることがあるが，多数出現するのは異常で

*11 免疫グロブリンの軽鎖が尿中に排出される．これはベンスジョーンズ（Bence Jones）たんぱく質と呼ばれ，煮沸法，スルホサリチル酸法，免疫電気泳動法などで検出される．

 豆知識

腎性糖尿：腎臓自体に異常はないが，糖の排泄閾値が低く，血糖値が高くなくても尿中に糖が排出される状態である．先天性で，特に問題はないが，健康診断などで常に指摘されてしまう．

●MEMO●
発作性夜間ヘモグロビン尿症におけるヘモグロビン尿や，横紋筋融解などの際に起こるミオグロビン尿では，尿潜血反応は陽性であるが，沈渣には赤血球が見当たらない現象が起きる．

3 臨床検査

ある．円柱は，尿細管で尿中の成分が停滞して生じるもので，硝子円柱は健常者でもみられることがあるが，他の円柱[*12]の出現は病的である．

便検査
- 便潜血反応[*13]で消化管出血を検出するほか，寄生虫症，細菌感染症の検査も行われる．
- 便潜血反応が陽性になるのは消化管出血のある場合で，必ず出血源を特定して原因を明らかにし，対処する[*14]．

喀痰検査
- 排出される痰を検査するもので，主として細菌学的検査と細胞診検査が行われる．
- 細菌学的検査：肺炎の場合の起炎菌検査，また結核を疑う場合に結核菌検査が行われる．痰を塗抹染色して顕微鏡で観察し，必要に応じて培養を行って菌を同定する．遺伝子検査で抗酸菌の核酸を検出して診断することもある．
- 細胞診検査：痰を染色し，がん細胞を検出して肺がんを診断する．

4 血液学的検査

- 血液学的検査は，全身の健康状態のスクリーニング，血液疾患の診断の目的で行われる．一般に血球検査と凝固・線溶系検査が行われる．
- 血球検査では，赤血球数（RBC），ヘモグロビン（Hb），ヘマトクリット（Ht），網赤血球数（Ret），白血球数（WBC），白血球分画，血小板数（Plt）を検査する．これらの異常から血液疾患が疑われれば，骨髄検査を行う．出血性素因[*15]の疑われる患者には，凝固・線溶系の検査を行う．

血球検査

赤血球数（RBC），ヘモグロビン（Hb），ヘマトクリット（Ht）
- 赤血球系の検査では，RBC，Hb，Htの三者を測定し，平均赤血球容積（MCV），平均赤血球ヘモグロビン量（MCH），平均赤血球ヘモグロビン濃度（MCHC）を算出する．

$$平均赤血球容積（MCV：fL）= Ht（\%）/RBC（10^6/\mu L）\times 10$$
$$平均赤血球ヘモグロビン量（MCH：pg）= Hb（g/dL）/RBC（10^6/\mu L）\times 10$$
$$平均赤血球ヘモグロビン濃度（MCHC：g/dL）= Hb（g/dL）/Ht（\%）\times 100$$

- Hbが成人男性で13 g/dL未満，成人女性で12 g/dL未満のとき貧血と判定する．
- 平均赤血球恒数に基づいて小球性低色素性貧血，正球性正色素性貧血，大球性正色素性貧血に分類し（⓭），鑑別診断を進める．

白血球数（WBC），白血球分画
- 自動血球計数器でWBCを求め，ギムザ染色やライト染色などを施した血液塗抹標本で白血球分画を調べる．
- 白血球数の異常としては，増加と減少がある．
- 感染症，組織崩壊，急性出血，溶血，ストレスなどの際に反応性に増えたり，白血病[*16]など骨髄増殖性疾患では腫瘍性に増加する．
- 逆に，再生不良性貧血，白血病，骨髄異形成症候群，がんの骨髄転移などで白血球産生が低下したり，薬物などの副作用で減少する．

[*12] 赤血球円柱，白血球円柱，上皮円柱，顆粒円柱，脂肪円柱，蝋様円柱などがある．

[*13] ヒトヘモグロビンをモノクローナル抗体を使って検出する免疫法で検査することが多い．かつては便潜血検査の前に，肉などの食事に含まれる血液の混入を防ぐ「潜血食」を摂らせていたが，現在では必要なくなった．

[*14] 本章「吐血・下血」（p.29）を参照．

【用語解説】
網赤血球（Ret）：reticulocyte．赤芽球の核がなくなってはいるが，細胞質にRNA（ribonucleic acid，リボ核酸）が残っている未熟な赤血球である．メチレンブルーなどで超生体染色するとRNAが網のように染色されるので，この名がついた．網赤血球は，溶血性貧血などで赤血球の産生が多いと増加し，再生不良性貧血などで産生が低下すると減少する．

[*15] 本章「凝固・線溶系検査」（p.34）を参照．

MCV：mean corpuscular volume
MCH：mean corpuscular hemoglobin
MCHC：mean corpuscular hemoglobin concentration

[*16] 幼若な白血球である芽球が出現したりする．

豆知識
鉄欠乏性貧血：月経過多，消化器悪性腫瘍などによる出血が原因になることが多い．このため，血小板数は増えていることが多い．

⓭ 平均赤血球恒数に基づく貧血の分類と病態，原因

	小球性低色素性貧血	正球性正色素性貧血	大球性正色素性貧血
平均赤血球恒数	MCV≦80 MCHC≦31	MCV＝81〜100 MCHC＝32〜36	MCV＞101 MCHC＝32〜36
病態，原因	●鉄欠乏性貧血 ●慢性炎症（関節リウマチなど） ●サラセミア ●鉄芽球性貧血	●溶血性貧血 ●再生不良性貧血 ●内分泌疾患 ●腎性貧血	●ビタミンB_{12}欠乏性貧血（悪性貧血，胃全摘後など） ●葉酸欠乏性貧血

MCV：平均赤血球容積，MCHC：平均赤血球ヘモグロビン濃度．

- 白血球分画では，細菌感染症では好中球が，ウイルス感染症ではリンパ球が増加する．白血病など血液腫瘍では，異常な形態の白血球が出現する．これらの病態の鑑別には，骨髄検査を行う．

血小板数（Plt）
- 出血傾向のある患者や手術を受ける患者ではスクリーニング検査の必須項目である．
- Pltが10万/μL以下は病的であり，5万/μL以下になると出血傾向が出現する．Pltの減少は，特発性血小板減少性紫斑病，再生不良性貧血，白血病，播種性血管内凝固，肝硬変などでみられる．
- 逆にPltが40万/μL以上に増加するのは，本態性血小板増加症，慢性骨髄性白血病，出血などでみられる．

凝固・線溶系検査
- 出血すると止血しにくい，あるいは外傷やたいした刺激を受けていないのに容易に出血するなどの出血傾向（出血性素因）のある患者では，その原因を明らかにするために必須の検査である．
- 出血傾向は，止血に重要な血小板，毛細血管壁，凝固因子[*17]，線維素溶解のいずれかに異常があると起こる．このため，スクリーニング検査として，血小板数，毛細血管壁異常を検出する出血時間，外因系凝固因子活性を調べるプロトロンビン時間（PT），内因系凝固因子活性を調べる活性化部分トロンボプラスチン時間（APTT）が測定される．
- これらに異常があると，さらに詳細な診断や重症度を判定するために，凝固・線溶能の精密検査を進める．

5 生化学検査

- 血液や尿などを検体として，化学的手法で糖質やたんぱく質の定量や，酵素活性などを測定する．肝疾患，腎疾患，内分泌疾患など，多くの疾患の診断に重要である．

代謝検査
- たんぱく質，脂質，糖質の代謝異常症の診断のために行われる．

血清たんぱく検査
- 血清たんぱくは，アルブミン（Alb）とグロブリンから成る．そこで，血清たんぱく検査では，総たんぱく濃度，Alb濃度，血清たんぱく電気泳動検査が行われる．
- 血清総たんぱくが高値の場合にはグロブリンが高値のことがほとんどである．
- グロブリンの過剰産生，もしくは脱水による血液濃縮などが原因となる．
- グロブリンの産生過剰には，グロブリンの単一成分のみが増加している単クローン性高ガンマグロブリン血症[*18]と，種々のグロブリン成分が増えている多クローン性高ガンマグロブリン血症[*19]がある．
- 血清総たんぱくが低値になる場合は，Albが低値であることが多い．
- Alb低値は，摂取不足（低栄養），漏出（熱傷，ネフローゼ症候群，たんぱく漏出性胃腸症），異化亢進（クッシング症候群，甲状腺機能亢進症），合成低下（肝硬変，肝がん，リン中毒）などが原因となる．

血清脂質検査
- 特に脂質異常症[*20]（高脂血症）の診断に重要である．主に，総コレステロール，トリグリセリド（中性脂肪），LDLコレステロール，HDLコレステロールを測定する．
- これらの異常から脂質異常症と診断された場合には，原発性か続発性かの鑑別，病型の分類，さらに病因や病態解析のために必要に応じて特殊検査が行われる．

血漿糖質検査
- 糖尿病の診療に重要である．
- 糖尿病の診断は，自覚症状，家族歴などに加えて，尿糖，血糖，経口ブドウ糖負荷試

[*17] 凝固には外因系と内因系がある．血管が傷ついて出血が起こった際に，血管外に存在する組織因子などに反応して凝固反応を起こす外因系と，血管内に存在する因子に対して凝固反応を起こす内因系がある．血液凝固は，第I～XIII凝固因子（ただしVIは欠番）やプレカリクレイン，高分子キニノゲンなどが複雑に作用して進行する．

【用語解説】
線維素溶解：血液凝固では最終的にフィブリノーゲンがフィブリン（線維素）となって血栓を形成し，完成する．止血後にはこのフィブリンを溶かす反応（線維素溶解）が起こる．

PT：prothrombin time
APTT：activated partial thromboplastin time

[*18] 多発性骨髄腫やマクログロブリン血症など腫瘍による場合と，良性Mたんぱく血症がある．

[*19] 炎症・免疫刺激などによって多クローン性にグロブリンが産生される．原因として，慢性肝炎，肝硬変，慢性感染症，自己免疫疾患などがある．

[*20] 動脈硬化性疾患が最も問題になる．動脈硬化を促進するものがLDLコレステロール，抑制するものがHDLコレステロールである．このため，前者を"悪玉コレステロール"，後者を"善玉コレステロール"と呼ぶことがある．特定健診では，脂質異常症の発見に総コレステロールは検査されない．

LDL：low-density lipoprotein（低比重リポたんぱく）
HDL：high-density lipoprotein（高比重リポたんぱく）

⓮ 主な肝機能検査の目的と検査項目

肝細胞傷害	AST，ALT，LD
肝の慢性炎症	たんぱく分画，γ-グロブリン
物質合成能	Alb，T-Chol，ChE，PT
ビリルビン代謝	T-Bil，D-Bil
胆管閉塞・うっ滞	T-Bil，ALP，LAP，γ-GT
薬物代謝・解毒	ICG
肝障害の原因	HAV-IgM，HBs，HCV
画像検査	超音波検査，CT，MRI

ChE：cholinesterase（コリンエステラーゼ），LAP：leucine aminopeptidase（ロイシンアミノペプチダーゼ），ICG：indocyanine green（インドシアニングリーン），HAV：hepatitis A virus（A型肝炎ウイルス），IgM：immunoglobulin M（免疫グロブリンM）．

験（OGTT）によって比較的簡単に行える．さらに病型を正しく判定し，適切な治療を行って血糖コントロール状態を評価することが重要である．また，糖尿病患者の予後に関連する合併症の存在と程度を判断していくことも必要である．

- 血糖コントロールの経過観察には血糖値だけでなく，HbA1c（最近1〜2か月の血糖を反映），フルクトサミン（最近1〜2週間の血糖状態），1,5-AG（ごく最近の血糖状態）などを測定する．
- 糖尿病の合併症としての腎症の診断には尿検査（尿微量Albの測定），網膜症の診断には眼底検査，そして神経症の診断には神経筋伝導速度の測定などが定期的に行われる．

肝機能検査

- 肝臓は，栄養素の代謝，エネルギー貯蔵，ビリルビン代謝，薬物や毒物の排泄など重要な役割を担っており，ウイルスや薬物などによる炎症，腫瘍などが問題になる．また，胆汁を排出する胆道系も胆嚢炎，胆石症，胆道がんなどが発生しうる．そこで，肝胆道系の疾患を診断したり，全身性疾患に伴う肝障害や薬物による肝障害を検査する目的で肝機能検査が行われる（⓮）．
- 肝細胞がウイルスなどで傷害されると，肝細胞に多く含まれるAST，ALT，LD（LDHともいう）などの酵素が血中に逸脱する．これらを測定することで，肝細胞の傷害を判断できる．
- AST，ALTが高値の場合には主として肝炎を考慮し，ウイルス性肝炎，薬物性肝炎，自己免疫性肝炎などの鑑別診断を進める．
- 肝臓の機能の一つにビリルビン代謝がある[*21]．ビリルビン代謝過程のいずれかで異常があると血中ビリルビンが増える．
- 肝臓の慢性炎症はたんぱく分画やγ-グロブリン検査，肝硬変などによる物質合成障害はAlb，T-Chol，コリンエステラーゼ（ChE），PT[*22]で，薬物・毒物代謝はインドシアニングリーン（ICG）試験[*23]などで検査する．
- また，肝炎では原因を調べる目的で肝炎ウイルス検査が，肝硬変や肝がんなどは超音波検査，CT検査，MRI検査などの画像検査が行われる．

腎機能検査

- 腎臓には老廃物の排泄，酸塩基平衡，血圧調節などの重要なはたらきがある．腎臓や尿路系に異常があると，血中に老廃物がたまったり，尿中に異常成分が出たりする．腎炎など腎・尿路系疾患の診断には，尿検査が基本となり，末梢血液検査，生化学検査，免疫血清学的検査，腎機能検査，画像検査などを加える．
- 糸球体異常を調べる目的では血清尿素窒素（UN，BUN），クレアチニン（Cr）が検査される．糸球体機能の判定には糸球体濾過量の指標となるクレアチニンクリアランスが有用であり，慢性腎臓病（CKD）や尿細管異常の判定には，尿中α₁-ミクログロブリン，β₂-ミクログロブリンが定量される．

OGTT：oral glucose tolerance test

豆知識
血糖値は検査した瞬間における血中グルコース濃度を反映する．糖尿病患者での血糖コントロールでは，瞬間だけでなく，平均的な濃度の推移をみることが重要で，この目的でHbA1cなどが検査される．

1,5-AG：1,5-anhydroglucitol（1,5-アンヒドログルシトール）

[*21] 本章「黄疸」（p.25）を参照．

[*22] 血液凝固の検査項目であるが，PTに関係する凝固因子は肝臓で産生されるため，肝臓の物質合成能を調べる検査にもなる．

[*23] ICGという緑色の色素を静脈注射し，血中の残存率を調べる試験．

BUN：blood urea nitrogen
CKD：chronic kidney disease

【用語解説】
$β_2$-ミクログロブリン：分子量11,800の低分子ポリペプチドで，主要組織適合性抗原であるHLAクラスI抗原のL鎖として全身の有核細胞の細胞表面に分布している．$α_1$-ミクログロブリンと同様に尿細管で再吸収されるが，尿細管異常があると再吸収されないため，尿中への排泄が増える．なお，自己免疫疾患，多発性骨髄腫など悪性腫瘍，ウイルス疾患では$β_2$-ミクログロブリンの産生が増加し，血中とともに尿中濃度も増加する．
HLA：human leukocyte antigen（ヒト白血球抗原）

内分泌検査

- 内分泌疾患の診断には，血中あるいは尿中のホルモン，またはその前駆体や代謝産物を測定することが重要になる．
- 一般に内分泌機能亢進症では，その内分泌器官が産生・分泌するホルモンが過剰になり，血中ホルモン濃度が高値をとる．逆に機能低下症ではホルモン分泌が低下し，低値を示す．
- さらに，内分泌器官は上位もしくは下位の内分泌器官に影響を及ぼすので，ネガティブフィードバック機構によって他のホルモンにも変化が生じる．
- たとえば甲状腺機能低下症で甲状腺ホルモン分泌が低下した場合，甲状腺刺激ホルモン（TSH）が上昇する．

6 免疫血清学的検査

- 主として抗原抗体反応を応用して，炎症性疾患，アレルギー性疾患，自己免疫疾患，免疫不全症などの検査に用いられる．

炎症マーカー検査

- 感染症，外傷，梗塞，腫瘍などによる炎症が起こると，生体側の反応として急性期反応物質（急性期たんぱく）が産生され，血中に増加する．すなわち，炎症によって活性化したマクロファージに由来するインターロイキン-1（IL-1），IL-6，腫瘍壊死因子（TNF）などサイトカインのシグナルを受けて，C反応性たんぱく（CRP），α1-酸性糖たんぱく，ハプトグロビン（Hp），フィブリノーゲンなどが産生される．これら炎症マーカー（inflammatory marker）を測定することにより，炎症の有無ならびに重症度が判定できる．
- 炎症マーカーとして最も頻用されるのがCRPで，炎症に反応して比較的すみやかに血中に出現し，重症度に相関して高くなり，炎症が鎮静化すると減少する．そこで，炎症の有無，程度，活動性，治療効果の判定などに用いられる．

アレルギー性疾患の検査

- アレルギー性疾患（allergic disease）には，気管支喘息，過敏性肺炎，アレルギー性皮膚疾患，アレルギー性鼻炎などがある．
- アレルギー反応はIgEと関連しており，血清IgEの増加はアレルギー性疾患を示唆する．そして，花粉やダニ成分などアレルゲンに特異的なIgEを測定してアレルゲンを同定する．

自己抗体検査

- 関節リウマチ（RA），全身性エリテマトーデス（SLE），進行性全身性硬化症（PSS），多発性筋炎/皮膚筋炎（PM/DM），シェーグレン（Sjögren）症候群などの膠原病は，自己の臓器や組織に対する抗体（自己抗体，autoantibody）が原因になって発症する．膠原病のほかにも，バセドウ（Basedow）病（Graves disease），橋本病，悪性貧血なども自己抗体が原因になって発症する．これらを自己免疫疾患と総称する．診断には自己抗体の検出が必要である．
- 自己抗体には，特定の臓器，組織に対する臓器特異的な抗体と，全身の臓器，組織に反応する臓器非特異的な抗体がある（⑮）．

免疫不全症の検査

- 免疫不全症（immunodeficiency disease）は，遺伝的な背景があって一次的な免疫因子の欠陥で起きる原発性免疫不全症と，HIV感染などの後天的疾患によって二次的に免疫因子に異常が生じている続発性免疫不全症がある．検査では，液性と細胞性の両免疫能について評価する．

腫瘍マーカー検査 （⑯）

- 腫瘍細胞に特有な成分，あるいは腫瘍細胞が産生する特異な成分（腫瘍マーカー，

 豆知識

ホルモンの分泌には，日内変動があったり，体位，運動やストレス，薬物などの影響を受けるものがある．このため，ホルモン濃度の測定だけでなく，負荷をかけて分泌の応答を検査する負荷試験が必要なことも多い．たとえば，下垂体ホルモン分泌予備能をみる目的での成長ホルモン放出ホルモン（GHRH：growth hormone releasing hormone）負荷試験，インスリン負荷試験などがある．

TSH：thyroid-stimulating hormone

● MEMO ●
従来は炎症の判定に赤血球沈降速度（赤沈，血沈，ESR〈erythrocyte sedimentation rate〉）が使用されてきた．これは炎症によって増える陽性荷電のγ-グロブリンやフィブリノーゲンが赤血球の陰性荷電を放電して赤血球を凝集しやすくし，赤血球沈降速度が速くなることを応用した検査である．ただ，炎症にやや遅れて速くなり，炎症が鎮静化しても正常になるのが遅いなどの欠点がある．

IL：interleukin
TNF：tumor necrosis factor
CRP：C-reactive protein
Hp：haptoglobin

IgE：immunoglobulin E（免疫グロブリンE）

PSS：progressive systemic sclerosis
PM/DM：polymyositis/dermatomyositis

HIV：human immunodeficiency virus（ヒト免疫不全ウイルス）

 豆知識

腫瘍マーカーという名称がついているが，腫瘍以外の疾患や病態でも腫瘍マーカーが高値になることがある．たとえばCA19-9は胆石症，肺嚢胞などで，CEAはヘビースモーカーなどでも高値になる．

⑮ 主な自己抗体

臓器特異的抗体	抗甲状腺抗体（抗サイログロブリン抗体，抗ミクロソーム抗体），抗内因子抗体，抗胃壁細胞抗体
臓器非特異的抗体	リウマチ因子（RA），抗核抗体（ANA），抗DNA抗体，抗RNP抗体，抗Sm抗体，抗Scl-70抗体，抗SS-A/Ro抗体，抗SS-B/La抗体，抗セントロメア抗体，抗ミトコンドリア抗体，抗Jo-1抗体，抗平滑筋抗体

RA：rheumatoid factor，ANA：antinuclear antibody，DNA：deoxyribonucleic acid（デオキシリボ核酸）．

⑯ 主な腫瘍マーカー

腫瘍マーカー	検出される主な腫瘍
AFP	肝細胞がん
BCA225	乳がん
CA15-3	乳がん
CA19-9	膵がん，結腸・直腸がん，胃がん，肺がん，胆嚢がん
CEA	結腸・直腸がん，胃がん，食道がん，肺がん，甲状腺がん，乳がん，卵巣がん
PIVKA-II	肝細胞がん
PSA	前立腺がん
SCC	肺がん，食道がん，子宮頸がん
エラスターゼI	膵がん

AFP：alpha-fetoprotein（アルファ胎児性たんぱく質），BCA：breast carcinoma associated antigen（乳がん関連抗原），CA：carbohydrate antigen（糖鎖抗原），CEA：carcinoembryonic antigen（がん胎児性抗原），PIVKA-II：protein induced by vitamin K absence or antagonists-II（ビタミンK欠乏性たんぱく-II），PSA：prostate specific antigen（前立腺特異抗原），SCC：squamous cell carcinoma（扁平上皮がん）．

> **豆知識**
> 臓器特異的抗体は検出することで疾患の診断に役立ち，たとえば抗甲状腺抗体の存在は橋本病の診断に役立つ．臓器非特異的な自己抗体は病変が全身に及ぶ膠原病で検出される．抗DNA抗体，特に抗二本鎖DNA抗体はSLEに特異的に検出されるなど，自己抗体が診断の補助になる．

tumor marker）を検出して，がんの診療に応用するものである．

- 腫瘍の早期発見に役立つというよりは，腫瘍に罹患しやすい高リスク患者での経過を観察する際に利用したり（肝硬変患者で肝細胞がんが高率に発生しやすいなど），腫瘍の進行度や転移を判定したり，あるいは治療後の経過観察や再発の発見などの目的に使用することがほとんどである．

7 病原体検査

- 感染症の診断は，自覚症状や発熱などの炎症所見を確認することから始まる．そして感染症と判断した場合，感染部位を診断し，感染巣から起炎菌を分離して同定し，薬剤感受性を調べる．
- 病原体の同定には，塗抹培養検査だけでなく，免疫血清反応による抗原・抗体の検出や，毒素検出，遺伝子検査なども行われる．

塗抹検査

- 細菌，真菌の検査では，喀痰や膿などの検体をスライドグラスに塗抹し，染色して検鏡する．一般細菌の染色には，グラム染色，結核菌など抗酸菌には抗酸菌染色（チール・ネールゼン染色），ジフテリア菌には異染小体染色（ナイセル染色），破傷風菌には芽胞染色，スピロヘータや真菌には墨汁染色などが用いられる．
- グラム染色は細菌を分類するのに最も基本的な染色法で，グラム染色性と細菌の形態に応じてグラム陽性球菌，グラム陽性桿菌，グラム陰性球菌，グラム陰性桿菌に大別される（⑰）．

培養検査

- 検体に含まれる病原微生物が少ないときは培養して増やしてから検査する．培養する大気条件から，好気培養，炭酸ガス培養，微好気培養，嫌気培養があり，それぞれで発育できる細菌の特徴から分類できる（⑰）．
- 培養した細菌は，染色性，形態，運動性，培地の選択性，糖質・アミノ酸・尿素などの分解能，特異的抗血清を用いた抗原性などを調べて病原体を同定する．そして病原微生物の薬剤感受性を調べて抗菌薬の選択に応用する．

❼ グラム染色による主な細菌の分類

分類		桿菌	球菌
偏性好気性菌および通性嫌気性菌	グラム陰性菌	●腸内細菌科：大腸菌，クレブシエラ属，エンテロバクター属，セラチア属，プロテウス属，サルモネラ属，エルシニア属 ●非発酵菌：緑膿菌，シュードモナス属，アシネトバクター属 ●小桿菌：インフルエンザ菌，百日咳菌，フランシセラ・ツラレンシス（野兎病菌），ヘモフィルス・パラインフルエンザ ●その他：腸炎ビブリオ，コレラ菌，エロモナス属，カンピロバクター・ジェジュニ，ヘリコバクター・ピロリ	髄膜炎菌，淋菌
	グラム陽性菌	ジフテリア菌，コリネバクテリウム・ジェイケイウム	化膿連鎖球菌，B群溶血連鎖球菌，肺炎球菌，緑色連鎖球菌，黄色ブドウ球菌，表皮ブドウ球菌，エンテロコッカス・フェーカリス
偏性嫌気性菌	有芽胞菌グラム陽性菌	ウェルシュ菌，ボツリヌス菌，破傷風菌，クロストリジウム・ディフィシル	
	グラム陽性菌	ビフィドバクテリウム属，プロピオニバクテリウム属	ペプトストレプトコッカス属，ペプトコッカス属，ストレプトコッカス属
	グラム陰性菌	バクテロイデス・フラギリス，プレボテラ・メラニノゲニカ	ベイヨネラ・パルビュラ

その他の検査

- マイコプラズマやウイルスなど培養が困難な微生物や，結核菌など培養に長時日を要するものには，免疫血清反応による抗原検出法や抗体検出法が行われたり，DNAプローブ法やPCR法で微生物の核酸を検出し遺伝子検査が行われる．

PCR：polymerase chain reaction（ポリメラーゼ連鎖反応）

8 生理機能検査

- 機械工学や電子工学などの技術を駆使して，循環機能，呼吸機能，神経・筋活動などを測定する検査で，主として生体外から検査される．

心電図検査（ECG，EKG）

- 心臓に起こる電気的現象を体表面から記録する検査法で，心疾患の診断や経過を観察する目的で実施される（⓲）．
- 一般にベッドに横たわって安静な状態で検査するが，必要に応じてトレッドミル（電動式のベルトの上を歩くあるいは走る）やエルゴメーター（自転車のペダルをこぐ）による運動負荷をかけて心筋虚血状態の発現を調べたり，長時間（通常24時間）の日常生活のなかで不整脈や心筋虚血状態の発現をみるホルター（Holter）心電図なども行われる．

ECG：electrocardiography
EKG：Elektrokardiogramm

⓲ 心電図検査の適応となる主な疾患，病態
- 不整脈
- 心房・心室肥大症
- 虚血性心疾患（狭心症，心筋梗塞）
- 心膜炎
- 電解質異常（K，Ca）
- 薬物中毒（ジギタリス製剤，キニジンなど）
- 心臓に影響する全身性疾患（甲状腺機能亢進症など）

呼吸機能検査

- 呼吸機能をみるために肺活量，1秒率などを測定する検査で，慢性閉塞性肺疾患（COPD）などの診断と治療経過の評価に役立つ．
- スパイロメータ（呼吸計）を用い，マウスピースを口に当てて行う．
- 自然な状態で呼吸を繰り返すときの1回の吸入または呼出で肺から出入りする空気の量を1回換気量（⓳）とする．そして最大限の努力をして吸気し，最大限に呼出したときの換気量を肺活量とする．
- 肺活量は年齢や体格で差異があるので，標準値を決めている．標準値に比べ，肺活量が80％以上だと問題ないが，80％未満のときは拘束性換気障害とされ，肺線維症，胸郭変形，神経・筋疾患による胸郭運動制限などでみられる．
- また，最大限に吸気した後，最初の1秒間で呼出する1秒量の比率を1秒率とする．1秒率は70以上が正常で，70％未満は閉塞性換気障害と呼ばれ，慢性気管支炎や肺気腫などのCOPDでみられる．

 豆知識
高齢者を中心にCOPDの患者が増えている．禁煙を徹底し，気道感染症にかからないように注意する．

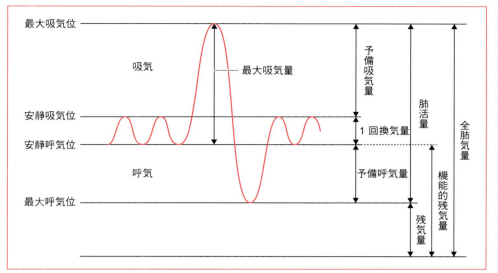

❶⓽ スパイログラムでみる肺気量分画

❷⓪ 動脈血ガス分析による酸塩基平衡異常

pH	酸塩基平衡異常	一次性病変	代償作用	主な疾患，病態
7.35以下	代謝性アシドーシス	HCO_3^- ↓	$PaCO_2$ ↓	糖尿病，急性膵炎，肝性昏睡，飢餓，脱水，下痢，嘔吐，腎不全
	呼吸性アシドーシス	$PaCO_2$ ↑	HCO_3^- ↑	換気不全，肺炎，肺気腫，肺水腫，気管支喘息
7.45以上	代謝性アルカローシス	HCO_3^- ↑	$PaCO_2$ ↑	嘔吐，利尿薬使用，手術後，胃液吸引，アルドステロン症，クッシング症候群，バーター症候群，ミルクアルカリ症候群
	呼吸性アルカローシス	$PaCO_2$ ↓	HCO_3^- ↓	過換気症候群，発熱，酸素欠乏，肺塞栓，肺線維症，ヒステリー

動脈血ガス分析

- 呼吸・循環状態の把握，酸塩基平衡の判定に重要である．動脈血を採血し，pH，動脈血酸素分圧（PaO_2），動脈血二酸化炭素分圧（$PaCO_2$），重炭酸イオン濃度（HCO_3^-）を測定する．
- pHは通常では7.35〜7.45の範囲に保たれているが，7.35以下をアシドーシス，7.45以上をアルカローシスと判定する．
- 酸塩基平衡の異常は，呼吸不全または緩衝系[*24]や腎障害による代謝異常で起こり，呼吸性アシドーシス，代謝性アシドーシス，呼吸性アルカローシス，代謝性アルカローシスがある[*25]．
- それぞれの状態を起こす主な疾患，病態を❷⓪に示す．

9 画像検査

- 病変のある部位を画像として描出する検査で，近年は装置やコンピュータ技術の進歩により，ごく初期の病変でも検出できるようになっている．

単純X線撮影

- 生体にX線（レントゲン線）を照射し，透過度の違いから画像として描出する．
- 空気や骨などX線吸収の差の大きなものが混在する臓器の診断に有用で，胸部（肺，心臓），骨格の病変を調べるのに特に有用である（❷①）．
- 腹部では，ガス像の分布から腸閉塞（イレウス）が，石灰化陰影から尿路結石の診断に役立つ．

PaO_2 : partial pressure of arterial oxygen
$PaCO_2$: partial pressure of arterial carbon dioxide

[*24] 1章「2 体液・電解質バランス，酸塩基平衡」の用語解説（p.5）を参照．

[*25] 酸塩基平衡は生体のホメオスタシス（恒常性）によって厳密に維持されている．アシドーシスやアルカローシスは，生体の調節機構をはずれる病態であることを示し，早急に原因を突き止めて対応する必要がある．

 豆知識

マンモグラフィー：乳がん，乳腺症などの乳腺疾患の診断に使われるX線撮影である．

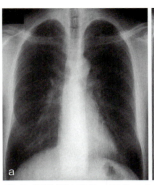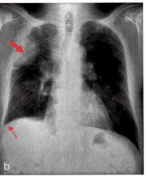

㉑ 胸部単純X線像：正常（a），肺がん（b）
➡：大きな腫瘍（がん）．→：胸水の貯留を示す．

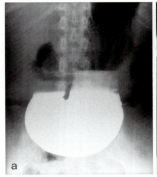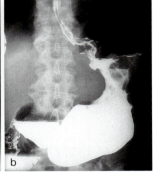

㉒ 胃X線造影像：正常（a），胃がん（b）
胃の形が不整で，造影されない部分もあり，進行した胃がんを示す．

造影X線撮影
- 単純X線撮影では描出しにくい消化管，尿路，血管などは，造影剤を使ってX線吸収率に差をつけ，病変を描出する（㉒）．

CT（コンピュータ断層撮影）
- 円筒形のX線照射装置に人体を入れ，360°照射して，コンピュータで画像処理をして人体の断面図を描出する．造影剤を用いて撮影することもある．
- CTはMRIに比べ，X線吸収の差を利用しているため，肺や骨の評価に優れるが，縦隔などの軟部組織の濃度分解能にはMRIのほうが優れる．また，くも膜下出血や脳内出血などの脳出血にはCTがよいが，脳梗塞の急性期の診断にはMRIがよい．
- 腹部の内臓脂肪の診断にもCTが応用される．

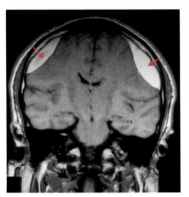

㉓ MRI：両側硬膜下血腫
両側（←）に血腫を認める．

MRI（核磁気共鳴画像）
- MRIは強力な磁場の中で，核磁気共鳴を応用して画像を得る検査である．人体の水平断面だけでなく，冠状断面や矢状断面の画像も描かれる（㉓）．
- 腫瘍や炎症の進展範囲の評価はCTよりも優れ，応用範囲も広い．MRIは，脳腫瘍や変性疾患，急性期の脳梗塞，腹部腫瘍，脊髄疾患，骨盤内腫瘍，骨軟部組織疾患の診断などで有用である．

超音波検査
- 人体に超音波を当て，跳ね返ってくる反射波から画像を描く検査法である．甲状腺，乳腺，腹部臓器などの疾患の検査としてよく行われる．
- 頸部や鼠径部の動脈狭窄やプラークを検査したり，ドプラエコー法を用いれば血流速度を測定できる．また，心臓の壁や弁の動きも把握できる．

そのほかの画像検査
- 上記のほかにも，放射性同位元素（アイソトープ）を用いたシンチグラフィ，組織内の糖代謝を測定して全身の腫瘍を検出する陽電子放射（ポジトロン）断層撮影（PET）検査などもある．
- PET検査は，小さな腫瘍病変で良性か悪性の鑑別が可能であり，がんを診断するのに役立つが，特殊なサイクロトロン装置が必要なので，どこの施設でも行える検査ではない．

豆知識
食道，胃などの消化管造影にはバリウムが，尿路や血管の造影にはヨード製剤などが使われる．

CT：computed tomography

MRI：magnetic resonance imaging

豆知識
CT検査は従来は水平断面だけであったが，多列式CTにより縦方向の冠状断面や矢状断面の画像も得られるようになった．

●MEMO●
MRIはX線被曝のない長所があるが，CTよりも検査に時間がかかることや，強い磁場の影響があるためMRI検査室に金属を持ち込んではいけないなどの注意点がある．

PET：positron emission tomography

カコモン に挑戦 !!

◆ 第35回-24

臨床検査に関する記述である．最も適当なのはどれか．1つ選べ．
(1) C反応性たんぱく質（CRP）の血中濃度は，炎症があると低下する．
(2) 血中尿素窒素（UN）は，たんぱく質の異化亢進で減少する．
(3) 胆道が閉塞すると，血中で間接ビリルビンが優位に増加する．
(4) 臓器移植では，ヒト白血球型抗原（HLA）の適合を判定する．
(5) 75g経口ブドウ糖負荷試験は，糖尿病網膜症の有無を判断するために行う．

◆ 第34回-24

臨床検査に関する記述である．最も適当なのはどれか．1つ選べ．
(1) 心電図検査は，画像検査である．
(2) X線検査は，生理機能検査である．
(3) 超音波検査は，妊娠中には禁忌である．
(4) スパイロメトリは，拘束性肺障害の診断に用いられる．
(5) 核磁気共鳴イメージング（MRI）検査では，放射線被曝がある．

◆ 第33回-27

臨床検査に関する記述である．正しいのはどれか．1つ選べ．
(1) 基準値は，健常者の測定値の75％が含まれる範囲である．
(2) 心電図のP波は，心室の興奮を反映している．
(3) 便潜血反応は，大腸がんのスクリーニングとして用いられる．
(4) ALTの上昇は，心臓疾患に特異的である．
(5) CT（コンピュータ断層撮影）は，磁気を利用する検査である．

◆ 第32回-24

症候に関する記述である．正しいのはどれか．1つ選べ．
(1) ショック状態では，血圧が上昇している．
(2) 低血糖になると，交感神経が刺激される．
(3) チアノーゼは，貧血状態で出現しやすい．
(4) 体重は，バイタルサイン（生命徴候）に含まれる．
(5) 浮腫は，血漿膠質浸透圧の上昇により出現する．

解答＆解説

◆ 第35回-24　正解(4)
解説：正文を提示し，解説とする．
(1) C反応性たんぱく質（CRP）の血中濃度は，炎症があると高値になる．
(2) 血中尿素窒素（UN）は，たんぱく質の異化亢進で増加する．
(3) 胆道が閉塞すると，血中で直接ビリルビンが優位に増加する．
(4) 臓器移植では，ヒト白血球型抗原（HLA）の適合を判定する．
(5) 75g経口ブドウ糖負荷試験は，糖尿病を診断するために行う．糖尿病網膜症の診断には眼底検査が必要である．

◆ 第34回-24　正解(4)
解説：正文を提示し，解説とする．
(1) 心電図検査は，生理機能検査である．
(2) X線検査は，画像検査である．
(3) 超音波検査は，妊娠中でも行われる．
(4) スパイロメトリは，拘束性肺障害（および閉塞性肺障害）の診断に用いられる．
(5) 核磁気共鳴イメージング（MRI）検査では，放射線被曝はない．

◆ 第33回-27　正解(3)
解説：正文を提示し，解説とする．
(1) 基準値は，健常者の測定値の95％が含まれる範囲である．
(2) 心電図のP波は，心房の興奮を反映している．
(3) 便潜血反応は，大腸がんのスクリーニングとして用いられる．
(4) ALTの上昇は，肝疾患に特異的である．
(5) CT（コンピュータ断層撮影）は，X線を利用する検査である．

◆ 第32回-24　正解(2)
解説：正文を提示し，解説とする．
(1) ショックでは，血圧が低下する．
(2) 低血糖になると，交感神経が刺激される（そのため動悸や冷汗が現れる）．
(3) チアノーゼは，還元ヘモグロビンが増えて現れるので，多血症で出現しやすい．
(4) 体重は，バイタルサイン（生命徴候）に含まれない．バイタルサインは生命の維持に必要な呼吸と循環（体温，心拍，血圧など）を反映する．
(5) 浮腫は，血漿膠質浸透圧の低下により出現する．

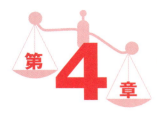

第4章 疾患治療の概要

- 疾患治療の種類と特徴について学ぶ
- 治療計画と実施，評価について学ぶ
- 治療方法の種類と特徴について学ぶ

- ✓ 疾患治療には，原因療法，対症療法，保存療法，根治療法，特殊療法などがある．
- ✓ 栄養管理・栄養療法はスクリーニング，アセスメント，プランニング，実施，モニタリング，評価，の順に行われる．
- ✓ 輸液の目的としては，①体液管理，②末梢静脈栄養，中心静脈栄養などの栄養補給，③他の薬剤投与の溶解剤としての使用，④血管（輸液ルート）確保，などがある．
- ✓ 血液浄化とは，血液中に存在する老廃物や病因物質を体外循環により除去し，場合によっては不足しているものを補う治療法のことを指し，最も広く行われているのは，慢性腎臓病患者に対する血液透析である．
- ✓ 移植医療は臓器移植と組織移植に分けられる．
- ✓ 救急救命医療とは，急性に発症する疾病，すなわち外傷や感染症などを取り扱う医療であり，日本では，一次（初期）・二次・三次救急医療に分類される．
- ✓ 日本において尊厳死や安楽死を認める法律は現時点では存在しない．ただし，実際の医療現場では，終末期の患者に，あらかじめ本人の意思を確認しておいたうえで延命措置を行わないことは広く行われている．

1 種類と特徴

- 疾患治療の種類には，原因療法，対症療法，保存療法，根治療法，特殊療法などがあげられる（❶）．

1 原因療法

- 原因療法（causal therapy, causal treatment）とは，症状や疾患の原因を取り除いて治癒を目指す治療法で，後述する対症療法と対になる用語である．
- 原因療法の例としては，感染症に対する抗菌薬（抗生物質），抗真菌薬，抗ウイルス

❶ 疾患治療の種類

原因療法	症状や疾患の原因を取り除く治療法
対症療法	起こっている症状を和らげたり，なくしたりする治療法
保存療法	病巣の摘出や手術を行わずに対症療法を行う治療法
根治療法	疾患の完全治癒を目指して疾患の原因そのものを取り除こうとする治療法
特殊療法	一般的な治療に対して，その他の多くの治療のこと

疾患治療の種類と特徴を覚えておこう！

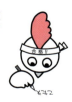

豆知識

抗生物質：微生物から産生され，他の微生物の増殖や機能を阻害する物質の総称であり，1928年に世界初の抗生物質であるペニシリンが発見された．

薬の投与や，がんに対する外科手術，放射線療法，化学療法などがある．

2 対症療法

- 対症療法（symptomatic therapy, symptomatic treatment）とは，症状や疾患の原因を取り除くのではなく，起こっている症状を和らげたり，なくしたりする治療法で，前述の原因療法と対になる用語である．体力，自然治癒力の維持，悪循環の防止，合併症の予防などを目的として行われる．
- 対症療法の例としては，風邪の症状である咽頭痛，発熱，咳に対してそれぞれ鎮痛薬，解熱薬，鎮咳薬を処方するものや，蕁麻疹に対して抗アレルギー薬を処方するものがある．実際には，原因療法と対症療法は別々に行われるというよりは，同時に行われることが多い．

3 保存療法

- 保存療法（conservative therapy, conservative treatment）とは，病巣の摘出や手術を行わずに対症療法を行う治療法であり，手術療法と対になる用語である．
- 保存療法の例としては，整形外科的疾患の治療において，手術を行わず，リハビリテーションや装具療法，物理療法，薬物療法などを組み合わせて行うものがある．

4 根治療法

- 根治療法（radical treatment）とは，疾患の完全治癒を目指して疾患の原因そのものを取り除こうとする治療法であり，前述の原因療法とほぼ同義である．

5 特殊療法

- 特殊療法とは，特に定義があるわけではないが，一般的な治療に対して，その他の多くの治療のことを指す．効果が定かでないような治療法もここに含まれる．

2 治療計画と実施，評価

- 治療の適応・選択については，当然のことながら，各種疾患によりさまざまな判断基準があり，画一的に決定できるものではない．したがって，ここでは栄養サポートチーム（NST）における栄養管理・栄養療法を例に，どのように実施されるかを説明する．
- ① に示すように，まずはスクリーニングから始まる．すなわち，全入院患者の中から栄養管理の対象となる患者を抽出する．これらの患者の中には現時点で栄養状態に問題がなくても，今後の医療処置などにより栄養状態の悪化が予想される人も含まれる．
- ②次にアセスメントを行う．栄養アセスメントにはさまざまな方法があるが，主観的包括的栄養評価（SGA）[1],[*1]と客観的栄養評価（ODA）[2],[*2]を併用するのが一般的である．
- ③その後，プランニングを行う．このプランニングの中には栄養投与量や栄養投与ルートの決定などが含まれる．またNSTであれば，医師，看護師，薬剤師，管理栄養士のNST加算算定に必須の4職種に加え，歯科医師，歯科衛生士，臨床検査技師，理学療法士，作業療法士，社会福祉士，言語聴覚士も参加しており，それぞれの視点から意見を出し合うというプロセスもこの中に含まれる[3]．
- ④プランニングした内容をもとに，栄養投与が実施される．
- ⑤ただし，たとえば食事摂取がプランニング通りにいかないことも十分に起こりうるので，実際に摂取できたかや，投与できたかなどをモニタリングする．

●MEMO●
根治療法の対義語に姑息的治療がある．この用語は医学の領域で普通に使われる言葉であるが，日常で使用される「姑息」という言葉のイメージがよくないので，患者に対しては使用しないほうがよい．

豆知識
栄養サポートチーム（NST）：nutrition support team． 1970年代にアメリカで始まり，日本では2000年ごろから活動が活発化している．

*1 SGA：subjective global assessment．言語の違いはあるが，詳細項目については全世界共通である．

*2 ODA：objective data assessment．日本で考案されたもので，ODAという略語は今のところ世界的に普及しているわけではない．

NSTはスクリーニングとアセスメントに始まり，SGAやODAが使われるんだ！

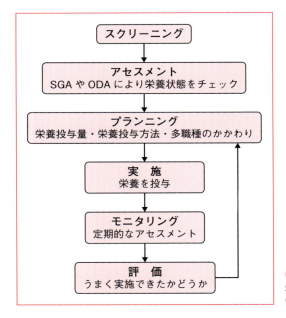

❷ 栄養管理・栄養療法の手順
SGA：主観的包括的栄養評価．
ODA：客観的栄養評価．

⑥さらにプランニングしたことがうまくいったかや，栄養状態はどうかという評価を加えることにより，問題があれば再度プランニングからやり直すという手順を繰り返す．

3 治療方法

1 栄養・食事療法

- 現在では栄養療法（nutrition therapy）にはさまざまなものが含まれ，食事療法（diet therapy）はその一つである．食事療法（食餌療法ともいう）とは，食事によって疾患を治療したり軽減したりする目的で行われる処置のことであり，代表的な対象疾患としては糖尿病，高血圧，慢性腎臓病などがある．
- 最近ではがんや低栄養に対する食事療法も注目されている[*3]．実地臨床においては，疾患の治療や再発・悪化の防止を目的として，医師の指示に基づき行われるものを指す．
- 食事は人間にとって単なる摂食行動というだけではなく，本人の意思が強くはたらく生活習慣でもあり，それに対して制限を加えることは安易にできるものではない．
- 自覚症状もなく，生命の危機もない人に対して食事に制限を加えるということが理不尽なものであるということを鑑みれば，食事を制限するといったことは，十分に確実な効果が見込める場合にのみ実施すべきであり，安易に行うべきものではない．

2 薬物療法

- 薬物療法（pharmacotherapy, drug therapy）とは，薬物を患者に投与することにより治療を行う医学的処置の総称である．薬物を患者に投与することにより，疾患の治癒や患者の症状改善を目指す．
- がんに対して抗がん剤を使用する薬物療法は特に化学療法[*4]と呼ばれる．
- がんの場合を例にあげると，がんそのものに対する効果を期待して抗がん剤，ホルモン療法薬，免疫賦活剤などを使用したり，症状を緩和するために鎮痛薬や制吐薬などを使用したりなどがある．

[*3] 平成28年の診療報酬改定によって，がん，摂食・嚥下機能低下，低栄養の患者に対する治療食の指導が，個別栄養食事指導料の算定対象に追加された．

 豆知識
脂質異常症（高脂血症）に対するコレステロール制限や腎疾患に対するたんぱく質制限など，最近疑問を投げかけられている食事制限も多い．最新の情報に注意を払う必要がある．

[*4] 化学療法には細菌感染症に対する抗菌薬投与もあるため，"がん化学療法"と呼ばれる場合もある．

3 輸液，輸血，血液浄化療法

輸液

- 輸液（transfusion）とは，水分や電解質などを点滴静注により投与する治療法のことである．
- 目的としては，①体液管理，②末梢静脈栄養，中心静脈栄養などの栄養補給，③他の薬剤投与の溶解剤としての使用，④血管（輸液ルート）確保，などがある．
- ①体液管理：たとえば，失われた水分および電解質の補充を行う場合に，直接静脈内へ投与することができるため，すみやかな補充が可能である．
- ②栄養補給：たとえば，経口摂取や経腸栄養などで栄養分を補えない場合に，輸液により水分・電解質・栄養素などの補充を行うことができる．どの静脈を輸液ルートとして用いるかにより末梢静脈栄養と中心静脈栄養に分けられる[4]．
- ③静脈注射のように短時間で投与すると危険な薬剤の場合には，生理食塩水などに薬剤を溶解して輸液する方法もある．
- ④いつでも静脈から薬剤を投与できるようにしておくため，静脈注射のルートを維持する目的で輸液が行われることもある．

 豆知識
静脈栄養は重要な栄養療法の一つであるが，腸が使用できる場合には経腸栄養の選択をまず考える．

輸血

- 輸血（blood transfusion）とは，不足した血液成分を自分もしくは他人の血液により補う治療法のことである．
- 一般的に輸血という場合は，他人の血液から調製された輸血製剤を投与することを指す．一方で，手術や化学療法などで輸血が必要になりそうな状況が予想される場合に，あらかじめ採血し保存しておいた自分の血液を輸血する場合があり，これを特に自己血輸血という．
- 輸血製剤には，人赤血球液，人血小板濃厚液，新鮮凍結人血漿，アルブミン製剤などがある．アルブミン製剤以外の輸血製剤の量は「単位」で表記され，日本では200 mLの献血からつくられる量が「1単位」となっている．
- 輸血は，血液疾患などにより正常に血液が産生されない場合や，大量に出血した場合，手術中に出血した場合，化学療法により骨髄抑制が起きた場合などに行われる．

血液浄化療法

- 血液浄化（blood purification）とは，血液中に存在する老廃物や病因物質を体外循環により除去し，場合によっては不足しているものを補うことを指す．
- 血液浄化療法のなかで，最も広く行われているのは慢性腎臓病患者に対する血液透析である[*5]．
- 急性肝不全や劇症肝炎，活動性の非常に高い膠原病に対する治療として，血液を血漿成分と細胞成分に分離後，もとの血漿成分を破棄して新鮮な血漿を補う血漿交換や，クローン（Crohn）病や潰瘍性大腸炎といった炎症性腸疾患に対する血球吸着などがある．❸に血液浄化療法の種類と主な対象疾患をまとめた．
- 血液浄化を行う際には，身体から血液を取り出し，浄化後に身体に返す必要がある．すなわち，原則として取り出すルートと返すルートの2つが必要になる．
- 長期間にわたり血液浄化を行う慢性維持血液透析の場合には，腕の動脈と静脈をつなぐ手術（シャント手術）を行い，十分な血流量を確保するのが一般的である．
- 急性に行う血漿交換などの際は，腕の静脈から脱血し，他の静脈に返血するが，十分な血流量を得られない場合には，内頸静脈や大腿静脈などの太い静脈にダブルルーメンカテーテルを挿入して実施することもある．

[*5] 日本透析医学会統計調査委員会の報告によると，2011年末以降，日本における維持透析患者は30万人を超えている．

● MEMO ●
血液透析を導入する原因疾患に糖尿病腎症がある．糖尿病腎症の病期分類では，第5期を透析療法期としている．

血液浄化療法は過去に出題されていることが多いのでよく覚えておこう！

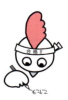

4 手術療法

- 手術（surgery, operation）とは，疾患や外傷に対して，メスをはじめとした外科的機

❸ 血液浄化療法の種類

血液浄化療法の種類		対象となる主な疾患
血液透析（HD）		腎不全
血液濾過（HF）		腎不全
血液濾過透析（HDF）		腎不全
血漿交換（PE）		急性肝不全，活動性の高い膠原病
二重濾過血漿交換（DFPP）		急性肝不全，膠原病，移植
血液吸着	エンドトキシン吸着	敗血症
	活性炭吸着	薬物中毒，肝性昏睡
血漿吸着	LDL吸着（LDLアフェレーシス）	難治性（家族性）高コレステロール血症
	免疫吸着	重症筋無力症
血球吸着	白血球吸着	炎症性腸疾患
	顆粒球吸着	炎症性腸疾患

HD：hemodialysis, HF：hemofiltration, HDF：hemodialysis filtration, PE：plasma exchange, DFPP：double filtration plasmapheresis, LDL：low-density lipoprotein（低比重リポたんぱく）．

❹ 臓器移植と組織移植

	臓器移植	組織移植
法律	臓器の移植に関する法律	特に規制する法律なし
提供承諾者	本人または家族	本人または家族
総括団体	日本臓器移植ネットワーク	日本組織移植学会
移植方法	臓器摘出後，すみやかに移植	各組織バンクで凍結保存し，必要時に，解凍して移植

器を用いて患部を切開し治療を行う行為のことである．程度の差はあるが，生体に侵襲が加わる．
- 手術の目的には，大きく分けて以下の4つがある．

①局所の腫瘍や炎症に対して病巣を切除する：胃切除術，膵頭十二指腸切除術，虫垂切除術など
②組織や器官を形成する：交通事故後の瘢痕形成術，乳房再建術など
③自己もしくは他人から採取した組織・器官を移植する：腎移植術，植皮術など
④非侵襲的方法（CT，MRIなど）で診断が確定できない場合に実際の組織を採取する：生検

5 臓器・組織移植

- 移植医療は大きく分けて2つあり，臓器移植と組織移植に分けられる（❹）．
- 臓器移植（organ transplantation）とは，疾病や事故により臓器が機能しなくなった場合に，他人の健康な臓器を移植して機能を回復させるものである．移植可能な臓器としては，心臓，肝臓，肺，膵臓，小腸，腎臓などがある．
- 臓器は，脳死した人や心停止した人からの提供か，もしくは生存している家族からの提供がある．
- 生存している家族から提供できる臓器には，腎臓，肝臓，肺，膵臓がある．このなかで，肝臓は再生能力が強く，部分的に切除しても約1年でもとの大きさに戻るが，その他の臓器は再生しない．
- 組織移植（tissue transplantation）の対象となる組織としては，角膜，皮膚，心臓弁，内耳，骨，骨髄などがある．これらはほとんど死亡した後に家族に限らず他人から提供されるものであるが，骨髄については生存中に提供される．

●MEMO●
生体臓器移植のドナーとなりうる家族（親族）には，6親等以内の血族と配偶者，3親等以内の姻族が該当する．

6　人工臓器

- 人工臓器（artificial organ）とは，日本人工臓器学会によれば，「人工臓器は，生体臓器（または組織）の機能の一部（または全部）を一時的に（または半永久的に）代行する人工（または半人工）の装置のこと」と定義されている．
- たとえば，心臓，肺，肝臓，腎臓などのはたらきが損なわれるとさまざまな障害が出現し，重度の場合には生命も脅かされる．これらの臓器の機能の代行を目的として開発されたものが人工臓器であり，さまざまな治療において用いられている．
- 臓器の代替としては，前述した臓器移植も大きな役割を果たすが，臓器移植を待つ患者に対してドナーの数が圧倒的に不足しているという現状もあり，人工臓器の開発が進められている．
- 人工臓器には体内に埋め込んで使用するものと外付けで使用するものがある．
- 埋め込み型には心臓に用いるペースメーカや眼内レンズなどがある．
- 外付け型には人工腎臓，人工心臓，人工膵臓，人工心肺がある．

7　放射線療法

- 放射線療法（radiation therapy, radiotherapy）とは，がんの成長を遅らせるため，または縮小させるために放射線を用いる治療法のことである．
- 臓器の機能と形態を温存できるほか，がん局所への治療であるため身体全体への負担が少ない治療法である．
- 原理としては，放射線が細胞のDNAに直接作用することにより，細胞分裂を抑制したり，アポトーシスを促進したりすることを利用している．

　　DNA：deoxyribonucleic acid（デオキシリボ核酸）

- 放射線はがん細胞だけでなく正常な細胞にも作用するが，がん細胞のほうが，感受性が高く傷害を受けやすいため治療の一つとして用いられている．
- がんの種類によって効果は大きく異なり，副作用もさまざまである．また，放射線療法は単独で用いられることもあるが，化学療法や手術などほかの治療法と併用して行われることも多い．
- 用いられる放射線の種類には，X線，γ（ガンマ）線，電子線などがあり，研究段階では，陽子線や重粒子線も使用されている．
- 身体の外側から放射線を当てる外部照射と，身体の内側からがんやその周辺に放射線を当てる内部照射に分けられる．

8　リハビリテーション

- リハビリテーション（rehabilitation）とは，再び適した状態になること，本来あるべき状態への回復といったような意味であるが，医学においてリハビリという略語を用いる場合は，機能回復訓練のことを意味している場合が多い．
- 医師，看護師以外でリハビリに携わる職種としては，理学療法士（PT），作業療法士（OT），言語聴覚士（ST）がある．

　　PT：physical therapist
　　OT：occupational therapist
　　ST：speech therapist

- PTは運動療法によって身体機能の改善を図り，OTは作業活動を通じて心身機能の回復を図る．STは言語障害などに対する言語療法を行うほか，咀嚼・嚥下障害に対する治療[*6]も行っている．

　　[*6] 6章「嚥下障害」（p.78）を参照．

9　再生医療

- 再生医療（regenerative medicine）とは，病気やけがで失われた臓器や組織を，できれば本人のものを人工的に作製し，移植して機能を回復させる医療のことである．
- 前述の臓器・組織移植にはドナー不足と拒絶反応という問題があり，人工臓器にも生体適合性の問題があるため，最終的には，従来の臓器移植ではさけられなかった拒絶

反応の心配がなく，ほとんどの細胞に分化できる可能性がある胚性幹細胞（ES細胞）や人工多能性幹細胞（iPS細胞）などの分離培養による組織そのものの再生が可能となることが望まれる．

10 救急救命医療

- 救急救命医療（emergency medical care）とは，急性に発症する疾病，すなわち外傷や感染症などを取り扱う医療である．
- 日本では，一次（初期）救急医療，二次救急医療，三次救急医療に分類される．
① 一次（初期）救急医療：入院の必要はなく，帰宅可能な軽症患者に対応する救急医療．各都道府県で数か所ずつ設置されている「休日夜間急患センター」「休日歯科診療室」のほか，病院や診療所が当番制で患者を受け入れる．
② 二次救急医療：一般病棟への入院を必要とする中等症～重症患者に対応する救急医療．地域のいくつかの病院が当番制で休日・夜間の救急患者を受け入れる（病院群輪番制）．都道府県が定めた医療圏域（二次医療圏）ごとに整備されるため，各市町村を越えた整備が必要な場合が多い．
③ 三次救急医療：一刻を争うものや，複数の診療科にわたる高度な処置を要するような集中治療室への入院を必要とする重症患者に対応する救急医療．救命救急センターや高度救命救急センターが患者を受け入れる．

11 緩和ケア

- 2002年のWHO（世界保健機関）の定義によれば，緩和ケア（palliative care）とは，生命を脅かす疾患による問題に直面している患者とその家族に対して，疾患の早期より，痛み，身体的問題，心理社会的問題，スピリチュアルな問題に関して，きちんとした評価を行い，それが障害とならないように予防したり対処したりすることで，QOL（生活の質）を改善するためのアプローチである，とされている．
- 「がん対策推進基本計画（平成24年6月閣議決定）」において，緩和ケアについては，がんと診断されたときからの緩和ケアの推進が重点的に取り組むべき課題として位置づけられている．すなわち，がん患者とその家族が，可能な限り質の高い治療・療養生活を送れるように，身体的症状の緩和や精神心理的な問題などへの援助が，終末期だけでなく，がんと診断されたときからがん治療と同時に行われることが求められている．
- がんは，現在，日本人の死因第1位で約30％の人はがんが原因で死亡する[*7]．がんはそれ自体の症状のほかに，痛み，倦怠感といったさまざまな症状，さらには精神的な苦痛が合併することも多い．そのため，治療目的の医療と緩和ケアを並行させる必要がある．

12 終末期医療，尊厳死

終末期医療

- 現在のところ終末期という用語に明確な定義はないが，一般的には老衰・病気・障害の進行により死に至ることを回避する方法がなく，予想される余命が3か月以内となっている時期を指すことが多い．
- 終末期医療（end-of-life care）とは，末期のがんなどで，その先の治療手段がないと判断された際に，患者が最期までの日々を穏やかで尊厳をもって生活できるよう，心や身体の痛みを和らげるための緩和ケアを提供するもので，ターミナルケアとほぼ同義である．精神的側面をより重視した総合的な医療で，緩和ケアの一部でもある．
- 終末期医療にはいろいろな問題がある．延命のための医療行為を行わないことや，すでに行っている延命のための医療行為を中止することに関して，どのような手順を踏

ES細胞：embryonic stem cell
iPS細胞：induced pluripotent stem cell

 豆知識
2014年9月，日本は世界に先駆けて，患者自身のiPS細胞からつくった網膜色素上皮細胞のシートを，滲出型加齢黄斑変性の患者に移植する手術を行った．

【用語解説】
二次医療圏：医療圏は一次，二次，三次があり，医療法により定められている病床の整備を図るにあたって設定する地域的単位のことである．このうち，二次医療圏は「地理的条件等の自然的条件及び日常生活の需要の充足状況，交通事情等の社会的条件を考慮して，一体の区域として病院における入院に係る医療（前条に規定する特殊な医療並びに療養病床及び一般病床以外の病床に係る医療を除く．）を提供する体制の確保を図ることが相当であると認められるもの」と定められている（医療法施行規則第三十条の二十九）．

WHO：World Health Organization
QOL：quality of life

*7 令和2（2020）年人口動態統計の年間推計による．

● MEMO ●
終末期医療は単なる治療だけでなく精神的な問題や倫理的な問題も絡んでくるため非常に難しく，医療者も悩むことが多い．

むべきかといった判断基準が明らかでなく，医師をはじめ医療関係者が悩むことも多い．

尊厳死

- 尊厳死（death with dignity）とは，人間が人間としての尊厳を保って死に臨むことである．すなわち，終末期の状態に至った際，患者自らの意思に基づいて，単に死期を引き延ばすためだけの延命措置を行わずに自然な死を遂げることである．実際には，死を迎える段階において意識がない可能性が高いので，その意思をリビング・ウィル（living will）という手段を用いて事前に宣言する．
- 尊厳死と類似した概念として安楽死（euthanasia, mercy of killing）がある．安楽死は，尊厳死と同様に終末期の患者を対象としているが，心や身体の痛みから患者を解放するために，苦痛を緩和する処置をしながら人為的に死なせることで，延命措置を中止することから薬剤などを用いて死に至らしめることまで，幅広い意味をもつ．
- 日本において尊厳死や安楽死を認める法律は現時点では存在しない．ただし，実際の医療現場においては，終末期の患者に対して，あらかじめ本人の意思を確認しておいたうえで延命措置を行わないことは広く行われている．ただし，死に至らしめる処置を行った事例については有罪判決が出ていることにも留意する必要がある．

引用文献
1) Baker JP, et al. Nutritional assessment：a comparison of clinical judgement and objective measurements. N Engl J Med 1982；306：969-72.
2) Hamada Y. Objective Data Assessment（ODA）Methods as Nutritional Assessment Tools. J Med Invest 2015；62：119-22.
3) 安井苑子, 濵田康弘. 栄養サポートチーム（NST）. 丹羽利充編. 臨床栄養実践ガイド. 中外医学社；2014. pp.62-6.
4) 濵田康弘. 栄養投与法選択の基本. 濵田康弘監. これでOK！ 静脈栄養のレシピ. じほう；2015. pp.2-5.

カコモン に挑戦!!

◆ 第26回-31
治療の方法に関する記述である．正しいのはどれか．1つ選べ．
(1) 経腸栄養法は，イレウスに行う．
(2) 生体肝移植は，非アルコール性脂肪性肝炎（NASH）に行う．
(3) 血液透析は，糖尿病腎症第3期Aに行う．
(4) LDLアフェレーシスは，家族性高コレステロール血症に行う．
(5) 白血球（顆粒球）除去療法は，過敏性腸症候群に行う．

◆ 第24回-35
終末期医療と死に関する記述である．正しいものの組合せはどれか．
a. ホスピスでは，終末期医療を専門的に行っている．
b. 緩和ケアは，精神面のケアを含まない．
c. 尊厳死の選択は，本人の自発意思によるものである．
d. 安楽死は，わが国では尊厳死法に定められている．
(1) aとb　(2) aとc　(3) aとd　(4) bとc　(5) cとd

解答＆解説

◆ 第26回-31　正解(4)
解説：正文を提示し，解説とする．
(1) 静脈栄養法は，イレウスに行う．
(2) 生体肝移植は，末期肝不全に行う．
(3) 血液透析は，糖尿病腎症第5期に行う．
(4) LDLアフェレーシスは，家族性高コレステロール血症に行う．
(5) 白血球（顆粒球）除去療法は，炎症性腸疾患に行う．

◆ 第24回-35　正解(2)
解説：正文を提示し，解説とする．
a. ホスピスでは，終末期医療を専門的に行っている．
b. 緩和ケアは，精神面のケアも含む．
c. 尊厳死の選択は，本人の自発意思によるものである．
d. 安楽死は，わが国では法律として定められていない．

第5章 栄養障害と代謝疾患

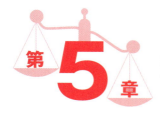

- 疾患の原因となる栄養素の代謝異常について学ぶ
- 肥満，糖尿病，脂質異常症，ビタミン・ミネラル欠乏および過剰症，先天代謝異常症について学ぶ

- ✓ 脂肪細胞は種々のホルモンを分泌し，アディポサイトカインと呼ばれる．
- ✓ それらはインスリン抵抗性，メタボリックシンドロームと深くかかわる．
- ✓ 糖尿病は，1型・2型の区別，診断基準，急性合併症，慢性合併症を理解しておく．
- ✓ 脂質異常症は，リポたんぱくの種類，診断基準，WHOの分類を理解しておく．
- ✓ 低栄養はクワシオルコル型・マラスムス型に分けられる．
- ✓ ビタミン欠乏症は，脚気（ビタミンB_1）・くる病（ビタミンD）など，臨床栄養学的に重要な，特徴的な疾患を起こす．
- ✓ カルシウム・鉄・亜鉛などミネラルの欠乏は，重要な疾患の原因となる．リンについては特に過剰症に注意を要する．
- ✓ 先天代謝異常症のうち，フェニルケトン尿症など主なものは，病態・診断の要点・治療を理解しておく．

1 栄養・代謝にかかわるホルモン・サイトカイン

1 インスリン抵抗性にかかわるホルモン

インスリン抵抗性とは

- インスリン抵抗性（insulin resistance）とは，インスリンの効きが悪くなる（インスリンの作用が減弱する）ことである．そのため，血中のグルコース（ブドウ糖）が細胞内に移行しにくくなり，血糖値が上昇し糖尿病を生じやすくなる．
- インスリン抵抗性が生じると，低下したインスリンの作用を「量」で補おうとするために，インスリンが多量に分泌され高インスリン血症を招く．高インスリン血症でインスリンの量が多くなりすぎると，腎臓でのナトリウム排泄がされにくくなり高血圧をきたしたり，肝臓での過剰な脂肪産生により脂質異常症が生じる．また，血管内皮細胞の増殖などにより動脈硬化につながる．
- 肥満，内臓脂肪蓄積，運動不足などはインスリン抵抗性の原因となる．

メタボリックシンドロームとアディポサイトカイン

- 脂肪細胞から分泌される因子（ホルモン，サイトカイン）を総称してアディポサイトカイン（adipocytokine）（❶，❷）と呼ぶ．
- メタボリックシンドローム（metabolic syndrome）では，内臓脂肪が蓄積することによりアディポサイトカインの分泌異常（内臓脂肪から悪玉ホルモンの分泌が増え，善玉ホルモンの分泌が減少）をきたし，また，インスリン抵抗性も生じやすくなる．インスリン抵抗性の増大やアディポサイトカインの分泌異常により，糖尿病，高血圧，脂質異常症をきたし，動脈硬化が進行しやすくなる（❸）．

豆知識

ホルモン（hormone）とサイトカイン（cytokine）はどちらも生理活性物質であるが，厳密な区別は明確になっていない．一般的にホルモンは特定の産生臓器から分泌され，血流を介して標的細胞にはたらく．一方サイトカインは，細胞から分泌されるが，産生臓器は明確ではなく，比較的局所的に作用する．

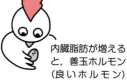
内臓脂肪が増えると，善玉ホルモン（良いホルモン）であるアディポネクチンの分泌が減るんだ！

1 栄養・代謝にかかわるホルモン・サイトカイン

❶ アディポサイトカイン（脂肪細胞由来因子）

	種類	作用
善玉	アディポネクチン	インスリン感受性[*1]上昇，抗動脈硬化，抗炎症
	レプチン	食欲抑制，脂肪分解促進，エネルギー消費促進
悪玉	TNF-α	インスリン抵抗性増大，血管壁の炎症
	PAI-1	血栓形成促進
	FFA	血中中性脂肪増加，HDLコレステロール低下，インスリン抵抗性増大
	レジスチン	インスリン抵抗性増大
	アンジオテンシノーゲン	血管収縮，血圧上昇
	HB-EGF	血管狭窄，血管平滑筋の増殖

TNF-α：tumor necrosis factor-α（腫瘍壊死因子-α），PAI-1：plasminogen activator inhibitor-1（プラスミノーゲン活性化抑制因子1），FFA：free fatty acid（遊離脂肪酸），HB-EGF：heparin-binding EGF-like growth factor．
*1：インスリンの効き具合のことで，「インスリン感受性の上昇」とは，インスリンの効きが良くなること．

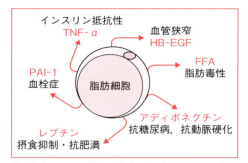

❷ 主なアディポサイトカインと関連する病態
（肥満症診断基準2011．肥満研究 2011；17〈臨時増刊号〉より）

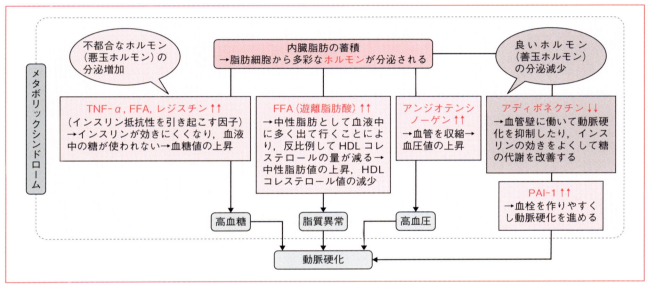

❸ メタボリックシンドロームとアディポサイトカイン
（厚生労働省．標準的な健診・保健指導に関するプログラム〈確定版〉別冊．保健指導における学習教材集．「A-5 内臓脂肪症候群はなぜ重要か」 http://www.niph.go.jp/soshiki/jinzai/koroshoshiryo/kyozai/index.htm より改変）

2 摂食調節にかかわるホルモン

摂食調節のしくみ
- 摂食の調節は，大脳の視床下部に存在している摂食中枢と満腹中枢で行われる．摂食中枢が興奮すると食欲が起こり，食物摂取が行われると満腹中枢が抑制的にはたらく．
- 多種の神経伝達物質ならびに神経ペプチド，サイトカイン，ホルモンなどが摂食の調節に関与している（❹）．

レプチン（leptin）
- 脂肪細胞から分泌され，視床下部に作用して摂食を抑制する．また，代謝を活発にしてエネルギー消費を促進する．
- 肥満者は脂肪細胞からレプチンが多く分泌されているにもかかわらず，レプチンが効きにくい状態である（レプチン抵抗性）．

グレリン（ghrelin）
- 胃から分泌されるペプチドホルモンで，視床下部に作用して食欲を増進させる．
- またエネルギー消費の抑制をもたらし体重増加作用を示すため，レプチン拮抗ホルモ

【用語解説】
神経伝達物質：脳の神経細胞と神経細胞のあいだ（シナプス）を情報伝達する物質．

❹ 摂食調節にかかわるさまざまな物質

食欲増進因子	食欲抑制因子
● 神経ペプチドY（ニューロペプチドY） ● ドーパミン ● オピオイドペプチド ● オレキシン ● γ-アミノ酪酸 ● ノルアドレナリン ● グルカゴン ● コルチゾール ● グレリン	● オキシトシン ● セロトニン ● 甲状腺刺激ホルモン放出ホルモン（TRH） ● 副腎皮質刺激ホルモン放出ホルモン（CRH） ● 色素細胞刺激ホルモン（MSH） ● インターフェロン ● インターロイキン（1, 6など） ● ヒスタミン ● レプチン ● グルカゴン様ペプチド-1（GLP-1） ● インスリン ● コレシストキニン

TRH：thyrotropin-releasing hormone, CRH：corticotropin-releasing hormone, MSH：melanocyte-stimulating hormone, GLP-1：glucagon-like peptide-1.

食欲抑制因子であるヒスタミンは"肥満"細胞から分泌されるが，肥満細胞は炎症や免疫反応などの生体防御機構に関連する細胞のことで，肥満とは直接関係がない．肥満と関係があるのは「脂肪」細胞！

ン（レプチンと反対の作用を有する）とされる．

GLP-1（グルカゴン様ペプチド-1）
● 血糖値が上昇すると下部小腸L細胞から分泌される消化管ホルモンで，インクレチンの一種である．
● 膵臓でのインスリンの分泌を促すとともに，胃の蠕動運動を抑えたり中枢神経にはたらいて食欲を低下させる作用がある．糖尿病治療薬として応用されている．

参考文献
・肥満症診断基準2011．肥満研究2011；17（臨時増刊号）．
・厚生労働省．標準的な健診・保健指導に関するプログラム（確定版）別冊．保健指導における学習教材集．

【用語解説】
インクレチン：インスリン分泌を促す消化管ホルモンの総称．上部小腸のK細胞から分泌されるGIP (gastric inhibitory polypeptide〈胃抑制ポリペプチド〉またはglucose-dependent insulinotropic polypeptide〈グルコース依存性インスリン分泌刺激ポリペプチド〉）と下部小腸のL細胞から分泌されるGLP-1がある．

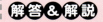 **に挑戦**

◆ 第29回-33
脂肪細胞から分泌されるアディポサイトカインである．誤っているのはどれか．1つ選べ．
(1) GLP-1（グルカゴン様ペプチド-1）
(2) TNF-α（腫瘍壊死因子α）
(3) アディポネクチン
(4) レプチン
(5) PAI-1（プラスミノーゲン活性化抑制因子1）

解答＆解説

◆ 第29回-33　正解（1）
解説：
TNF-α，アディポネクチン，レプチン，PAI-1は脂肪細胞から分泌される．GLP-1は食事を摂ると小腸から出されるホルモンで，膵β細胞にはたらきかけ，インスリン分泌を促進する

2 栄養障害

1 たんぱく質・エネルギー栄養障害

概要・症状

- 必要な栄養素が不足・欠乏し，生体機能を正常に維持できない状態を栄養障害（nutritional disorder, nutrition disorder, malnutrition）という．特に，多量栄養素およびエネルギーの摂取が不足した状態をたんぱく質・エネルギー栄養障害（protein-energy malnutrition）という．
- 栄養障害の原因には，必須栄養素の摂取量不足，摂食障害，吸収不良，利用障害，消費亢進，需要増大がある．また，服用している薬剤が栄養素の吸収・利用・代謝に影響して発症することもある．
- たんぱく質・エネルギー栄養障害では感染症に罹患しやすい．栄養障害では，胸腺，リンパ腺，脾臓などの萎縮，末梢血リンパ球数の低下など細胞性免疫の低下がみられる．
- たんぱく質・エネルギー栄養障害では，性腺組織の萎縮により，女性では無月経となる．性ホルモンの低下に加えて，たんぱく質，カルシウムなどのミネラル，ビタミンDなどの不足は，骨形成を低下させ骨粗鬆症を引き起こす．
- さまざまなビタミンやミネラルの欠乏症がみられる．ビタミンやミネラルの不足も，皮膚や毛髪の症状の原因となる．
- 飢餓では，長期間にわたり必要な栄養素を摂取できず，さまざまな栄養素の完全な欠乏とそれに伴う欠乏症を呈する．通常は，飢饉や遭難時に生じるが，神経性やせ症（神経性食欲不振症）などの疾患に伴って生じることもある．

クワシオルコル型
- たんぱく質の質的・量的不足が原因で生じ，発展途上国の乳幼児にみられる．母乳を早期に中断後，たんぱく質の少ない炭水化物中心の食事で栄養補給を続けると生じやすい．
- 三大徴候は，浮腫，低アルブミン血症，脂肪肝である．その他の臨床症状は，成長遅延，筋肉・脂肪量の低下，浮腫，肝腫大，皮膚の色素消失・皮膚炎，食欲減退，下痢，貧血，無感情・無気力などである．

マラスムス型
- たんぱく質の不足と同時にエネルギーの不足により生じる．発展途上国の乳幼児に多くみられるが，成人や老年者でもみられる．食物摂取不足，特にエネルギー不足が主因となる．
- 高度な成長障害，著明な体重減少，皮下脂肪の喪失，筋肉・皮膚の萎縮，全身衰弱，下痢，感染症などの症状を呈する．

診断・治療

- 診断は，病歴，身体状況，栄養摂取状況，症状の有無，身体計測，血液・尿検査などを用いて行う．
- 血液学的検査：赤血球数，ヘモグロビン，ヘマトクリット，白血球数，血小板数などが指標となる．
- 生化学検査：血清総たんぱく，アルブミン，RTP，総コレステロール，コリンエステラーゼ，クレアチニン身長係数，末梢リンパ球数，窒素平衡などが用いられる．
- 身体計測：BMI，％標準体重，％通常時体重，体重減少率，上腕三頭筋下脂肪厚，上腕周囲長，上腕筋囲，上腕筋面積，下腿周囲長などが指標となる（❶）．
- 原因が栄養摂取不足に基づくものであれば，栄養補給を行うが，他の疾患に伴う二次

豆知識
完全な飢餓では，8〜12週間で致死的となる．除脂肪体重（lean body mass）の30％を喪失するとnitrogen death（窒素死）となり生命を維持できない状態となる．

● MEMO ●
クワシオルコル型では，たんぱく質摂取不良により，肝臓でのアルブミンなどのたんぱく質合成が低下し，低たんぱく血症，低アルブミン血症を呈する．一方で，糖質は摂取されているので，肝臓は糖質から脂肪を合成するが，リポたんぱくが合成できないので血中に脂肪を運ぶことができず，肝臓での脂肪蓄積が進み，脂肪肝，肝腫大を引き起こす．低アルブミン血症は，膠質浸透圧の低下を引き起こし，浮腫を招く．全身でのたんぱく質合成の低下は，筋肉や皮膚などの組織の萎縮を引き起こす．

豆知識
マラスムス型では，インスリン分泌は低下し，アドレナリンやコルチゾールの分泌が亢進する．これにより，筋たんぱく質が分解され肝臓で糖新生に用いられるので，筋肉の萎縮が進行する．また，脂肪分解が亢進し，エネルギー産生に利用される．クワシオルコル型に比べて筋肉や脂肪の萎縮の程度は重篤である．

【用語解説】
RTP（rapid turnover protein）：トランスサイレチン，レチノール結合たんぱく，トランスフェリンなどがある．血中半減期が0.5〜7日と短く，鋭敏な指標とされる．
クレアチニン身長係数：標準体重あたりの24時間尿中クレアチニン排泄量の基準値に対する比率を％で示したもの．筋たんぱく質量を反映する．

BMI：body mass index（体格〈肥満〉指数）

❶ 栄養障害の評価指標

	軽度栄養障害	中等度栄養障害	高度栄養障害
%標準体重	80〜89	70〜79	<70
%通常時体重	85〜95	75〜84	<75
体重減少率（%）	〜5	5〜10	>10
上腕三頭筋皮下脂肪厚（パーセンタイル値）	80〜90	60〜80	<60
上腕筋囲（パーセンタイル値）	80〜90	60〜80	<60
上腕筋面積（パーセンタイル値）	80〜90	60〜80	<60
下腿周囲長（パーセンタイル値）	80〜90	60〜80	<60
末梢血リンパ球数（/μL）	1,200〜2,000	800〜1,199	<800
血清アルブミン（g/dL）[*1]	3.0〜3.5	2.5〜3.0	<2.5

[*1]：血清アルブミンの低下は，栄養障害の存在を示唆するが，炎症や肝疾患など他の病態の影響を受けるため，他の指標と併せて判断するなど注意が必要である．

的なものであれば，原疾患の診断・治療が必要である．

- 治療では，通常は，経口で適切な栄養補給を行う．経口摂取が困難であれば経管栄養，場合によっては静脈栄養による栄養補給を行う．
- 栄養補給開始時には，リフィーディング症候群に注意する．
- 高度に栄養障害がある患者では，リフィーディング症候群を想定し，投与エネルギー量を必要エネルギー摂取量の25〜50％以下から開始し，経過をみながら少しずつ増量する．また，予防のためにビタミンB_1，リン，カリウム，マグネシウムなどの投与が推奨される．

2　悪液質

- がん，心疾患，慢性閉塞性肺疾患（COPD）に代表される呼吸器疾患などに伴う低栄養状態であり，エネルギーや栄養素を補給しても病態が改善しない状態を悪液質（cachexia）という．
- がんの末期に現れる悪液質をがん悪液質，心疾患に伴う悪液質を心悪液質，呼吸器疾患に伴う悪液質を呼吸器悪液質という．
- 悪液質患者では，炎症性サイトカインなどが増加し，筋肉や脂肪組織の異化が亢進する[*1]．また，食欲不振やがんによる通過障害や呼吸不全などにより栄養摂取が困難になるため，栄養障害を生じやすい．
- 飢餓と異なり，栄養補給を行ってもたんぱく質の異化が改善されない．栄養アセスメントを行い，5％以下の体重減少や代謝異常，食欲不振などの初期の症状がみられた時点からの栄養管理が重要である．

3　ビタミン欠乏症・過剰症（❷）

- ビタミンには脂溶性ビタミン4種類と水溶性ビタミン9種類がある．
- 長期にわたるビタミン摂取量の不足，吸収・利用障害，体内消費量の増加などによりビタミン欠乏症を発症する．
- 水溶性ビタミンは，排泄されやすく体内貯蔵量が少ないため欠乏症を生じやすい．一方，過剰症はまれである．
- 脂溶性ビタミンは，摂取量の低下，脂肪吸収の低下に伴い欠乏症を生じる．過剰に投与すると肝臓や脂肪に蓄積されるため，過剰症を生じやすい．
- 抗菌薬の長期投与では，腸内細菌叢が破綻するため，腸内細菌により合成されるビタミンK，ビオチン，葉酸などの欠乏が生じやすい．
- 以下に主なビタミンの欠乏症・過剰症を示す．

【用語解説】

リフィーディング症候群：慢性的な栄養不良状態が続いている患者に急激に栄養補給を行うことにより生じる全身性の代謝性合併症のことをいう．主に低リン血症，低カリウム血症，低マグネシウム血症，ビタミンB_1欠乏症が出現する．重篤な場合は，死に至る．

COPD：chronic obstructive pulmonary disease

● MEMO ●
がん細胞は，ワールブルグ（Warburg）効果と呼ばれる代謝状態を示す（詳細はp.15 Columnを参照）．非効率的なATP（adenosine triphosphate，アデノシン三リン酸）産生のため，がん細胞は増殖のために多量のグルコースを消費し，同時に，多量の乳酸を産生する．乳酸は，肝臓でコリ（Cori）回路によりグルコースに変換され，がん細胞や他の臓器で利用される．このため，エネルギー消費が亢進する．

[*1] がん細胞から放出される腫瘍壊死因子（TNF：tumor necrosis factor）-αやインターロイキン-1などの炎症性サイトカインは，筋肉や脂肪組織に作用し，インスリン抵抗性と異化を亢進させる．また，たんぱく質分解誘導因子や脂肪動員因子も放出され，筋肉・脂肪の異化亢進にはたらく．

🫘 豆知識

nitrogen trap：がん患者では，筋たんぱく質の分解により生じたアミノ酸は，肝臓で糖新生に用いられるほか，たんぱく質合成に用いられるが，これらのアミノ酸，グルコース，たんぱく質はがん細胞により利用される．このようながん細胞による宿主たんぱく質の奪取をいう．

❷ ビタミンの作用と欠乏症・過剰症

	ビタミン名	化学名	主な作用	欠乏症	過剰症	栄養状態の判定	治療
脂溶性	ビタミンA	レチノール	網膜色素成分，上皮細胞維持・分化，粘膜維持，免疫能の保持	夜盲症，成長停止，皮膚の角化，眼球乾燥症（ビトー斑），易感染性	頭蓋内圧亢進，嘔吐・悪心，皮膚剝離，肝腫大，関節痛，骨粗鬆症，（妊婦）催奇性	血中レチノール濃度が＜10μg/dLで欠乏状態，＜30μg/dLで不足状態，＞65μg/dLで過剰状態	欠乏症：1,000〜2,000μgレチノール当量/日を投与 夜盲症：5,000μgレチノール当量/日を2週間投与 過剰症：原因となるビタミンAの摂取を中止
	ビタミンD	カルシフェロール	カルシウム・リンの代謝，骨代謝調節	くる病，骨軟化症，骨粗鬆症	異所性石灰化，高カルシウム血症（食欲不振，嘔吐，悪心，多尿，腎障害）	血清25-ヒドロキシビタミンD濃度が，20ng/mL未満でビタミンD不足，5ng/mL未満で欠乏症	欠乏症：ビタミンDを補充 過剰症：原因となるビタミンDの摂取を中止 著明な高カルシウム血症：輸液により補正
	ビタミンE	トコフェロール	抗酸化作用，生体膜維持	運動失調，筋萎縮症，不妊，脳軟化症，貧血	―	血清α-トコフェロール濃度11.6μmol/L以下でビタミンE欠乏	欠乏症：ビタミンEを補充
	ビタミンK	フィロキノン(K_1)，メナキノン(K_2)	血液凝固因子成熟化，骨基質たんぱく質成熟化（たんぱく質のGla化）	血液凝固遅延，易出血性，骨形成不全，新生児メレナ，頭蓋内出血	―	オステオカルシンのGla化，血液凝固能の低下	欠乏症：ビタミンKの経口投与
水溶性	ビタミンB_1	チアミン	解糖系酵素（ピルビン酸デヒドロゲナーゼ），ペントースリン酸経路酵素の補酵素	脚気，多発性神経炎，ウェルニッケ脳症，脚気心，浮腫，乳酸アシドーシス	―	症状，血清ビタミンB_1濃度低値，トランスケトラーゼ活性の低下によりビタミンB_1欠乏症を診断	欠乏症：重篤な患者では，ビタミンB_1誘導体を100〜400mg/日で投与
	ビタミンB_2	リボフラビン	FAD，FMNとして酸化還元反応にかかわるフラビン酵素の補酵素	舌炎，口角症，口角炎，脂漏性皮膚炎，眼症状（涙分泌低下，眼精疲労，角膜充血），貧血	―	欠乏症の診断は，症状のほか，血中あるいは尿中のビタミンB_2濃度により評価	欠乏症：ビタミンB_2欠乏の原因の除去，20〜30mg/日のビタミンB_2を投与
	ナイアシン	ニコチン酸，ニコチンアミド	NAD，NADPとして酸化還元反応の補酵素	ペラグラ，胃炎，口角炎，皮膚炎など	ニコチン酸：皮膚発赤，紅潮（ナイアシンフラッシュ） ニコチンアミド：胃腸障害，肝障害，胃潰瘍悪化	臨床症状のほか，血中NADやNADP量，総ニコチンアミド量を測定して診断	欠乏症：300〜500mg/日のニコチン酸アミドを投与 過剰症：原因となるナイアシンの摂取を中止
	パントテン酸	パントテン酸	CoAとして糖代謝や脂質代謝反応の補酵素	人格の変化，成長停止，皮膚炎，末梢神経障害，頭痛	―	血中遊離パントテン酸濃度が0.15〜0.73μmol/Lより低値でパントテン酸欠乏と診断	欠乏症：摂取量が不十分な際にパントテン酸10〜200mg/日を投与
	ビタミンB_6	ピリドキシン	アミノ酸，脂質代謝にかかわるアミノ基転移反応や脱炭酸反応などの補酵素	口唇炎，口角炎，ペラグラ様皮膚炎，貧血，食欲不振，全身倦怠感，悪心，嘔吐，下痢，小児ではけいれん，嘔吐など	末梢神経障害，光過敏症	ビタミンB_6欠乏症の徴候を認めた場合，血中ピリドキサールリン酸の濃度が20nmol/L未満であればビタミンB_6欠乏症と診断	欠乏症：ピリドキシンとして50〜100mg/日を投与 過剰症：原因となるビタミンB_6の摂取を中止
	ビオチン	ビオチン	糖・脂質・アミノ酸代謝にかかわるカルボキシ基転移酵素の補酵素	脱毛，脂漏性皮膚炎，乾皮症，運動失調，有機酸尿，けいれん，発育不全	―	尿中ビオチン排泄量の著明な低下，尿中3-ヒドロキシイソ吉草酸の上昇	欠乏症：ビオチン150〜2,000μg/日を投与
	葉酸	葉酸，プテロイルグルタミン酸	核酸合成，アミノ酸代謝反応の補酵素	巨赤芽球性貧血，舌炎，口内炎，神経管閉鎖障害（妊娠初期）	―	血清および赤血球中の葉酸濃度で診断される。赤血球中の葉酸濃度が120〜140ng/mL以下で欠乏症を示す	欠乏症：葉酸5〜20mg/日を投与
	ビタミンB_{12}	コバラミン	メチルマロニルCoAムターゼおよびメチオニン合成酵素の補酵素	悪性貧血，ハンター舌炎，神経障害	―	血清ビタミンB_{12}濃度，血清不飽和ビタミンB_{12}結合能，尿中メチルマロン酸排泄量などで評価	欠乏症：通常は500〜1,500μg/日を経口投与で補給するが，内因子欠乏や回腸末端部切除後など吸収不良がある場合は，筋肉注射による投与が必要
	ビタミンC	アスコルビン酸	コラーゲン合成酵素，アミノ酸代謝酵素の補酵素，抗酸化作用	壊血病，薬物代謝活性の低下など	―	血清アスコルビン酸濃度が0.2mg/dL未満で欠乏症	欠乏症：ビタミンC 50〜2,000mg/日を投与

Gla：γ-carboxyglutamic acid（γ-カルボキシグルタミン酸），FAD：flavin adenine dinucleotide（フラビンアデニンジヌクレオチド），FMN：flavin mononucleotide（フラビンモノヌクレオチド），NAD：nicotinamide adenine dinucleotide（ニコチンアミドアデニンジヌクレオチド），NADP：nicotinamide adenine dinucleotide phosphate（ニコチンアミドアデニンジヌクレオチドリン酸），CoA：coenzyme A（コエンザイムA，補酵素A）．

ビタミンA欠乏症・過剰症

- ビタミンA欠乏症は，飢餓などによる摂取不足のほか，重度の肝障害，吸収不良症候群，体内の輸送障害などで認められる．
- ビタミンAは，網膜の色素成分として視覚にかかわるほか，上皮細胞の維持・分化や粘膜の維持，免疫能の保持にかかわる．このため欠乏症では，夜盲症，皮膚の角化，眼球乾燥症，感染症や下痢などの症状を示す．
- 一方，ビタミンAを含む薬剤，サプリメント，食品などを大量に摂取すると，頭蓋内圧亢進，皮膚剥落，骨・関節痛などの過剰症を発症する．

ビタミンD欠乏症・過剰症

- 食事からのビタミンD摂取不足，日光の照射不足が主な原因となる．
- ビタミンDは，カルシウム・リン代謝，骨代謝を調節するため，欠乏症では，腸管からのカルシウム・リンの吸収が低下し，骨の石灰化障害を引き起こす．その結果，乳幼児，小児の場合はくる病として，成人の場合は骨軟化症として発症する．
- 薬剤やサプリメントなどでビタミンDを過剰に摂取するとビタミンD過剰症を発症し，高カルシウム血症や異所性石灰化，腎障害などの症状を呈する．

ビタミンK欠乏症

- ビタミンKは，γ-グルタミルカルボキシラーゼの補因子として作用し，血液凝固や骨代謝に関与するたんぱく質の成熟化（Gla化：グルタミン酸残基をγ-カルボキシ化すること）にはたらく．そのため，血液凝固や骨代謝において重要な生理作用を示す．
- 新生児では，腸内細菌叢が不十分であること，体内保持量が少ない，母乳のビタミンK含量が少ないことから，ビタミンK欠乏を生じやすい．
- ビタミンK欠乏症では，易出血性となる．
- 新生児ビタミンK欠乏症では，生後2〜5日のあいだに消化管出血など，全身性に出血傾向を特徴とする新生児メレナを発症する．
- 治療として，ビタミンKを経口投与する．新生児には，予防的に出生24時間以内，6日目，1か月後にビタミンKシロップが投与される．

ビタミンB₁欠乏症

- 原因には，極度の偏食，アルコール依存症，吸収不良症候群，リフィーディング症候群，高カロリー輸液，長期の利尿薬投与などがある．
- 脚気，ウェルニッケ（Wernicke）脳症と呼ばれる症状を呈する．
- 脚気では，脚気心，多発性神経炎，浮腫が三大主徴である．
- ウェルニッケ脳症では，眼球運動障害，運動失調，意識障害が三大主徴である．

ビタミンB₂欠乏症

- 通常の食生活では欠乏症はみられないが，肝疾患，下垂体疾患，糖尿病などの病態，抗菌薬，向精神薬，避妊薬などの薬物の使用時にビタミンB₂の需要が高まり欠乏症を招くことがある．
- 舌炎，口角症，口角炎，脂漏性皮膚炎，眼症状（涙分泌低下，眼精疲労，角膜充血）などが認められる．

ビタミンB₆欠乏症

- 通常の食生活で欠乏症はみられないが，アルコール依存症のほか，抗結核薬や抗うつ薬，経口避妊薬などの服用によるビタミンB₆必要量の増加に伴って発症することがある．
- 口唇炎，口角炎，ペラグラ様皮膚炎，貧血，などを示す．

ビタミンB₁₂欠乏症

- ビタミンB₁₂の吸収には胃から分泌される内因子が必要である．また，ビタミンB₁₂と内因子の複合体は回腸末端部で吸収される．
- 通常の食生活ではみられないが，胃切除術後，慢性萎縮性胃炎など胃の内因子欠乏

●MEMO●

体内のビタミンAは，大部分がレチノールである．ビタミンAは，緑黄色野菜に含まれるβ-カロテンあるいは動物性食品に含まれるレチニル脂肪酸エステルとして摂取される．小腸粘膜細胞内においてβ-カロテンは，分解されて2分子のレチナールとなり，さらにレチノールに転換され吸収される．レチニル脂肪酸エステルは，脂肪酸エステルが分解され，レチノールとなり吸収される．β-カロテンの分解は調節されており，β-カロテンを過剰に摂取しても過剰症は生じない．一方，レチニル脂肪酸エステルは，摂りすぎると過剰症を招く．

豆知識

ビタミンA・Dは，糖質コルチコイドやエストロゲンと同様に，ステロイドホルモン受容体スーパーファミリーと呼ばれる核内受容体に結合し，標的遺伝子の遺伝子発現を調節する．

●MEMO●

体内のビタミンDは，食事から摂取したものか皮膚で紫外線により合成されたものである．ビタミンDは，肝臓で25位が水酸化され25-ヒドロキシビタミンDとなり，さらに腎臓で1α位が水酸化され，活性型である1α,25-ジヒドロキシビタミンDとなる．肝臓や腎臓の機能に障害があるとビタミンDの活性化が障害され，ビタミンD欠乏症の症状が現れる．このような場合には，活性型ビタミンD₃製剤の投与が必要となる．

豆知識

植物性食品に多いビタミンK₁は，体内や腸内細菌でビタミンK₂に変換される．ビタミンK₂は，腸内細菌でも合成されるので通常は不足することはない．

●MEMO●

ビタミンB₁は，ピルビン酸からアセチルCoAを合成するピルビン酸デヒドロゲナーゼの補酵素であり，ビタミンB₁欠乏ではピルビン酸が蓄積する．過剰なピルビン酸は，乳酸に代謝されることから血中の乳酸が増加し，乳酸アシドーシスの原因となる．

や，回腸末端部切除術後などの吸収不良症候群などでみられる．
- 悪性貧血，ハンター（Hunter）舌炎，知覚障害などの神経障害を示す．
- 体内貯蔵量が十分にあり，胃切除後などに欠乏症が生じるまで数か月～数年を要する．

ナイアシン欠乏症

- ナイアシンあるいはその前駆体であるトリプトファンの欠乏により発症する．
- 皮膚炎，舌炎，口内炎のほか，食欲不振や下痢などの消化器症状および精神衰弱，腱反射消失，認知障害などの精神神経症状を主徴とするペラグラと呼ばれる全身症状を引き起こす．

葉酸欠乏症

- 葉酸は，緑黄色野菜など多くの食品に含まれており，不足することはまれである．吸収不良症候群，経口避妊薬服用による吸収障害，ビタミンB_{12}欠乏，メトトレキサートなどの抗がん剤による利用障害，悪性腫瘍や妊娠などでの需要増大により葉酸欠乏症がみられる．
- 核酸合成障害により造血機能が低下し，巨赤芽球性貧血を生じる．妊婦では胎児の二分脊椎など神経管欠損（神経管閉鎖障害）を発症する．

ビタミンC欠乏症

- 新鮮な野菜や果物を長期間摂取していない場合，アルコール依存症患者，高度喫煙者で発症しやすい．
- コラーゲンの障害による皮下，筋肉，粘膜，歯茎などからの出血，貧血，筋肉減少，骨代謝障害などを示す壊血病を発症する．

4 ミネラル欠乏症・過剰症（❸）

- ミネラルには，多量ミネラルであるナトリウム，カリウム，カルシウム，マグネシウム，リンと，鉄，銅，亜鉛，マンガン，ヨウ素などの微量ミネラルがある．
- 摂取量の過少，吸収や体内の利用と分布および排泄の異常により欠乏症や過剰症を生じる．
- 病歴，症状，身体徴候，食事摂取状況のほか，❸のような血液検査指標を併せて評価する．
- 以下に主なミネラル欠乏症・過剰症を示す．

カルシウム欠乏症・過剰症

- カルシウムは，骨や歯の形成のほか，神経，筋肉，血液凝固，ホルモンの細胞内情報伝達など多彩な生理機能に関与する．
- カルシウムの吸収率はカルシウム摂取量，ビタミンD栄養状態，シュウ酸やフィチン酸など食品中の吸収阻害物質の有無，乳児期や妊娠期などの影響を受けるため，摂取量不足だけでなく，阻害因子が増えることで欠乏状態に至ることもある．
- 長期にわたってカルシウムが不足すると，副甲状腺ホルモンの分泌が増え，骨からカルシウムが動員され，くる病，骨軟化症，骨粗鬆症，高血圧，動脈硬化，関節異常などの病態を引き起こす．
- サプリメントなどによるカルシウムの摂取過剰では，尿路結石，ミルクアルカリ症候群などが知られている．

リン欠乏症・過剰症

- リンは，カルシウムとともに骨や歯の形成にかかわるほか，ATP合成，核酸・細胞膜リン脂質などの構成成分，リン酸化による生体機能調節などにかかわる．
- リンはほとんどの食品に含まれるため通常では不足することはないが，制酸薬の長期投与でリン欠乏を起こすことがある．リン欠乏では，低リン血症とそれに伴うくる病，骨軟化症，衰弱，倦怠感，筋肉・神経の異常などを示す．
- 長期のリン過剰摂取では，腎機能低下，副甲状腺機能亢進，カルシウム吸収抑制など

●MEMO●
葉酸代謝には，ビタミンB_2・B_6・B_{12}が関与する．また，これらのB群ビタミンの欠乏では，血中ホモシステイン濃度が上昇するが，これは，動脈硬化や骨粗鬆症のリスクを増加させることが知られている．

 豆知識

葉酸代謝にかかわるメチレンテトラヒドロ葉酸還元酵素（MTHFR：methylenetetrahydrofolate reductase）遺伝子にはC677Tの多型がみられ，多型をホモでもつTT型では，葉酸欠乏のリスクが高いことが知られている．

●MEMO●
血清カルシウム濃度は，副甲状腺ホルモン，活性型ビタミンDなどのホルモンの作用により，①腸管からの吸収，②骨からの遊離，③尿中への排泄量の調節により，8.5～10.5 mg/dLの狭い範囲に維持されている．カルシウム欠乏では，副甲状腺ホルモンや活性型ビタミンDのはたらきで，血清カルシウム濃度にはほとんど変化は現れないが，貯蔵臓器である骨からカルシウムが遊離するために骨の異常が生じる．

【用語解説】
ミルクアルカリ症候群：易吸収性のアルカリ性物質と大量のカルシウムサプリメントの同時摂取が引き起こす高カルシウム血症．筋緊張低下，便秘，尿量の増加，悪心，意識障害や昏睡を経て死に至る．

●MEMO●
血清リン濃度は，食事からのリン摂取量，副甲状腺ホルモン，線維芽細胞増殖因子23，活性型ビタミンDなどのホルモンの作用により，腸管からの吸収，骨からの遊離，尿中への排泄量を調節することで，2.5～4.5 mg/dLの範囲に維持されている．リン欠乏状態が続くと，低リン血症となり骨の石灰化異常をきたす．一方，リン過剰摂取では，副甲状腺ホルモンや線維芽細胞増殖因子23の作用により尿中へのリン排泄量が増加することで血清リン濃度は維持されるが，腎臓への負荷増大による腎障害や，副甲状腺機能亢進による骨吸収の増加などの骨代謝異常を生じる．

❸ 多量ミネラル・微量ミネラルの作用と欠乏症・過剰症

ミネラル名	主な作用	欠乏症	過剰症	評価指標（基準範囲）[1]
ナトリウム（Na）	体液保持，浸透圧・酸塩基平衡の調節，物質輸送	低Na血症，全身倦怠感，食欲不振，意識障害，けいれん	浮腫，高血圧	血清Na値（135〜149 mEq/L）
カリウム（K）	膜電位，浸透圧の維持，物質輸送	低K血症，筋肉麻痺，不整脈，呼吸不全	高K血症，心電図異常，不整脈	血清K値（3.5〜5.0 mEq/L）
カルシウム（Ca）	骨・歯の形成，血液凝固，細胞内情報伝達	骨粗鬆症，高血圧，動脈硬化	高Ca血症，高Ca尿症，軟組織の石灰化，泌尿器系結石	血清Ca値（8.5〜10.5 mg/dL）
リン（P）	骨・歯の形成，エネルギー代謝，核酸・細胞膜の合成	低リン血症，くる病，骨軟化症	骨成長障害，異所性石灰化	血清P値（2.5〜4.5 mg/dL）
マグネシウム（Mg）	骨・歯の形成，多くの体内の酵素反応，エネルギー産生	低Mg血症	浸透圧性下痢，高Mg血症，神経障害，心機能障害	血清Mg値（1.8〜2.4 mg/dL）
鉄（Fe）	ヘモグロビンや各種酵素の補因子	鉄欠乏性貧血，無力感，食欲不振	ヘモクロマトーシス	血清Fe値（60〜160 μg/dL），トランスフェリン飽和度（20％以下で欠乏），血清フェリチン値（男性：20〜250 ng/mL，女性：10〜80 ng/mL）
銅（Cu）	酵素の活性中心に結合して，エネルギー産生や鉄代謝，細胞外基質の成熟，神経伝達物質の産生，活性酸素除去	メンケス病，重度の知的障害，嘔吐，下痢，たんぱく漏出性胃腸症，色素減少，骨変化，動脈瘤破裂，毛髪の異常	ウィルソン病，肝機能障害，神経障害，精神障害，関節障害，角膜のカイザー・フライシャー輪	血清Fe値（70〜140 μg/dL）
亜鉛（Zn）	酵素などのたんぱく質と結合し触媒作用，構造の維持作用，調節作用	皮膚炎や味覚障害，慢性下痢，低アルブミン血症，汎血球減少，免疫機能障害，神経感覚障害，認知機能障害，成長遅延，性腺発育障害	銅の吸収阻害による銅欠乏，スーパーオキシドジスムターゼ活性の低下，貧血，汎血球減少，胃の不快感	血清Zn値（70〜120 μg/dL）
マンガン（Mn）	マンガンスーパーオキシドジスムターゼなどの酵素の補因子，アルギナーゼなどの酵素の活性化，骨代謝，糖・脂質代謝，運動機能，皮膚代謝	骨の異常，成長障害	脳蓄積によるパーキンソン病様の症状	血清Mn値（0.4〜2.0 μg/dL）
ヨウ素（I）	甲状腺ホルモンの構成成分	甲状腺機能低下症，クレチン症	甲状腺機能亢進症	血清無機I値（0.5〜1.5 μg/dL）
クロム（Cr）	インスリン作用の補助，糖質代謝，コレステロール代謝，結合組織代謝，たんぱく質代謝	インスリン感受性の低下，窒素代謝異常，体重減少，末梢神経障害，昏迷，角膜障害	嘔吐，下痢，腹痛，腎尿細管障害，肝障害，造血障害，中枢神経障害	血清Cr値（0.013〜0.016 μg/dL）
セレン（Se）	含セレンたんぱく質の形態で生理機能を発現し，抗酸化作用や甲状腺ホルモン代謝	克山病，カシン・ベック病，下肢筋肉痛，皮膚の乾燥・薄片状，心筋障害	毛髪と爪の脆弱化・脱落，胃腸障害，皮疹，呼気にんにく臭，疲労，過敏，神経系異常，呼吸不全症候群，心筋梗塞，腎不全	血清Se値（10.6〜17.4 μg/dL）
モリブデン（Mo）	キサンチンオキシダーゼ，アルデヒドオキシダーゼ，亜硫酸オキシダーゼの補因子	低尿酸血症，神経過敏，昏睡，頻脈，頻呼吸	下痢を伴う胃腸障害，昏睡状態，心不全，高尿酸血症，痛風様症状	血清Mo値（0.05〜1.1 μg/dL）
コバルト（Co）	ビタミンB_{12}の補因子	ビタミンB_{12}欠乏症	甲状腺機能低下症，心不全，呼吸機能低下，血管拡張，血圧低下	血清Co値（0.001〜0.1 μg/dL）

[1]：基準範囲の数値は参考値であり，測定法などにより異なる．

を認め，骨成長障害や異所性石灰化などを呈する．

鉄欠乏症・過剰症

- 鉄は，ヘモグロビンと結合して赤血球の酸素運搬に機能するほか，筋たんぱく質のミオグロビンや各種酵素の補因子として機能する．
- 鉄の吸収量は成人で1〜1.5 mg/日とされ，きわめて吸収率が低いために摂取量が不足すると欠乏症を生じやすい．特に，乳幼児，月経のある女性，妊婦・授乳婦に多い．
- 一方で鉄は，フェリチンやヘモジデリンとして貯蔵されており，鉄が不足するとまず貯蔵鉄が低下し，潜在的鉄欠乏状態となる．不足状態が続くと血清鉄およびトランス

フェリン飽和度が低下した鉄欠乏状態となり，さらに進行しヘモグロビンが低下すると鉄欠乏性貧血となる．
- 鉄欠乏性貧血は代表的な鉄欠乏症状であり，小球性低色素性貧血を示す．また，鉄欠乏では，易疲労性，無力感，食欲不振などの症状を示す．
- 鉄は吸収率が低いため通常の食事で過剰摂取にはならないが，鉄剤の投与やサプリメントなどで過剰摂取となることがある．
- 鉄過剰では，血清鉄，次いで貯蔵鉄が増加する．さらに細胞内に鉄が蓄積すると臓器障害を引き起こし，肝硬変，糖尿病，皮膚色素沈着さらには心不全などを示すヘモクロマトーシスの病態を発症する．

銅欠乏症・過剰症

- 銅は，電子伝達，活性酸素除去などにかかわる酵素（銅酵素）の補因子として作用する．
- 通常の食事であれば欠乏することはないが，長期の高カロリー輸液，銅の少ないミルクによる早産児，銅キレート剤（ペニシラミンなど）投与などで発症することがある．
- 銅欠乏症では，銅酵素の活性低下により，神経障害，骨格異常，貧血など血液異常，毛髪の異常を示す．銅輸送体ATP7Aの遺伝子変異でメンケス（Menkes）病と呼ばれる銅欠乏症を発症する．
- 銅過剰症は，銅に汚染された水や食品の摂取で生じることがある．銅輸送体ATP7Bの遺伝子変異でウィルソン（Wilson）病と呼ばれる銅過剰症を発症する．

亜鉛欠乏症

- 亜鉛は，さまざまな酵素の補因子としてはたらき，DNA合成，たんぱく質合成，免疫反応，インスリン分泌など多彩な生体反応に関与する．特に，皮膚の維持・修復，成長，味覚機能の維持に重要である．
- 亜鉛不足では，味覚障害，創傷治癒の遅延，食欲不振，皮膚炎などを生じる．

参考文献
- 日本ビタミン学会編．ビタミン総合事典．朝倉書店；2010．
- 木村修一，古野純典翻訳・監．最新栄養学．第10版．建帛社；2014．

豆知識
血清フェリチン値は貯蔵鉄の指標，血清トランスフェリン飽和度（TSAT：transferrin saturation）は鉄が結合したトランスフェリン（血清中の鉄輸送たんぱく質）の割合を表し，TSATの低下は鉄欠乏状態を示す．

●MEMO●
銅輸送体ATP7Aは，小腸での吸収や血液から脳への銅の輸送にかかわるため，異常があると血清銅の低下とともに神経など末梢組織への銅輸送が障害され，銅欠乏の症状を示す．銅輸送体ATP7Bは肝臓から胆汁中への銅排泄にかかわるため，異常があると肝臓に銅が蓄積し肝障害を発症する．

カコモン に挑戦！！

◆ 第29回-34
ビタミンとその欠乏による疾患の組合せである．正しいのはどれか．1つ選べ．
(1) ビタミンA ——— 壊血病
(2) ビタミンD ——— 骨軟化症
(3) ビタミンB₁ ——— くる病
(4) 葉酸 ——— 再生不良性貧血
(5) ビタミンC ——— 夜盲症

◆ 第29回-76
栄養素の過剰摂取とその病態の組合せである．正しいのはどれか．1つ選べ．
(1) たんぱく質 ——— クワシオルコル（kwashiorkor）
(2) 脂質 ——— 貧血
(3) ビタミンD ——— 頭蓋内圧亢進
(4) カルシウム ——— ミルクアルカリ症候群（カルシウムアルカリ症候群）
(5) 銅 ——— ヘモクロマトーシス（hemochromatosis）

解答＆解説

◆ 第29回-34　正解(2)
解説：
(1) ビタミンA：夜盲症
(2) ビタミンD：骨軟化症，くる病
(3) ビタミンB₁：脚気
(4) 葉酸：巨赤芽球性貧血，妊娠初期の神経管閉鎖障害
(5) ビタミンC：壊血病

◆ 第29回-76　正解(4)
解説：
(1) たんぱく質：クワシオルコルは欠乏症で生じる．
(2) 脂質：貧血（鉄欠乏性貧血）は鉄摂取の欠乏で生じ，脂質の過剰摂取により動脈硬化の要因となる．
(3) ビタミンD：頭蓋内圧亢進はビタミンAの過剰摂取で生じる．
(4) カルシウム：ミルクアルカリ症候群はカルシウムの過剰摂取で生じる．
(5) 銅：ヘモクロマトーシスは鉄の過剰摂取で生じる．

3 肥満と代謝疾患

1 肥満と肥満症[1]

概要

- 肥満（obesity）とは「脂肪組織が過剰に蓄積した状態」であるが，脂肪組織を正確かつ簡単に測定することは難しいので，体重と身長から算出されるBMIを指標にして判定する（❶）．
- 標準体重とは，男女ともに有病率が最も少なくなるBMIが22であることから，このBMIに相当する体重のことである．標準体重（kg）＝［身長（m）^{2}］×22
- BMI≧35（肥満〈3度〉以上）を高度肥満とする．
- 肥満はその成因により大きく2種類に分けられる．
① 肥満を生じる病因が不明で，過栄養や運動不足を原因とする原発性肥満（単純性肥満）．
② 特定の疾患や薬剤の影響に起因する二次性肥満（症候性肥満）．
- 肥満症とは「肥満に起因ないし関連する健康障害を合併するか，その合併が予測される場合で，医学的に減量を必要とする病態」をいい，疾患単位[*1]として取り扱う．

診断

- 肥満症と診断されるのは，肥満（BMI 25以上）と判定されたもののうち，以下のいずれかの条件を満たすものである．
① 肥満に起因ないし関連し，減量を要する（減量により改善する，または進展が防止される）健康障害を有するもの．具体的には❷の疾患である．
② 健康障害を伴いやすい高リスク肥満
- 腹囲（ウエスト周囲長）[*2]のスクリーニングにより内臓脂肪蓄積を疑われ，腹部CT検査によって確定診断された内臓脂肪型肥満
- 内臓脂肪（❸）の蓄積はCTによる内臓脂肪面積が100 cm^{2}以上であり，この値は，腹

❶ 肥満度の判定基準

BMI	日本肥満学会判定	WHO基準
18.5未満	やせ	低体重
18.5以上 25未満	普通	正常
25以上 30未満	肥満1度	前肥満
30以上 35未満	肥満2度	I度
35以上 40未満	肥満3度	II度
40以上	肥満4度	III度

[*1] たとえば，肥満が原因で高血圧を有している人は，「高血圧」という疾患を有する「肥満症」である．

肥満（BMI 25以上）は必ずしも医学的に減量を要する状態とは限らない．「肥満」と「肥満症」の違いを理解しよう！

[*2] 立位，臍の高さで軽呼気の状態で測定する．

❷ 肥満に起因ないし関連し，減量を要する健康障害

1. 肥満症の診断基準に必須な健康障害
1) 耐糖能障害（2型糖尿病・耐糖能異常など）
2) 脂質異常症
3) 高血圧
4) 高尿酸血症・痛風
5) 冠動脈疾患：心筋梗塞・狭心症
6) 脳梗塞：脳血栓症・一過性脳虚血発作（TIA）
7) 非アルコール性脂肪性肝疾患（NAFLD）
8) 月経異常・不妊
9) 閉塞性睡眠時無呼吸症候群（OSAS）・肥満低換気症候群
10) 運動器疾患：変形性関節症（膝・股関節）・変形性脊椎症，手指の変形性関節症
11) 肥満関連腎臓病

2. 診断基準には含めないが，肥満に関連する健康障害
1) 悪性疾患：大腸がん，食道がん（腺がん），子宮体がん，膵臓がん，腎臓がん，乳がん，肝臓がん
2) 良性疾患：胆石症，静脈血栓症・肺塞栓症，気管支喘息，皮膚疾患，男性不妊，胃食道逆流症，精神疾患

3. 高度肥満症の注意すべき健康障害
1) 心不全
2) 呼吸不全
3) 静脈血栓
4) 閉塞性睡眠時無呼吸症候群（OSAS）
5) 肥満低換気症候群
6) 運動器疾患

（日本肥満学会編．肥満症診療ガイドライン2016．ライフサイエンス出版；2016．巻頭図表xiiより）
TIA：transient ischemic attack，NAFLD：nonalcoholic steatohepatitis，OSAS：obstructive sleep apnea syndrome.

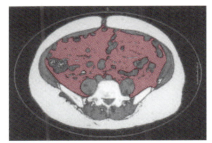

❸ 腹部CT検査の画像
　■の部分が内臓脂肪，■の部分が皮下脂肪．
（肥満症治療ガイドライン2006．肥満研究 2006；12〈臨時増刊号〉：28 より）

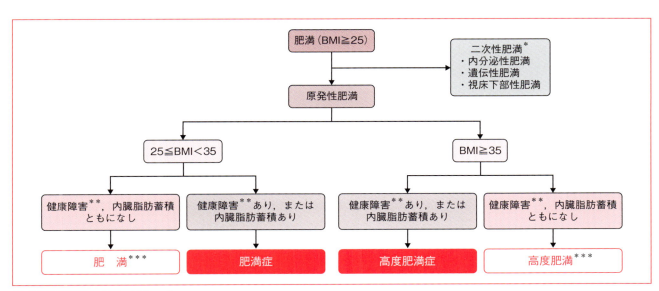

❹ 肥満症診断のフローチャート
＊常に念頭において診療する，＊＊❷の1に相当，＊＊＊肥満，高度肥満でも減量指導は必要．
（日本肥満学会編．肥満症診療ガイドライン2016．ライフサイエンス出版；2016．巻頭図表xiii より）

囲（ウエスト周囲長）では，男性85 cm，女性90 cmに相当する．
- 肥満症診断のフローチャートを❹に示す．
- 二次性肥満（症候性肥満）には，内分泌性肥満（クッシング〈Cushing〉症候群，多嚢胞性卵巣症候群〈PCOS〉，甲状腺機能低下症，インスリノーマなど），遺伝性肥満（プラダー・ウィリ〈Prader-Willi〉症候群，ローレンス・ムーン・ビードル〈Laurence-Moon-Biedl〉症候群など），視床下部性肥満（フローリッヒ〈Fröhlich〉症候群，間脳腫瘍など），薬物による肥満（向精神薬，副腎皮質ホルモンなど），がある．

PCOS：polycystic ovary syndrome

治療
- 治療は食事療法，運動療法が基本であるが，高度肥満症においては，薬物療法，外科療法を行うこともある（❺）．
- 薬物療法：満腹中枢を刺激して食欲を抑制し，エネルギー消費を亢進させる食欲抑制剤であるマジンドールが肥満症治療薬として承認されている．
- 外科療法：胃の容量を減らしたり，上部消化管（胃，十二指腸，空腸）にバイパスを通したりする手術が行われる．
- 二次性肥満（症候性肥満）の治療は主として原因疾患の要因に対して行う．

2　メタボリックシンドローム[2)]

- 日本におけるメタボリックシンドローム（metabolic syndrome）は，内臓脂肪が蓄積することにより，動脈硬化のリスク疾患（脂質代謝異常，高血糖，血圧高値）が複数生じ，その結果，動脈硬化性疾患（脳卒中，虚血性心疾患）が発症しやすい状態と定義される．そのため，診断基準には内臓脂肪の蓄積を評価する腹囲が必須である（❻）．

メタボリックシンドロームの診断基準にBMIやLDLコレステロールは入っていないよ！

LDL：low density lipoprotein（低比重リポたんぱく）

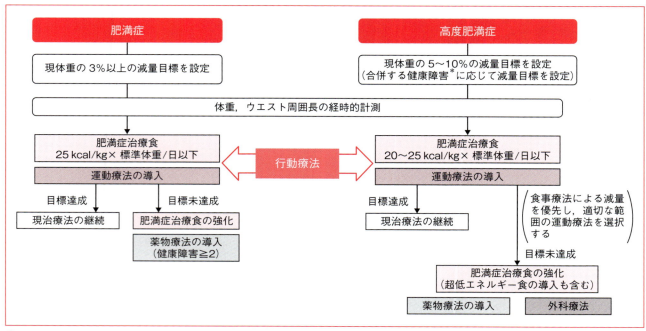

❺ 肥満症治療指針

標準体重はもっとも疾病の少ないBMI 22を基準として，標準体重（kg）＝身長（m）^{2}×22で求める．3〜6か月を目安に各治療成果を評価．
*❷の1に相当．
（日本肥満学会編．肥満症診療ガイドライン2016．ライフサイエンス出版；2016．巻頭図表xviiより）

❻ メタボリックシンドロームの診断基準

内臓脂肪（腹腔内脂肪）蓄積	
ウエスト周囲径	男性≧85 cm 女性≧90 cm
（内臓脂肪面積　男女とも≧100 cm^{2}に相当）	
上記に加え以下のうち2項目以上	
高トリグリセライド血症 かつ/または 低HDLコレステロール血症	≧150 mg/dL <40 mg/dL 男女とも
収縮期血圧 かつ/または 拡張期血圧	≧130 mmHg ≧85 mmHg
空腹時高血糖	≧110 mg/dL

＊CTスキャンなどで内臓脂肪量測定を行うことが望ましい．
＊ウエスト径は立位，軽呼気時，臍レベルで測定する．脂肪蓄積が著明で臍が下方に偏位している場合は肋骨下縁と前上腸骨棘の中点の高さで測定する．
＊メタボリックシンドロームと診断された場合，糖負荷試験が薦められるが診断には必須ではない．
＊高TG血症，低HDL-C血症，高血圧，糖尿病に対する薬剤治療をうけている場合は，それぞれの項目に含める．
＊糖尿病，高コレステロール血症の存在はメタボリックシンドロームの診断から除外されない．
（メタボリックシンドローム診断基準検討委員会．メタボリックシンドロームの定義と診断基準．日内会誌 2005；94〈4〉：797より）

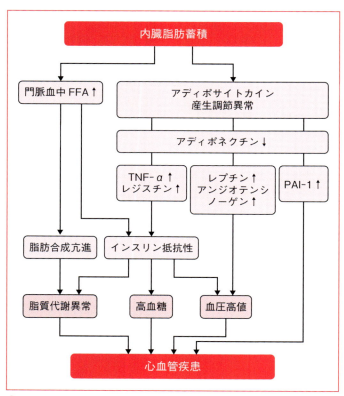

❼ メタボリックシンドロームの病態
（日本肥満学会編．肥満症診療ガイドライン2016．ライフサイエンス出版；2016．p.72より）
FFA：free fatty acid（遊離脂肪酸），PAI-1：plasminogen activator inhibitor-1（プラスミノーゲン活性化抑制因子1），TNF：tumor necrosis factor（腫瘍壊死因子）．

3　肥満と代謝疾患

- 内臓脂肪の蓄積で生じる脂質代謝異常（脂質異常症），高血糖（糖尿病），血圧高値（高血圧）は，それぞれの疾患が軽度なものであっても複数有することで，動脈硬化のリスクは相乗的に増加する．そのため，メタボリックシンドロームの診断基準では，通常の診断基準値よりも低めに設定されている項目がある．
- メタボリックシンドロームの病態として内臓脂肪の蓄積によるアディポサイトカイン産生調節異常やインスリン抵抗性などが考えられている（❼）．
- 治療は，食事療法および運動療法により内臓脂肪を減少させることに主眼がおかれる．

3　糖尿病[3)]

インスリンとグルコースのはたらき　（❽）

- インスリン（insulin）は膵臓のランゲルハンス島β細胞（膵β細胞）で合成され，血中のグルコース（ブドウ糖）を筋肉や脳の細胞内に渡したり，余ったブドウ糖をグリコーゲンという形で肝臓や筋肉に蓄える作用がある．
- インスリン分泌には，基礎インスリン分泌と追加インスリン分泌がある．健常者では食事を摂らなくても常にインスリンがわずかに血中に分泌されており，これを基礎インスリン分泌という．一方，食後の血糖上昇に伴ってインスリンが追加で分泌される．これを追加インスリン分泌という．
- 1型糖尿病や進行した2型糖尿病は基礎インスリン分泌が欠乏する．また，2型糖尿病では，食後に血糖値が上がってもインスリンの分泌されるタイミングが遅くなり，これを「インスリン追加分泌の低下」という．

糖尿病とは

- 糖尿病（diabetes mellitus）とは，「インスリン作用不足による慢性の高血糖状態を主徴とする代謝疾患群」である．
- 膵臓からのインスリンの分泌が不足したり，作用が低下すること（インスリン抵抗性[*4]）により，血中のグルコースを細胞に渡すことができなくなり，血糖が慢性的に

【用語解説】
アディポサイトカイン：脂肪細胞から分泌される因子の総称．善玉と悪玉がある[*3]．

[*3] 本章「1　栄養・代謝にかかわるホルモン・サイトカイン」（p.50）参照．

豆知識

Cペプチド：膵β細胞ではプロインスリンからインスリンがつくられるが，その際にインスリンと同じモル数だけCペプチドもつくられる．そのため，Cペプチドを測定することで内因性インスリン（自分の膵臓でつくっているインスリン）の分泌の程度を評価することができる．

[*4] インスリン抵抗性の有無は血糖値とインスリン値から求めることができる．
HOMA-IR：空腹時血糖値×空腹時インスリン値/405
HOMA-IR（homeostasis model assessment as an index of insulin resistance）が1.6以下なら正常，2.5以上であればインスリン抵抗性あり，と判断する．

❽　小腸から吸収されたグルコースの流れ

上昇して高血糖状態となる．
- 慢性的に続く高血糖や代謝異常により，網膜・腎の細小血管や全身血管の動脈硬化症が生じる．また，神経障害，白内障などの合併症も生じ，生活の質（QOL）を著しく低下させる．

QOL：quality of life

分類

- 糖尿病の病因による分類は❾に示す通りである．
- 1型糖尿病：自己免疫異常による膵β細胞の破壊によって生じる絶対的なインスリン欠乏であり，自己抗体（抗グルタミン酸脱炭酸酵素〈GAD〉，インスリン自己抗体〈IAA〉，抗膵島細胞抗体〈ICA〉）などを認めることが多い．発症は小児から思春期に多く，治療にはインスリンが必要である．
- 2型糖尿病：発症には，遺伝的素因に加えて過食，肥満，運動不足などの環境因子が関係する．日本の糖尿病患者の90％以上は2型糖尿病である．

GAD：glutamic acid decarboxylase
IAA：insulin autoantibody
ICA：islet cell antibody

診断 ❿

- 糖尿病を診断するためには，高血糖が慢性に持続していることを証明する．別の日に行った再検査で「糖尿病型」が再び確認できれば糖尿病と診断できる．
- 血糖値とヘモグロビンA1c（HbA1c）を同時に測定し，ともに糖尿病型であったり，

「糖尿病型」と「糖尿病」は異なる．「糖尿病型」は，「正常型」「境界型」と同様に，あくまでも血糖やHbA1cの数値から判断された分類名なんだ！

❾ 糖尿病と糖代謝異常[注1]の成因分類[注2]

I. 1型	膵β細胞破壊，通常は絶対的インスリン欠乏に至る A. 自己免疫性 B. 特発性
II. 2型	インスリン分泌低下を主体とするものと，インスリン抵抗性が主体で，それにインスリンの相対的不足を伴うものなどがある
III. その他の特定の機序，疾患によるもの	A. 遺伝因子として遺伝子異常が同定されたもの ①膵β細胞機能にかかわる遺伝子異常 ②インスリン作用の伝達機構にかかわる遺伝子異常 B. 他の疾患，病態に伴うもの ①膵外分泌疾患 ②内分泌疾患 ③肝疾患 ④薬剤や化学物質によるもの ⑤感染症 ⑥免疫機序によるまれな病態 ⑦その他の遺伝的症候群で糖尿病を伴うことの多いもの
IV. 妊娠糖尿病[注3]	

注1）一部には，糖尿病特有の合併症をきたすかどうか確認されていないものも含まれる．
注2）現時点ではいずれにも分類できないものは，分類不能とする．
注3）「妊娠中に初めて発見または発症した糖尿病に至っていない糖代謝異常」で，明らかな糖尿病は含めない．
（日本糖尿病学会．糖尿病の分類と診断基準に関する委員会報告〈国際標準化対応版〉．糖尿病 2012；55：490 より）

「糖尿病型」の基準

① 早朝空腹時血糖値	126 mg/dL 以上
② 随時血糖値	200 mg/dL 以上
③ 経口ブドウ糖負荷検査2時間値	200 mg/dL 以上
④ ヘモグロビンA1c値	6.5％以上

①〜④のいずれかが確認された場合 → 別の日に再検査を行い①〜④のいずれかが確認された場合（＊）

①〜③のいずれかと④が確認された場合

①〜③のいずれかと
・糖尿病の症状（口渇，多飲，多尿，体重減少など）
・糖尿病網膜症
のいずれかが認められた場合

→ 糖尿病と診断される

（＊）但し，初回検査と再検査の少なくとも一方で①〜③の基準を満たす必要がある．

❿ 糖尿病の診断

【用語解説】
75g経口ブドウ糖負荷検査（OGTT）：oral glucose tolerance test. 10時間以上絶食後，早朝空腹時に行う．グルコース（ブドウ糖）75gが含まれた炭酸水を飲用し，飲用前および飲用後2時間（30分や1時間が追加される場合もある）の血糖値を測定する．

糖尿病が悪化すると，1,5-AGだけは値が低下するんだ！

⓫ 平均血糖値を反映する血液検査の項目

	意味	基準値	平均血糖値の反映期間
HbA1c（％）	ヘモグロビンに結合した糖の割合	4.6〜6.2	過去1〜2か月間
グリコアルブミン（％）	アルブミンに結合した糖の割合	11〜16	過去約2週間
1,5-AG（1,5-アンヒドログルシトール）（μg/mL）	尿糖の排泄量と相関	14以上	過去数日間

血糖値が糖尿病でかつ糖尿病の症状（口渇，多飲など）または糖尿病網膜症があれば，初回検査だけで糖尿病と診断できる．
- 平均血糖値を反映する血液検査には⓫の項目がある．

症　状
- 多尿，頻尿，口渇，多飲，体重減少などがあるが，症状を伴わない場合も多い．

急性合併症

糖尿病ケトアシドーシス
- 極度のインスリン欠乏により，エネルギー源となるグルコースが細胞に取り込まれなくなり，高血糖を生じる．身体は細胞にグルコースが不足していると判断して，脂肪からグルコースの代替品であるケトン体が合成され筋肉や脂肪に提供される．この過剰に提供されたケトン体によってアシドーシスとなる．
- 1型糖尿病に多い．

高浸透圧高血糖症候群（非ケトン性高浸透圧症候群）
- 高血糖により，血清浸透圧が高くなることで高度の脱水が生じる．著しいケトーシスやアシドーシスは認めない．2型糖尿病で感染症や手術などにより高血糖を生じた場合に発症することがある．

慢性合併症　⓬
- 慢性の高血糖により，糖尿病三大合併症といわれる神経障害，網膜症，腎症（微小血管障害）が生じる．また，脳血管障害（脳卒中），虚血性心疾患（狭心症，心筋梗塞），壊疽などの大血管障害を生じる．

神経障害
- 多発神経障害と単神経障害に分けられる．

（1）多発神経障害
- 感覚・運動神経障害：最も高頻度にみられ，症状は知覚低下（振動覚の低下，深部反射の消失），知覚異常（しびれ，違和感），自発痛などである．
- 自律神経障害：起立性低血圧，膀胱直腸障害，発汗異常，下痢や便秘など多彩な症状を呈する．

慢性の高血糖で全身にさまざまな合併症が生じるんだ！

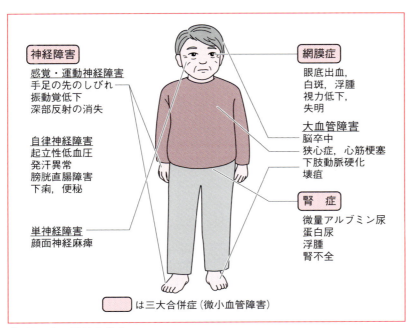

⓬ **糖尿病の慢性合併症**
感覚神経障害は，手足の先から左右対称に始まるのが特徴である．

(2) 単神経障害

- 神経に栄養を送る血管の閉塞で生じる．突然起こることが多い．顔面神経麻痺などがある．

網膜症

- 眼底に出血，白斑，浮腫などが生じる．
- 程度により，単純網膜症，増殖前網膜症，増殖網膜症に分けられる．
- 視力低下は網膜症が進行（増殖網膜症）してからでないと生じない．中途失明の主な原因の一つである．

腎症

- 腎臓の糸球体の血行動態や細胞内の代謝などに異常をきたす．
- 蛋白尿を呈する．初期はわずか（微量アルブミン尿）であるが，悪化すると，低たんぱく血症を生じ，ネフローゼ症候群に進行することがある．
- また腎機能も低下し，糖尿病腎症は，透析導入の原因となる疾患の1位である．

大血管障害

- 脳血管障害（脳卒中），虚血性心疾患（狭心症，心筋梗塞），下肢動脈硬化，壊疽などがある．

治療

- 食事療法，運動療法，薬物療法があるが詳細は成書に譲る．

4 脂質異常症

脂質の種類

- 血中の脂質には，コレステロール，トリグリセリド（中性脂肪，TG），リン脂質，遊離脂肪酸がある．

リポたんぱく

- 脂質は血液の流れに乗って全身に運ばれるが，そのままの状態では血液に溶けない．そのため，水にも脂質にも相性の良い「リポたんぱく」という球状の複合体を形成し，血中を循環する．リポたんぱくを構成するたんぱく質を「アポたんぱく」という．
- リポたんぱくは，その構成する各脂質の量やアポたんぱくの性質により数種類に分類される（⑬）．

リポたんぱくの代謝 （⑭）

外因性経路（食事由来）

- 食事として摂取され小腸から吸収された脂質はほとんどがトリグリセリドであり，カイロミクロン（キロミクロン）というリポたんぱくの形で，全身の細胞にトリグリセリドを供給する．余ったカイロミクロンは，カイロミクロンレムナントとして肝臓へ取り込まれる．

内因性経路

- 肝臓で貯蓄されている脂質はトリグリセリドが多く含まれたVLDLというリポたんぱくの形で，全身を流れて細胞に脂質を供給する．トリグリセリドを供給した後の

● MEMO ●

血液を川に例えると，川を流れる船の船体が「アポたんぱく」，船の積み荷が「脂質」，積み荷を載せた船全体が「リポたんぱく」である．たとえば，LDLコレステロールとは，積み荷に主に「コレステロール」という脂質を載せている，LDLというリポたんぱく船のことである．

リポたんぱくという船には，船体は大きいが重さの軽いカイロミクロンから，船体は小さいが重さの重いHDLまで，さまざまな種類があるよ！

⑬ 主なリポたんぱくの種類

リポたんぱく	機能	サイズ	比重
カイロミクロン	食物から取り込んだトリグリセリド，コレステロールを肝臓へ運ぶ	大きい	軽い
VLDL	肝臓で合成されたトリグリセリドやコレステロールを含む	↕	↕
IDL	リポたんぱくリパーゼによりVLDLがトリグリセリドを失う過程で生じる		
LDL	肝臓で合成されたコレステロールを全身の組織に運ぶ		
HDL	末梢組織から過剰のコレステロールを回収し肝臓へ運ぶ	小さい	重い

VLDL：very low-density lipoprotein（超低比重リポたんぱく），IDL：intermediate density lipoprotein（中間型リポたんぱく），LDL：低比重リポたんぱく，HDL：high density lipoprotein（高比重リポたんぱく）．

【用語解説】

リポたんぱくリパーゼ：lipoprotein lipase（LPL）．血中のトリグリセリドを，グリセロールと遊離脂肪酸に分解する酵素．遊離脂肪酸は脂肪細胞内などに取り込まれる．

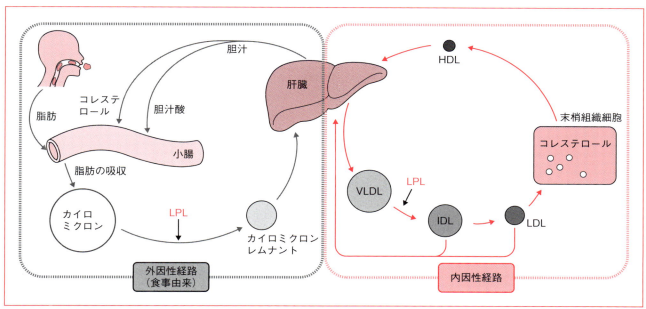

⓮ コレステロールの代謝と合成

⓯ 脂質異常症の診断基準（空腹時採血）*

LDLコレステロール	140 mg/dL以上	高LDLコレステロール血症
	120〜139 mg/dL	境界域高LDLコレステロール血症**
HDLコレステロール	40 mg/dL未満	低HDLコレステロール血症
トリグリセライド	150 mg/dL以上	高トリグリセライド血症
Non-HDLコレステロール	170 mg/dL以上	高non-HDLコレステロール血症
	150〜169 mg/dL	境界域高non-HDLコレステロール血症**

*：10時間以上の絶食を「空腹時」とする．ただし水やお茶などカロリーのない水分の摂取は可とする．
**：スクリーニングで境界域高LDL-C血症，境界域高non-HDL-C血症を示した場合は，高リスク病態がないか検討し，治療の必要性を考慮する．
（日本動脈硬化学会編．動脈硬化性疾患予防ガイドライン 2017年版．日本動脈硬化学会；2017．p.14より）
TC：総コレステロール，HDL-C：HDLコレステロール，TG：トリグリセライド．

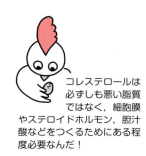

コレステロールは必ずしも悪い脂質ではなく，細胞膜やステロイドホルモン，胆汁酸などをつくるためにある程度必要なんだ！

　VLDLは，IDL，LDLへと変化する．変化とともに徐々にリポたんぱくのサイズは小さくなるが，比重は重くなる．また，HDLというリポたんぱくは全身を回って，余ったコレステロールを回収し，肝臓に持ち帰る．

脂質異常症とは

- 臨床的に重要な脂質はコレステロールとトリグリセリドである．LDLコレステロールは動脈硬化を引き起こしたり悪化させるため，悪玉コレステロールと呼ばれる．一方，HDLコレステロールは動脈硬化を防いだり改善する作用がある．
- 脂質異常症の診断基準を⓯に示す．
- LDLコレステロールの値は，直接測定する方法と計算で求める方法がある．直接測定する方法は，LDLコレステロールが計算で求められない場合や，食後でトリグリセリドが400 mg/dL以上の場合に採用する．
- non-HDLコレステロールは，総コレステロールからHDLコレステロールを除いた値であり，LDLコレステロールだけでなく，カイロミクロン，VLDL，レムナントなどを含めた，動脈硬化を引き起こす可能性のあるすべてのリポたんぱく中のコレステロールを表す．
- 脂質異常症は，⓰に示すように，大きく5つに分類されるが，IIa，IIb，IV型がほとんどである．
- 男性の場合は肥満，アルコール，糖尿病などが，女性の場合は女性ホルモンが大きく

【用語解説】
レムナント：血液中のリポたんぱくが分解され生じる残りくず．動脈硬化の発症や進展に強く関与している．

⓰ 脂質異常症：WHOの分類

型	I	IIa	IIb	III	IV	V
増加するリポたんぱく	カイロミクロン	LDL	VLDL LDL	β-VLDL or IDL	VLDL	カイロミクロン VLDL
増加する脂質	TG	コレステロール	コレステロール TG	コレステロール TG	TG	TG

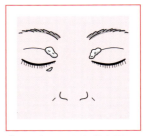

⓱ 眼瞼にできた黄色腫

●MEMO●
LDLコレステロールを計算で求める式（Friedewald式）＝
　TC－HDL-C－TG/5
ただし，TGが400 mg/dL以上の場合，この式は使えない．

HDLは全身の余分なコレステロールを回収する♪「コレステロール回収船」なんだ．だから，HDLコレステロールは善玉コレステロールとよばれるんだね

コレステロールは，食事から摂取する量よりも，肝臓で合成される量のほうが多いんだ！（食事：0.3〜0.5 g/日，肝臓での合成：1.0〜1.5 g/日）

HMG-CoA: hydroxymethylglutaryl-CoA（ヒドロキシメチルグルタリルCoA）

関与する．女性ホルモンにはコレステロール低下作用があるため，閉経によりコレステロール値は上昇する．

症　状

- 症状に乏しいが，トリグリセリドが約1,000 mg/dL前後以上になると，これを分解するために膵臓のリパーゼが大量に分泌される．ときにリパーゼが膵臓を自己消化して急性膵炎を生じることがある．
- コレステロール値が高いと，黄色腫（⓱），アキレス腱肥厚などを生じることがある．
- 家族性高コレステロール血症：LDL受容体関連遺伝子の変異による遺伝性疾患であり，常染色体優性遺伝形式をとる．生活習慣とほとんど関係なく発症する．
- 二次性脂質異常症：他の疾患や薬剤などが原因となって生じる脂質異常症である．原因となる疾患や薬剤には甲状腺機能低下症，肝臓病，腎臓病，糖尿病，ステロイドや利尿薬などがある．原因となっている病気を治療したり薬を中止することで改善することができる．

治　療

- 食事療法，運動療法，薬物療法がある．
- 薬物療法では，高コレステロール血症に対して，肝臓でのコレステロール合成阻害薬（HMG-CoA還元酵素阻害薬：スタチン製剤），小腸でのコレステロール吸収抑制薬（エゼチミブ）がある．高トリグリセリド血症に対して，フィブラート系薬，イコサペント酸エチル（EPA）製剤を用いる．

5　高尿酸血症，痛風

尿　酸

- 尿酸（uric acid）とは，細胞の核を構成する核酸の一種であるプリン体が，肝臓で変換されて尿中に排泄された物質である．細胞の核たんぱく質が分解され生じたヌクレオチド（塩基，リン酸，五炭糖）の中で，プリン塩基が代謝されて，腎臓から尿中に排泄される物質である．
- プリン体には，①ヒトの細胞の核酸に含まれるもの，②肝臓で合成されるもの，③食品に含まれるもの，がある．
- 尿酸の産生過剰：プリン体の過剰摂取（動物の肉や内臓，大豆，ビールなどに含まれる），肥満，多量の飲酒，激しい運動，利尿薬の副作用によって起こる．
- 尿酸の排泄低下：腎機能低下（腎不全）による尿酸の排泄悪化によって起こる．

高尿酸血症とは

- 高尿酸血症（hyperuricemia）とは，尿酸の過剰産生や排出低下により，血中の尿酸の濃度が増加（血清尿酸値＞7.0 mg/dL）して，過剰な尿酸が針状に結晶化しやすい状態となり，結晶化した尿酸（⓲）が，身体のさまざまな部位に影響を及ぼす．
- 関節が腫れ，発赤を伴い激しい疼痛があるものを痛風発作という．これを含め，高尿酸血症によるリスクを⓳に示す．
- 高尿酸血症はほとんどが男性に発症する．女性ホルモンであるエストロゲンに尿酸低下作用があるため，女性には少ない．

3 肥満と代謝疾患

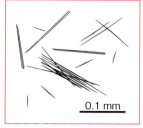

⑱ 結晶化した尿酸の模式図

⑲ 高尿酸血症によるリスク

痛風関節炎	●尿酸が関節内で針状結晶となり関節炎を起こす（痛風発作） ●関節炎は足の親指のつけ根の関節（第一中足趾節関節）の発作が最も多い（⑳）
痛風結節	●尿酸結晶を結合組織がとりまき結節を生じる．耳介や関節周囲に起こりやすい
尿路結石	●結晶化した尿酸が尿管や腎に蓄積する
腎障害（痛風腎）	●尿細管に尿酸結晶が析出したり尿細管が変性して腎障害を起こす
動脈硬化	●尿酸自体，あるいは高尿酸血症に合併しやすい高血圧，脂質異常症，肥満，糖尿病などが原因

予防・治療

- 尿酸は酸性により溶解度が低下するため，結晶化を防ぐためには，アルカリ性の食品（野菜，牛乳，果物など）を摂取する．
- 治療は，食事療法（エネルギー制限，プリン体を多く含む食品を減らす，水分摂取，アルカリ食品の摂取），薬物療法（尿酸生成抑制薬，排泄促進薬）を用いる．痛風発作の前兆期にはコルヒチンを，発作時には非ステロイド抗炎症薬（NSAIDs）を用いる．

引用文献
1) 日本肥満学会編．肥満症診療ガイドライン2016．ライフサイエンス出版；2016．
2) メタボリックシンドローム診断基準検討委員会．メタボリックシンドロームの定義と診断基準．日内会誌 2005；94（4）：794-809．
3) 日本糖尿病学会編著．糖尿病治療ガイド2016-2017．文光堂；2016．

参考文献
・日本動脈硬化学会編．動脈硬化性疾患予防ガイドライン2012年版．日本動脈硬化学会；2012．
・日本痛風・核酸代謝学会ガイドライン改訂委員会編．高尿酸血症・痛風の治療ガイドライン第2版．メディカルレビュー社；2010．

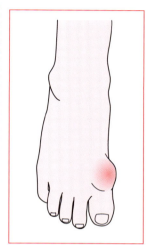

⑳ 第一中足趾節関節にみられる痛風発作

カコモンに挑戦!!

◆ 第30回-28
肥満とメタボリックシンドロームに関する記述である．正しいのはどれか．1つ選べ．
(1) わが国では，BMI 23 kg/m² 以上を肥満とする．
(2) メタボリックシンドロームの診断には，LDL-コレステロール値を用いる．
(3) 肥満は，骨粗鬆症のリスク因子である．
(4) 腸間膜に蓄積した脂肪は，内臓脂肪である．
(5) レプチンは，食欲を亢進させる．

解答＆解説

◆ 第30回-28　正解（4）
解説：正文を提示し，解説とする．
(1) わが国では，BMI 25 kg/m² 以上を肥満とする．
(2) メタボリックシンドロームの診断には，HDL-コレステロール値を用いる．
(3) 肥満は，骨粗鬆症のリスク因子ではない．骨粗鬆症では，加齢，女性，低体重などがリスク因子となる．
(4) 腸間膜に蓄積した脂肪は，内臓脂肪である．
(5) レプチンは，満腹感を生むホルモンで，食欲を抑制する．

4 先天代謝異常症

1 概　要

- 摂取した栄養素などは，消化・吸収され，体内に取り込まれる．体内に取り込まれた物質は酵素などのはたらきで，代謝される．
- 先天代謝異常症（inborn error of metabolism, inherited metabolic diseases）とは，生まれながら酵素の合成が障害されており，酵素がはたらかないために，前駆物質がたまり，代謝障害以降の物質が減少する（❶）．
- 酵素合成は，遺伝子により支配されており，遺伝子の異常があると正常の酵素が合成されない．したがって，原則，遺伝性疾患である．多くの場合，**常染色体劣性遺伝形式**で，両親が保因者になる．遺伝子診断が可能な疾患が多い．
- 簡便に検査することが可能で，早期治療が有効かつ重要な疾患は新生児マススクリーニング対象疾患になっている．ごく少量の新生児の血液を用いて，タンデムマス法でスクリーニングされており，アミノ酸代謝異常症，有機酸代謝異常症，脂肪酸代謝異常症，ガラクトース血症など25種類以上の疾患が対象である．
- 診断は，血液中に増加した物質の測定，遺伝子診断で行う．
- 多くの先天代謝異常症は，蓄積する前駆物質の摂取を制限する治療，すなわち食事療法が治療の主体で，生涯必要である．
- 代表的疾患の病因，特徴を❷に示す．

先天代謝異常症の病態を理解した！前駆物質の蓄積が障害をきたす．だから，それを制限すればよい！治療のうえで管理栄養士の役割も重要

豆知識

常染色体劣性遺伝形式：両親が保因者，子どもは1/4の確率で患者になり，1/2の確率で保因者になる．

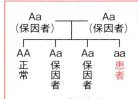

❶ 酵素欠損症の病態
例）酵素a欠損の場合：
- 物質Aが蓄積，物質E，Fも増加．
- 物質B，C，Dは欠乏．
- ---→ は正常ではマイナーな流れ．

❷ 主な先天代謝異常症の欠損酵素，発症頻度，検査の異常，治療の基本

	疾患名	欠損酵素	発症頻度	検査の異常	治療の基本
アミノ酸代謝異常症	フェニルケトン尿症	フェニルアラニン水酸化酵素	9万人に1人	血清フェニルアラニン高値	フェニルアラニンの制限食，チロシンの添加
	メープルシロップ尿症	分枝ケト酸脱水素酵素	60万に1人	血清ロイシン・イソロイシン・バリン高値	分枝アミノ酸の制限食
	ホモシスチン尿症	シスタチオニンβ合成酵素	80万人に1人	血清メチオニン高値	メチオニン制限食，シスチンの添加，ビタミンB_6反応性の場合は，ベタイン大量投与
尿素サイクル異常症	オルニチントランスカルバミラーゼ欠損症	オルニチントランスカルバミラーゼ	8万人に1人	高アンモニア血症，尿中オロト酸増加，血清アミノ酸分析	たんぱく質制限食，必須アミノ酸の摂取，アルギニン投与
糖質代謝異常症	ガラクトース血症（I型）	ガラクトース-1-リン酸ウラジルトランスフェラーゼ	90万人に1人	血清ガラクトース高値，血中酵素活性測定	ガラクトース除去，すなわち，牛乳・乳製品除去食
	糖原病I型	グルコース-6-ホスファターゼ	10万人に1人	空腹時血清乳酸・ピルビン酸高値，低血糖，AST・ALT高値	少量頻回食，就寝前のコーンスターチ
金属代謝異常症	ウィルソン病	銅輸送ATPアーゼ（ATP7B）	3.5万人に1人	血清銅・セルロプラスミン低値，尿中銅排泄増加	亜鉛製剤，キレート薬投与銅制限食

AST：aspartate aminotransferase（アスパラギン酸アミノトランスフェラーゼ），ALT：alanine aminotransferase（アラニントランスフェラーゼ）．
※確定診断には該当酵素活性測定や該当遺伝子解析を行う．

2 アミノ酸代謝異常症

フェニルケトン尿症（PKU）

概要・症状

- 病態および症状を❸に示す．治療開始が遅れると不可逆的な中枢神経障害をきたすが，新生児期に治療を開始すると，神経障害は予防できる．

原因・診断の要点

- ❷に示す．

治療

- 必須アミノ酸であるフェニルアラニンを制限し，チロシンを添加する．
- ただし，フェニルアラニンは必須アミノ酸なので，完全除去すると必須アミノ酸欠乏症をきたす．血清フェニルアラニン値を指標に，フェニルアラニン除去ミルクと母乳または普通の乳児用調製粉乳を適当な割合で与える．
- 離乳期以降は，フェニルアラニン除去ミルクなどを用いて料理する．
- 脳の発達が盛んな乳幼児期は特に厳格な治療が必要である
- 本症患者が妊娠を希望した場合，受胎前から全妊娠期間を通じて厳格な食事療法が必要である（マターナルPKU）．妊娠中の食事療法が不十分であると，胎児は本症患者ではないにもかかわらず，子宮内発育不全，小頭症などを高頻度に合併する．

PKU：phenylketonuria

フェニルアラニンの完全除去は，必須アミノ酸欠乏をきたすんだ！

メープルシロップ尿症

概要・症状

- ❹に示す．生後数日から重度のアシドーシスをきたす重症例から，ストレス時のみにアシドーシスをきたす軽症例まで，さまざまである．

原因・診断の要点

- ❷に示す．分枝アミノ酸であるロイシン，イソロイシン，バリンのα-ケト酸は，共通の酵素である分枝ケト酸脱水素酵素により代謝される．

治療

- 急性期の治療は，アシドーシス，脱水の補正を行う．
- ロイシン，イソロイシン，バリンの摂取制限を行う．分枝アミノ酸も必須アミノ酸なので，血清分枝アミノ酸値を指標に，分枝アミノ酸除去ミルクと普通ミルク・母乳を適正に配分して与える．
- ビタミンB_1が有効な例があるので，ビタミンB_1投与を試みる．

豆知識
病名は，患児の尿臭・体臭がメープルシロップのようなにおいがすることから，つけられた．

【用語解説】
アシドーシス：酸血症とも呼ぶ．血液が酸性になっている状態．血液pHの基準値は7.35〜7.45．本症ではケト酸（酸性物質）の増加が原因．症状は哺乳力低下，不機嫌，ぐったり，けいれんなど．pHが7.0以下は危険．

ホモシスチン尿症

概要・症状

- 出生時には症状がなく，年齢とともに❺の症状が出現する．

原因・診断の要点

- ❷に示す．

治療

- ホモシスチン上流の必須アミノ酸であるメチオニンを制限し，シスチンを添加する．メチオニン除去ミルクと普通ミルク／母乳を適切に配分して与え，血清メチオニン値

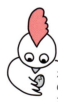
ホモシスチン尿症の食事療法はメチオニン制限！
ホモシスチンを制限しても，体内でメチオニンから合成されるので効果がない
上流の必須アミノ酸であるメチオニンを制限するんだ！

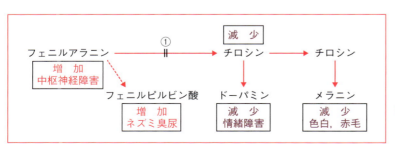

❸ フェニルアラニン代謝とフェニルケトン尿症の病態
①欠損酵素：フェニルアラニン水酸化酵素（肝臓に発現）．

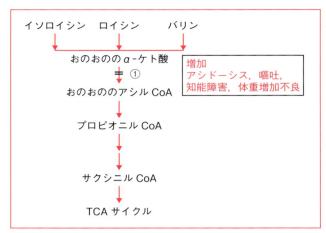

❹ メープルシロップ尿症の病態
①分枝ケト酸脱水素酵素，補酵素：ビタミンB_1．
TCAサイクル：tricarboxylic acid cycle（クエン酸回路）．

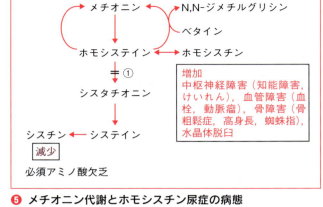

❺ メチオニン代謝とホモシスチン尿症の病態
①シスタチオニン合成酵素，補酵素：ビタミンB_6．

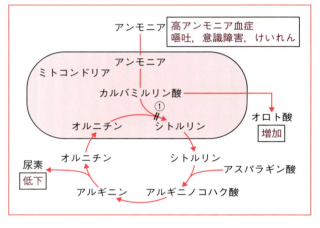

❻ 尿素サイクルとオルニチントランスカルバミラーゼ欠損症の病態
①オルニチントランスカルバミラーゼ（OTC欠損症）．
OTC：ornithine transcarbamylase.

（1 mg/dL以下），尿中ホモシスチン（陰性化）を目標とする
- ビタミンB_6の大量投与で改善する例では，ビタミンB_6を投与する．
- 食事療法でコントロールが不要な場合は，ベタインを食事療法と併用する．
- 血栓予防を目的に，アスピリンを投与する場合もある．

尿素サイクル異常症

概要・症状
- 血液中のアンモニアを尿素に変換して窒素を排泄させる尿素サイクルのいずれかの酵素欠損症の総称．
- 高アンモニア血症により，嘔吐，哺乳力減弱，不機嫌・不活発，けいれんなどを呈する．
- 最も頻度が高いのはオルニチントランスカルバミラーゼ欠損症である（❻）．オルニチントランスカルバミラーゼ欠損症は，X連鎖性遺伝であるので，男児で症状は重篤で，女児では軽症で普段は症状がなく，感染などを契機として発症する場合が多い．

原因・診断の要点
- ❷に示す．尿中オロト酸や血清アミノ酸分析で，個々の尿素サイクル異常症を鑑別する．

治療
- 食事療法は，たんぱく質制限食である（たんぱく質摂取量0.5～1.5 g/kg/日）．しかし，エネルギーは年齢相当の必要量を与える．
- 高アンモニア血症が著明な場合は，血液透析などを行う．エネルギー供給のために糖

豆知識
窒素の排泄：哺乳類・両生類は尿素で，鳥類は尿酸で，硬骨魚類はアンモニアの形で行われる．

濃度が高い輸液を行い，アルギニン，カルニチン，ラクツロースを投与する．
- 食事療法，薬物療法で改善しない場合は，肝移植が行われる．

3 糖質代謝異常症

- ガラクトースは，乳汁に含まれる乳糖（グルコース＋ガラクトース）が小腸粘膜にある乳糖分解酵素により分解され，吸収される．吸収されたガラクトースは，❼の経路で解糖系に入る．
- 摂取した炭水化物は腸管で単糖類に分解され，吸収される．吸収された単糖類は，一部は肝臓や筋肉などにグリコーゲン（糖原）として蓄えられる．
- 血液中のグルコースは細胞に取り込まれ，解糖系およびTCA回路（クエン酸回路）でエネルギー産生に利用される．
- 本疾患群での代表的な疾患は，ガラクトース血症と糖原病である．

ガラクトース血症

概要・症状
- 新生児マススクリーニング対象疾患であるが，非常にまれな疾患．
- 蓄積するガラクトース 1-リン酸は細胞毒性が強く，乳児期に肝硬変，腎障害，重篤な中枢神経障害が発症する．ガラクチトール蓄積は白内障をきたす（❼）．

原因・診断の要点
- 血清ガラクトース高値，血中酵素活性測定で診断する．

治療
- 乳糖除去である．乳児期は，乳糖を含んでいな乳糖除去ミルクを使用する．離乳期以降も乳糖を含まない食事療法が必要である．
- 乳製品を除去するため，カルシウム不足にならないように注意する．

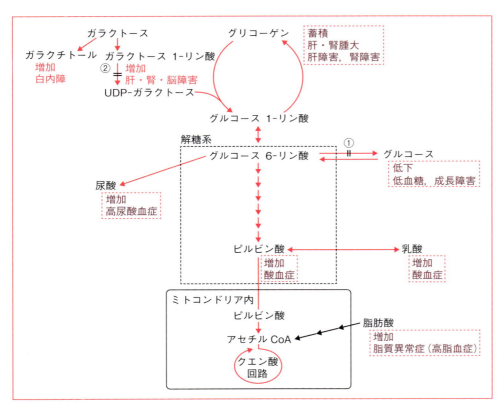

❼ 糖代謝と糖原病I型・ガラクトース血症の病態
（児玉浩子．目でみる臨床栄養学2001．臨床栄養 2002；100：529-37より改変）
①グルコース-6-ホスファターゼ（糖原病I型），②トランスフェラーゼ（ガラクトース血症I型）．
エンジ文字：糖原病I型の所見，赤字：ガラクトース血症の所見．
UDP：uridine diphosphate（ウリジン二リン酸）．

豆知識

高アンモニア血症に対するラクツロース投与：ラクツロースはガラクトースとフルクトースが結合した合成二糖類．腸内細菌で分解され，酸を生成し，腸内を酸性にする．その結果，アンモニアを産生する腸内細菌を減少させ，アンモニアの産生・吸収を抑制する．非代償性肝硬変の高アンモニア血症にも使用される．（国試によく出る）

豆知識

乳糖除去ミルク：
・ノンラクト®
・ラクトレス®
・ボンラクト®
ラクトは乳糖の意味で，ノンラクトとラクトレスは乳糖を含まないことを示す．ボンラクトは乳児用大豆乳．

糖原病

概要・症状
- いくつかのタイプがある．
- グリコーゲンがグルコースに代謝される経路の酵素欠損症で，糖原病Ⅰ型の頻度が高い．
- 症状は，著明な肝腫大（❽），腎腫大，低血糖，肝機能異常である．

原因・診断の要点
- 欠損酵素，および症状・所見を❼に示す．

治療
- 治療の基本は，空腹時の低血糖の予防と肝臓などでのグリコーゲン蓄積の抑制である．
- 糖原病用ミルク（糖質，特に多糖類が多い）を使用する．
- 低血糖を予防するために，少量頻回に食事（3〜4時間ごと），就寝前に生のコーンスターチを摂取して，夜間の低血糖を予防する．
- 糖原病Ⅰ型では，乳糖（ガラクトース），果糖の摂取を制限する．
- 糖原病Ⅰ型で高尿酸血症を合併している場合は，高尿酸血症の治療を併用する．
- 肝移植も行われている．

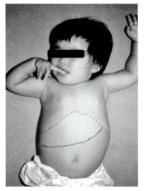

❽ 糖原病患児
著明な肝腫大がみられる．

ウィルソン（Wilson）病

概要・症状
- 正常では，摂取した銅は腸管から吸収されて肝臓に取り込まれ，肝細胞での銅酵素の構成成分になる．肝臓からの分泌経路は2つあり，一つはセルロプラスミン銅として血液中に分泌される．血清の銅の90％はセルロプラスミン結合銅である．もう一つの経路は胆管への排泄である．いずれの経路も銅輸送酵素であるATP7Bがつかさどっている．
- 本症は，常染色体劣性遺伝形式で遺伝し，発症頻度は約3.5万人に1人．
- 本症は，銅輸送酵素である*ATP7B*遺伝子異常で，肝臓からの銅の分泌不全で，肝臓に銅が蓄積し，肝障害を起こす．肝臓に蓄積した銅は血液中にオーバーフローして，セルロプラスミン非結合銅（遊離銅）として血液中に増加して，遊離銅がさまざまな臓器での銅蓄積をきたす（❾，❿）．

 豆知識

発症頻度が3.5万人に1人の常染色体劣性疾患では，保因者は約120人に1人であり，まれではない．血族結婚では発症率が高くなる．

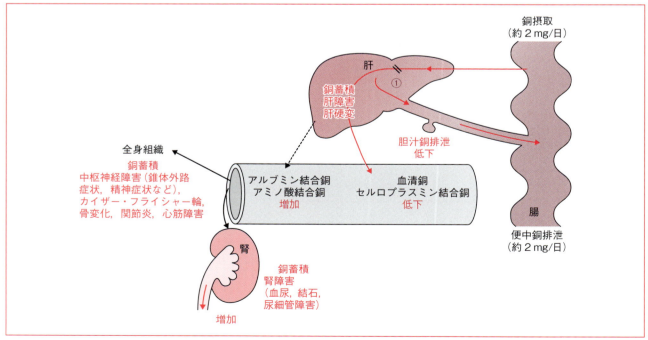

❾ ウィルソン病の銅代謝病態
①ATP7B（ウィルソン病）．
→：銅輸送経路，⇢：正常ではminor pathway，（　）：健常成人の1日量，赤字：ウィルソン病の症状・所見．

- 主な症状を❾に示す．5歳以降に発症する．

原因・診断の要点
- ❷に示す．ATP7Bがはたらかないために，肝臓に銅が蓄積する．
- 血清セルロプラスミン低値，尿中銅排泄増加で本症を疑う．
- 遺伝子解析または肝臓の銅濃度高値で確定診断する．
- 患者の同胞は無症状でも本症の鑑別を行う．無症状でも診断された場合（発症前患者）は，治療を行う．

治療
- 亜鉛製剤（銅の腸管での吸収を抑制する），またはキレート薬の経口投与で，治療は生涯必要である．いずれの薬物も，空腹時に服用する．特にキレート薬は，食直前・食直後に内服すると，食品中の金属と結合して体内に吸収されなくなるため，効果がない．
- キレート薬治療では，銅制限食を同時に行う．
- 発症前本症患者では，亜鉛製剤が第一選択薬である
- 劇症肝不全，高度肝硬変では，肝移植が適応になる．肝移植後は，本症治療は不要である．

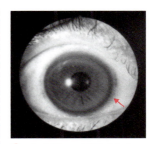

❿ カイザー・フライシャー輪
ウィルソン病の特徴的所見の一つで，角膜周辺が茶褐色に変色している（→，銅が沈着）．

4 その他の先天代謝異常症

ライソゾーム病
- ライソゾーム（lysosome）は，細胞小器官の一つで，体内の老廃物を酵素で分解する，いわゆるゴミ処理場である．
- ライソゾーム病はライソゾームにある酵素欠損症で，老廃物の分解ができず，ライソゾームに蓄積する．
- 欠損酵素により，症状・所見は異なる．代表的疾患は，ゴーシェ（Gaucher）病，ファブリー（Fabry）病，ムコ多糖症などである．
- ライソゾームはすべての細胞に存在するため，障害も多臓器に起こる．運動神経発達障害，角膜混濁，網膜変性，骨変形など，さまざまである
- 治療は欠損している酵素の酵素補充療法で，2週間に1回静脈投与する．

レッシュ・ナイハン（Lesch-Nyhan）病
- 核酸の代謝異常症で，血中尿酸が高値になる．
- 伴性劣性遺伝（X連鎖劣性遺伝）．原則，患者は男児で，母親が保因者である．
- 症状：不随意運動，精神発達遅延，自傷行為，尿路結石などである．
- 治療：尿酸生成抑制薬であるアロプリノールを投与する．十分な水分を摂取して，尿酸の尿への排泄を促す．尿アルカリ化も尿酸排泄に有効である．

メンケス（Menkes）病
- 腸管での銅の吸収が障害され，銅欠乏症状をきたす．
- 症状は重篤な中枢神経障害，頭髪異常（赤毛，⓫），結合組織異常で，通常幼児期に死亡する．
- X連鎖劣性遺伝．患者は男児で，母親は保因者である．
- 新生児期にヒスチジン銅の皮下注射治療を開始すれば，神経障害はある程度予防できる．

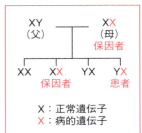

豆知識

X連鎖劣性遺伝形式：

```
   XY            Xx
   (父)          (母)
                 保因者

  XX    Xx    YX    Yx
        保因者        患者
```

X：正常遺伝子
x：病的遺伝子

● MEMO ●
自傷行為は下唇，指，舌などを噛んで傷つけるというもので，レッシュ・ナイハン病に特徴的な症状の一つ．原因は不明である．

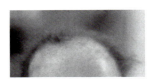

⓫ メンケス病患児の頭髪
銅欠乏による症状で，頭髪は赤茶けて，チリチリで薄い．

参考文献
・児玉浩子．先天代謝異常症．医歯薬出版編．疾病の成り立ちと栄養ケア 目で見る臨床栄養学UPDATE．第2版．医歯薬出版：2015．pp.149-58.

カコモン に挑戦!!

◆ 第35回-26
先天性代謝異常症に関する記述である．最も適当なのはどれか．1つ選べ．
(1) 糖原病Ⅰ型では，高血糖性の昏睡を生じやすい．
(2) フェニルケトン尿症では，チロシンが体内に蓄積する．
(3) ホモシスチン尿症では，シスチンが体内に蓄積する．
(4) メープルシロップ尿症では，分枝アミノ酸の摂取制限が行われる．
(5) ガラクトース血症では，メチオニン除去ミルクが使用される．

◆ 第35回-135
糖原病Ⅰ型の幼児の栄養管理に関する記述である．最も適当なのはどれか．1つ選べ．
(1) エネルギーを制限する．
(2) たんぱく質を制限する．
(3) フェニルアラニンを制限する．
(4) 食事を1日2回に減らす．
(5) コーンスターチを利用する．

◆ 第35回-183
K小児病院に勤務する管理栄養士である．先天性代謝異常等検査でフェニルケトン尿症を指摘された患児の母親に，栄養食事指導を行うことになった．
患児は，生後1か月，男児．出生体重2,700 g，身長48 cm．身体・精神に明らかな所見を認めない．治療用ミルクについて説明した後に，患児の母親から，「食事療法は一生続けることになりますか？とても心配です．」との質問があった．「一生続けることになります．私もお手伝いします．」の後に続く管理栄養士の助言である．最も適切なのはどれか．1つ選べ．
(1) 続けるためにはお母さんの頑張りが何より重要ですよ．
(2) 大変と思われるかもしれませんが，皆さん子どものためと頑張って続けられていますよ．
(3) 病気について説明したパンフレットを差し上げましょう．後で，ご自分で読んで勉強してくださいね．
(4) 同じ病気の子どもをもつ家族会をご紹介しましょう．悩みを相談できますよ．

解答＆解説

◆ 第35回-26　正解(4)
解説：正文を提示し，解説とする．
(1) 糖原病Ⅰ型では，低血糖になりやすい．
(2) フェニルケトン尿症では，チロシンは欠乏し，フェニルアラニンが増加する．
(3) ホモシスチン尿症では，シスチンは欠乏し，メチオニンが増加する．
(4) メープルシロップ尿症では，分枝アミノ酸の摂取制限が行われる．
(5) ガラクトース血症では，乳糖除去ミルクが使用される．

◆ 第35回-135　正解(5)
解説：正文を提示し，解説とする．
(1) エネルギーを制限する必要はない．
(2) たんぱく質を制限する必要はない．タンパク質を制限するのは尿素サイクル異常症．
(3) フェニルアラニンを制限する必要はない．フェニルアラニンを制限するのはフェニルケトン尿症．
(4) 食事は，低血糖予防のため少量頻回食がよい．
(5) コーンスターチを利用する．ゆっくり時間をかけて糖質が吸収されるので，低血糖を予防する．特に夜寝る前の摂取が推奨される．

◆ 第35回-183　正解(4)
(1)，(2)，(3)は母親によりストレスをかける．多くの先天性代謝異常症には家族会がある．

第6章 消化器系

学習目標
- 消化管，肝・胆・膵の主要な疾患における，疫学，主症状，診断，治療に関して学ぶ
- 各疾患の病態と栄養学的問題点との関連性に関して理解する

要点整理
- 口腔疾患は，咀嚼・嚥下機能と密接にかかわり，誤嚥性肺炎との関連でも重要である．
- 上部消化管（食道，胃，十二指腸）疾患では，主要疾患（胃食道逆流症，胃・十二指腸潰瘍，胃がん）の病態，治療に H. pylori が深く関与していることが明らかになった．
- 下部消化管（小腸，大腸）疾患では，慢性炎症性腸疾患（潰瘍性大腸炎とクローン病）の患者数が増加しており，医療現場での重要性がますます大きくなっている．
- 肝疾患では，わが国における慢性肝疾患の主要な原因であったC型・B型肝炎に関して，抗ウイルス療法の奏効率が向上し，多くの症例でウイルス制御が可能となった．
- 消化器がんのなかでは，内視鏡的粘膜下層剥離術（ESD）の開発・普及によって，消化管（食道，胃，大腸）のがんに対する内視鏡治療の適応が拡大している．
- 肝がんは，母地となるC型・B型肝炎に対する抗ウイルス療法の進化に伴い，罹患数の減少が期待される．
- 膵がんは早期発見が困難で，予後も悪い．罹患数は増加しつつある．

1 口腔疾患

1 口内炎，舌炎

口内炎

- 口腔粘膜のびらん，潰瘍病変を口内炎（stomatitis）と呼ぶ．
- 原因として，①細菌・ウイルス・真菌などの感染によるもの，②義歯や齲歯による機械的刺激によるもの，③全身性疾患に伴うもの，に分類できる[*1]．
- 頭頸部がんや食道がんに対して放射線療法を行った場合，またフルオロウラシル（5-FU）などの抗がん剤を併用した場合に，副作用として口内炎がみられる場合が多く，痛みのために摂食不良となり患者のQOLを損なう．含嗽薬による予防や口腔用軟膏などによる早期治療が必要である．

舌炎

- 口腔内の局所的な炎症が舌に生じたものを舌炎（glossitis）と呼ぶ．熱傷，入れ歯による機械的刺激，薬剤などが原因で起こる．
- 局所治療として，口腔用軟膏や含嗽薬を用いる．

2 齲歯

- 歯垢（プラーク）とは，口腔内の常在菌が増殖して歯に付着したものである．虫歯（齲歯，tooth decay）とは，プラークの中の細菌が食物中の糖分を発酵させてつくり出した酸によって，歯が溶かされていく病気である．

[*1] 比較的頻度の高いものとして，①ではカンジダ（真菌），単純ヘルペスウイルスⅠ型，帯状疱疹ウイルス，コクサッキーA4によるヘルパンギーナ，コクサッキーA16ないしエンテロウイルス71による手足口病などがある．③は，ベーチェット（Behçet）病，天疱瘡，類天疱瘡，全身性エリテマトーデス（SLE：systemic lupus erythematosus）などがあげられる．

QOL：quality of life（生活の質）

豆知識
プラマー・ヴィンソン（Plummer-Vinson）症候群：長期に及ぶ鉄欠乏性貧血によって上皮組織の萎縮が起こり，舌の発赤・粘膜萎縮がみられる有痛性舌炎，スプーン（さじ状）爪，口角炎などを呈する．咽頭や上部消化管にも粘膜萎縮を認め，嚥下困難を伴う．

- 歯の咬合面のくぼみなど，不潔域に好発する．予防として，歯磨き（ブラッシング）によるプラークの除去，フッ素入りの飲料水や歯磨き粉によって，酸に対する抵抗力を強くすることなどが重要である．

3 歯周病

- 歯肉の縁が発赤，腫脹した状態が歯肉炎である．歯肉炎が慢性化し，歯肉と歯のあいだに歯周ポケットができ，膿を排出するようになった状態が，歯周病（歯槽膿漏）である．歯肉は徐々に萎縮し，歯根が露出し，歯はぐらつくようになり，最終的に抜歯に至る．
- 予防法は，プラークコントロールと，プラークが石灰化した歯石の除去である．
- 高齢者の歯数は，咀嚼・嚥下機能に大きな影響を与える．
- 80歳になっても自分の歯を20本以上保つことを目標にした8020（はちまるにいまる）運動が展開され，口腔ケアの重要性が強調されている．

4 嚥下障害

概要

- 嚥下障害（dysphagia）とは，口腔から胃への食物の移送が障害された病態の総称である．
- 嚥下は，①口腔期（食塊の位置：口～咽頭），②咽頭期（同：咽頭～食道），③食道期（同：食道～胃噴門部）の3期に分類される（❶）．口腔期の前に，先行期（認知期：食物を見て，硬さ・味・温度・におい・口へ運ぶ量や速さ・噛む力などを認識する時期），準備期（咀嚼期：食物を口に取り込み，唾液とよく混和しながら咀嚼する時期）を加えて，5期に分類する場合もある．
- 高齢者や脳血管障害後の患者では，食物の咀嚼・嚥下反射機能の低下，気管に食物が侵入した際の咳反射の低下などにより，誤嚥が頻回に起き肺炎を呈する（誤嚥性肺炎）．

診断

- 嚥下障害では，食事のときにむせ，咳をきたす．高齢者では咳反射が低下しており，誤嚥をしてもむせや咳が明らかでない不顕性誤嚥を繰り返すケースがあり，誤嚥性肺炎を発症して気づかれる場合もある．
- 簡易な診断法として，反復唾液嚥下テスト，改訂水飲みテストがあり，精査として嚥下造影法（video fluorography），嚥下内視鏡を用いる．

治療

- 機能性嚥下障害に対しては，言語聴覚士を中心に摂食訓練が行われる．食物を用いない間接訓練と食物摂取を伴う直接訓練がある．
- 管理栄養士による訓練の段階に応じた食物形態の工夫（嚥下リハビリ食）が重要である．

豆知識

ハンター（Hunter）舌炎は，ビタミンB_{12}欠乏による悪性貧血の粘膜症状の一つで，舌は萎縮し，表面が平滑となり，発赤・疼痛・味覚異常をきたす．胃全摘後の内因子欠乏によっても生じる．

【用語解説】

8020運動：1989年から日本歯科医師会が推進している「80歳になっても20本以上自分の歯を保とう」という運動．2007年に出された21世紀における国民健康づくり運動「健康日本21」の中間報告では，80～84歳で達成率25％であり，現在は8020達成者が50％を超える社会「8020健康長寿社会」の実現を目指している．

【用語解説】

反復唾液嚥下テスト：被検者に空嚥下を反復してもらい，嚥下反射の随意的な惹起能力を評価するスクリーニング法．口腔乾燥がある場合には湿潤させてから施行する．30秒間に3回以上であれば良好で，30秒間に2回以下であれば不良と判定する．

改訂水飲みテスト：3 mLの冷水を嚥下させ嚥下反射誘発の有無，むせ，呼吸の変化を評価する．3 mL冷水の嚥下が可能な場合には，さらに2回の嚥下運動を追加して評価する．評点が4点以上の場合は，最大3回まで施行し，最も悪い評点を記載する．

1点	嚥下なし，むせまたは呼吸変化を伴う
2点	嚥下あり，呼吸変化を伴う
3点	嚥下あり，呼吸変化はないが，むせあるいは湿性嗄声を伴う
4点	嚥下あり，呼吸変化なし，むせ，湿性嗄声なし
5点	4点の判定に加え，追加嚥下運動（空嚥下）が30秒以内に2回以上可能

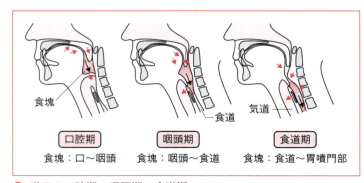

❶ 嚥下の口腔期，咽頭期，食道期

2 食道・胃・十二指腸疾患

1 胃食道逆流症

概要
- 英名の略称GERDで呼ばれることも多い．胃酸が食道に逆流することによって起こる胸やけ，胃酸による酸味・苦味を感じる不快な消化器症状をきたす病態である．
- GERDは，内視鏡で，食道下部に胃酸逆流のために起こる粘膜障害を認める「逆流性食道炎」と，同様の症状は示すが，粘膜障害を認めない「非びらん性胃食道逆流症(NERD)」に分類される．
- 欧米に多く，罹患率10～40％程度といわれるが，わが国でも増加傾向にあり，罹患率10％ともいう．
- 本来備わっている逆流阻止機構である，下部食道括約筋(LES)の機能不全が主因であると考えられている．
- 胃の一部が横隔膜の食道裂孔を通じて胸腔内に脱出する食道裂孔ヘルニアは，LES圧が低下しやすく，GERDの一因になる．
- 慢性的な胃食道逆流の結果，下部食道粘膜が炎症を起こし扁平上皮が胃由来の円柱上皮に置換される場合があり，バレット(Barrett)食道と呼ばれている．これは欧米に多く，食道腺がんの母地として注目されている．

診断
- 典型的な症状は，食後や就寝後に心窩部から胸骨裏面にかけて灼熱感を伴う痛みや不快感，胃酸が口腔にまで逆流する際に苦味や酸味を感じることである．
- 上記の症状を呈する患者を対象に内視鏡検査を行い，診断する．

治療
- 強力な胃酸分泌抑制薬であるプロトンポンプ阻害薬(PPI)の内服が著効する．休薬にて症状が再燃するケースが少なくないのが問題である．

2 胃・十二指腸潰瘍

概要
- 胃液(主に塩酸)によって，胃・十二指腸の粘膜に潰瘍を生じた病態が胃・十二指腸潰瘍(gastroduodenal ulcer)である．
- 胃粘膜に対する攻撃因子(塩酸，ペプシン，解熱消炎鎮痛薬など)と，防御因子(粘液，血流，プロスタグランジンなど)とのバランスが，攻撃側優位に傾くことにより，胃粘膜が障害され，粘膜欠損を生じると考えられてきた．
- 近年ヘリコバクター・ピロリ(*H. pylori*)[*2]の持続感染が病因として大きな位置を占めると認識されるようになった．
- *H. pylori*が強酸性の胃粘膜の中でも生存可能なのは，ウレアーゼ活性を有し，尿素をアンモニア(NH_3)とCO_2に代謝することで周囲のpHを上げているからである．
- わが国の感染率は，1960年以前の生まれの世代は70～80％と高率であるが，現在の20歳代では20％程度にまで低下している．
- *H. pylori*は，消化性潰瘍のみならず，慢性萎縮性胃炎をきたし，腸上皮化生を経て胃がんの発生につながると考えられている．

診断
- 心窩部痛が主症状である．十二指腸潰瘍では，空腹時に痛みが増強する傾向にある．
- 内視鏡検査で潰瘍病変を認める．病期によって活動期，治癒期，瘢痕期に分けられる．
- *H. pylori*感染の診断は，内視鏡下生検によるもの，血清学的診断によるものなど，

GERD：gastroesophageal reflux disorder

NERD：non-erosive GERD

LES：lower esophageal sphincter

PPI：proton pomp inhibitor

● MEMO ●
制酸薬：現在わが国で頻用されている制酸薬には，胃の壁細胞に作用して胃酸分泌を抑制するヒスタミンH_2受容体阻害薬(H_2ブロッカー)とH^+, K^+-ATPase(プロトンポンプ)を阻害するPPIがあげられる．後発のPPIがより強力に胃酸分泌を抑制する．

*2 *H. pylori*：*Helicobacter pylori*. 1983年オーストラリアのロビン・ウォレン(John Robin Warren)とバリー・マーシャル(Barry James Marshall)によって発見された直径3μmのグラム陰性桿菌である．

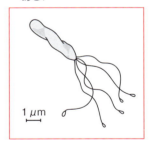

1 μm

● MEMO ●
ウォレンとマーシャルは，*H. pylori*を発見した功績で2005年度のノーベル生理学・医学賞を受賞した．当初は*H. pylori*が胃炎の原因であるという説を信じてもらえず，マーシャルが患者から分離，培養した*H. pylori*を飲み込み自らに胃炎を起こして，その病原性を証明した逸話は有名である．

さまざまあるが，^{13}C尿素呼気試験が簡便で有用性が高い．

治療

- *H. pylori*が陽性の場合，除菌療法を行う．
- 抗菌薬であるアモキシシリン，クラリスロマイシン，胃酸分泌抑制薬であるPPIの3剤を1週間内服する．
- 除菌率は現在80％程度である．除菌不成功の場合，再治療はアモキシシリン，メトロニダゾール，PPIの3剤併用で行い，除菌率90％程度である．
- *H. pylori*の再感染はまれで，除菌成功例の潰瘍再発率も低い．
- *H. pylori*陰性例には，PPIによる胃酸分泌抑制が主体となる．併存症の治療目的で非ステロイド抗炎症薬（NSAIDs）の内服を中止できない場合には，PPIを中心とした維持療法が必要である．

3 たんぱく漏出性胃腸症

概要

- たんぱく漏出性胃腸症（protein-losing gastroenteropathy）とは，消化管粘膜からたんぱく質，主にアルブミン（Alb）が管腔側に漏出する病態の総称である．
- 原疾患には，粘膜からのたんぱく質の透過性が亢進するメネトリエ（Ménétrier）病（胃巨大皺襞症），アミロイドーシス，潰瘍や粘膜に炎症をきたす非特異性小腸潰瘍，リンパ流のうっ滞をきたす腸リンパ管拡張症などがある．

診断

- 症状としては，低Alb血症に伴う浮腫が主で，高度になれば腹水，胸水も呈する．
- 血液生化学検査では，低たんぱく血症，低Alb血症，カルシウム（Ca）低値（Ca^{2+}と結合するAlbが不足するため）を示す．
- ネフローゼ症候群では高コレステロール血症となるが，本症では血清コレステロールも低下することが多い．
- 腸管へのたんぱく質の漏出は，$α_1$-アンチトリプシン消化管クリアランス試験か，^{99m}Tc標識デキストランあるいは標識ヒトアルブミンを用いた消化管たんぱく漏出シンチグラムで確認する．

治療

- 原則は原疾患の病状改善・安定である．浮腫が高度な場合は対症療法として，ヒトアルブミン製剤の輸注で低Alb血症を是正する．
- 小腸における吸収不良を併存することの多い本症に対する食事療法の原則は，高エネルギー・低脂肪・高たんぱく質食である．脂質は，リンパ管を経由する長鎖脂肪酸でなく直接門脈から吸収される中鎖脂肪酸の比率を上げる．

4 食道がん

概要

- 2014年度，年間死亡数約1万1,576人，死亡者数男性7位．男女比は，5：1と男性に多いがんである[1]．
- リスク因子として，喫煙，アルコール（高濃度）などが知られている．
- 部位別発生頻度は，胸部中部＞胸部下部＞胸部上部の順になっている．病理組織では，90％が扁平上皮がんであり，腺がんは少ない（欧米では腺がんが半数以上を占める）[2]．
- 粘膜筋板を超えないものを早期がんと定義する（リンパ節転移の有無は問わない）[3]．
- 早期がん，表在がんは無症状であることが多い．進行するにつれて，ものが滲みる，固形物が通りにくい，通過時に前胸部が痛むなどの症状が出てくる．

【用語解説】

^{13}C尿素呼気試験：^{13}Cで標識された尿素を服用し，*H. pylori*によって代謝されて生じた$^{13}CO_2$を呼気中から検出する方法（ウレアーゼテスト）．

NSAIDs：non-steroidal anti-inflammatory drugs

Alb：albumin

2 食道・胃・十二指腸疾患

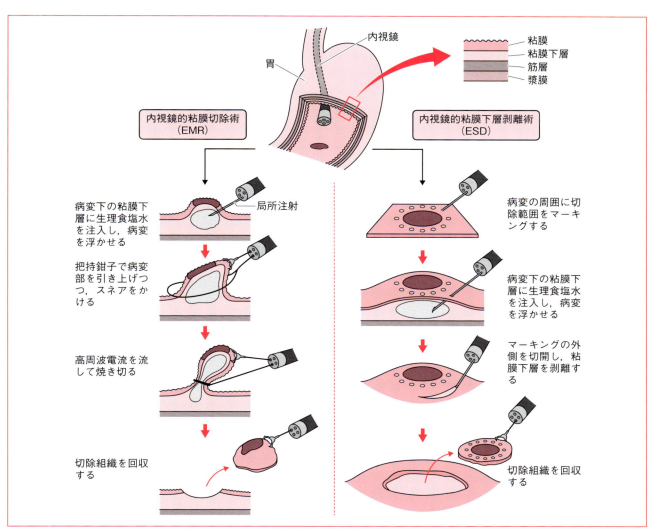

❷ 内視鏡的粘膜切除術（EMR）と内視鏡的粘膜下層剥離術（ESD）

診断
- 内視鏡検査で診断される．ルゴール（ヨード）液塗布，NBIによる方法があり，それにより内視鏡治療可能な早期がんの発見数が増加している．

治療
- 粘膜がんであれば，内視鏡的粘膜切除術（EMR），内視鏡的粘膜下層剥離術（ESD）で治療可能である（❷）．
- 粘膜下層以下に浸潤していれば，手術あるいは化学放射線療法で治療する．
- 標準的な胸部食道がん根治術は，右開胸による食道全摘出＋リンパ節郭清で，食道の代わりに胃を再建に用いることが多い．経路は後縦隔を通す術式が多く選ばれる．近年では，比較的早期のがんには手術侵襲の軽度な胸腔鏡下切除術が普及してきている．
- 食道壁は漿膜を欠いているので，周囲臓器に浸潤しやすく，リンパ流も豊富なため，胃がんや大腸がんに比べて再発傾向が高い．また食道がんは他の頭頸部がんとの重複が多いのも特徴である．切除例の5年生存率は40％程度（早期がんは85％以上）である[2]．

5 胃がん

概要
- 胃がんは2014年度，死亡者数4万7,903人，男性2位，女性3位．死亡者数は肺がんに次いで2位であるが，1960年代から減少傾向にある．男女比は，1.9：1である[1]．

【用語解説】
ルゴール（ヨード）液塗布内視鏡：正常食道粘膜は細胞内のグリコーゲンとヨードが反応して茶褐色に染まるが，がん領域は染まらない．そのため，不染部分を生検することで，早期食道がんの診断が可能である．

NBI内視鏡：NBI（narrow band imaging，狭帯域光観察）は短い波長（415 nmと540 nm）の光を粘膜に当てることで，早期がんによる粘膜の微細な表面構造や毛細血管の変化をとらえる技術．頭頸部がん，胃がん，大腸がんにも用いられている．

EMR：endoscopic mucosal resection
ESD：endoscopic submucosal dissection

- 部位別では，胃下部＞胃中部＞胃上部の順である．病理組織学的には，下部（前庭部）には萎縮粘膜に起こった腸上皮化生を背景とした分化型腺がんが多く，胃体部には未分化型腺がんが多い．
- 肉眼分類としてボールマン（Borrmann）分類が用いられる（❸）．予後は，1型＞2型＞3型＞4型の順である．4型は，がん細胞が間質にびまん性に浸潤し，胃壁が高度に肥厚・硬化したものでスキルスがんと呼ばれ，病理組織学的には印環細胞がんか低分化腺がんで予後不良である．比較的，若年者，女性に多い傾向がある．
- 早期胃がんは，深達度が粘膜下層までのもので，リンパ節転移の有無は問わないと定義されている[2]．
- 早期胃がんに特有の症状はなく，検診などで発見されることが多い．進行がんになれば，消化管出血，体重減少などが現れる．

診　断

- 腫瘍マーカーとしては，CEA，CA19-9などがあるが，早期胃がんでは陰性のことが多い．
- 確定診断は，内視鏡下生検によって行う．

治　療

- 現在のガイドライン[4]では，20 mm以下の肉眼的粘膜がんで分化型がんが内視鏡治療の適応となる．近年進歩したESDでは，従来法に比べて大きな病変を一括切除できるようになり，内視鏡治療の適応が広がった．
- 外科療法の原則は，病巣を含めた胃切除＋所属リンパ節郭清である．一般に噴門部近くのがんには胃全摘が，胃角部より肛側のがんには幽門側胃切除が行われる．
- 根治切除不能例に対しては，フルオロウラシルとシスプラチン（CDDP）を中心とした化学療法を行う．早期がんの5年生存率は92%前後，進行がん術後は30～45%程度である[2]．

胃切除後の合併症

ダンピング症候群

①早期ダンピング症候群：食後20分くらいで起こる．高張な食物が小腸に急激に侵入するために起こる循環血漿量低下と，急な小腸壁伸展によるセロトニン，ブラジキニン，ヒスタミン，カテコラミンなどの過剰分泌に基づく腹痛，気分不良，頻脈，発汗，顔面紅潮などの不快な症状を呈する．

②後期ダンピング症候群：食後2～3時間で起こる．小腸にいっときに大量の食物が流入するために起こる急激な血糖上昇に対し，反応性にインスリンが過剰分泌し，低血糖症状を起こす．

胃切除後の貧血

①鉄欠乏性貧血：胃酸欠乏による鉄のイオン化障害[*3]に基づく．術後数年以内に起こる可能性がある．

②ビタミンB_{12}欠乏性貧血：胃内因子欠乏による．術後3～5年目以降に出現するため，定期受診終了後であれば発見されにくい．

胃切除後の骨病変

- Ca，マグネシウムの吸収障害に基づく骨粗鬆症，骨軟化症が知られている．

胃切除後の胆石

- 胃切除時の迷走神経切離に起因する．

逆流性食道炎

- 胃全摘の場合，噴門機能の喪失による．

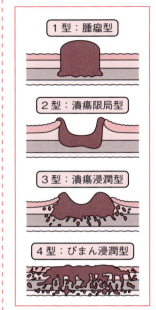

❸ 進行胃がんのボールマン分類

CEA：carcinoembryonic antigen（がん胎児性抗原）
CA19-9：carbohydrate antigen 19-9（糖鎖抗原19-9）

豆知識

ABC検診：萎縮性胃炎の血清学的診断である．ペプシノーゲン値の低下およびペプシノーゲンI/II比の低下が，胃がんの高リスク群の囲い込みに有用で，検診に用いられている．胃がんのABC検診と呼ばれており，H. pylori感染の有無と併せて，被検者の胃がんのリスクを4群に層別化することが可能である．

[*3] 三価の無機鉄は胃酸によって二価鉄に変換されないと吸収されない．

3 腸疾患

1 炎症性腸疾患

潰瘍性大腸炎

概　要

- 潰瘍性大腸炎（ulcerative colitis）とは，主に大腸粘膜に病変をもつ，原因不明の慢性炎症性腸疾患である．発症年齢は，25歳ごろと50歳ごろの二峰性のピークがあるが，近年高齢での初発が増加傾向にある．
- 平成26年度17万781人が特定疾患医療受給者証交付を受けている[5]．交付率は人口10万人に130人程度で，クローン（Crohn）病の約4倍である．
- 一般に病変は直腸に始まり，連続性に口側に向かう．病変の部位によって，全大腸炎型（最多），左側大腸炎型，直腸炎型（数％）に分ける．病変が小腸に及ぶことはまれで，肛門病変もない．
- 病理組織学的には，粘膜あるいは粘膜下層を中心とした非特異性炎症である．

診　断

- 典型的な初発症状は，粘血便，下痢である．重症例では，血性下痢，腹痛，発熱，体重減少，貧血をきたす．
- 血液生化学検査では，貧血，白血球上昇，CRP高値，低たんぱく血症などを示すが，特異的所見はない．
- 内視鏡検査では，直腸から口側に向かって連続性にびらん，潰瘍を認める．そのほか，粘膜が全周性に脱落し，残存した粘膜が浮腫で盛り上がったために小ポリープが多発しているようにみえる偽ポリポーシス，大腸ハウストラの消失による鉛管状腸管などがみられる場合がある（❹）．
- 病理組織学的には，粘膜，粘膜下層に炎症細胞浸潤，陰窩膿瘍，杯細胞の減少などを認める．
- 大腸以外の合併症として，原発性硬化性胆管炎，壊疽性膿皮症，結節性紅斑，虹彩毛様体炎，ぶどう膜炎などが知られている．

治　療

- 軽症〜中等症には，5-アミノサリチル酸（5-ASA）製剤が有効である．5-ASA製剤の内服のみ，ないしは無治療でもコントロール良好となる軽症例もあり，過度のストレスをさけた規則正しい生活習慣を守り，経過の良いケースも少なくない．
- 重症例には，ステロイドを経口または，点滴で投与する．ステロイド抵抗例には，免疫抑制薬や生物学的製剤も試みられる．
- 難治例に対して，体外循環を利用した血球成分除去療法（顆粒球除去療法，白血球除去療法）の有効性が示されている．
- 内科治療困難例や長年にわたってステロイド投与から離脱できないケースには，大腸全摘術が行われる．基本的に大腸のみに病変を有する潰瘍性大腸炎では，外科手術が根治術となる（クローン病との違い）．
- 発症後最初の5年間は急性増悪のための手術例が多く，その後難治例の手術が増え，10年目以降は発がん例に対する手術が増える．
- 術後，大腸が喪失するので便塊の水分吸収が不十分となり水様性の下痢となるが，小腸の水分吸収能が亢進する適応が起こり，徐々に軽減する．
- 長期的な合併症として，大腸がんの発症がある．炎症反応の持続例（10年以上），若年発症例，全大腸炎型などにリスクが高い．潰瘍性大腸炎に併発する大腸がんは多発傾向で低分化腺がんが多いため，発がん例は大腸全摘術の適応となる．

CRP：C-reactive protein（C反応性たんぱく）

【用語解説】

陰窩膿瘍：腸粘膜にある小さな管状のくぼみを腸陰窩という．潰瘍性大腸炎では，大腸粘膜の腸陰窩に膿（膿瘍）の貯留を認め，特徴的病理所見の一つとされる．

杯細胞：ムチンを分泌する粘液分泌細胞で，大腸に多い．上部が分泌顆粒で膨らみ平たくなっており，下部に核などが圧縮された様子であることからこのように命名されている．

●MEMO●
近年，潰瘍性大腸炎の経過中に起こるサイトメガロウイルス（CMV：cytomegalovirus）による腸炎が，急性増悪や治療抵抗性の要因として注目されている．血中CMV抗原（C7-HRP）陽性で診断し，抗ウイルス薬（ガンシクロビル）や免疫グロブリン製剤による早期治療が必要である．

●MEMO●
重篤な合併症として，中毒性巨大結腸症がある．結腸の一部が著明に拡張し（直径6cm以上），下痢，血便，腹痛の増悪，炎症反応の増悪など中毒症状を示すもので，単純X線や腹部CTで診断し，緊急手術を行う．

④ 潰瘍性大腸炎（UC）とクローン病（CD）の比較

	潰瘍性大腸炎（UC）	クローン病（CD）
平成26年度における患者数	17万781人（CDの約4倍）	4万885人
初発年齢	若年と中高年の二峰性	10歳代後半〜20歳代前半
主症状	粘血便	腹痛，発熱，やせ
合併症	●中毒性巨大結腸症 ●原発性硬化性胆管炎 ●大腸がんの発生	●瘻孔形成 ●肛門病変（痔瘻） ●頻回の手術による短腸症候群
肉眼的病変	●直腸からの連続病変 ●鉛管像	●飛び石病変 ●敷石像
病理所見	●粘膜に限局した病変 ●陰窩膿瘍	●粘膜〜筋層〜漿膜の全層性病変 ●非乾酪性肉芽腫
特徴的治療	●5-ASA製剤 ●血球成分除去療法	●成分栄養療法 ●抗TNF-α抗体製剤
手術	大腸全摘術（根治術）	狭窄部，瘻孔部除去術（非根治術）

TNF：tumor necrosis factor（腫瘍壊死因子）．

⑤ IOIBDスコア

下記の10項目に各項目1点を割り振り，合計2点以上で活動期，1点以下で寛解期とする

①腹痛
②1日に便回数6回以上または粘血便
③肛門部病変
④瘻孔
⑤その他の合併症
⑥腹部腫瘤
⑦体重減少
⑧発熱（38℃以上）
⑨腹部圧痛
⑩貧血（ヘモグロビン10g/dL以下）

- がん化の早期発見のためには，症状が安定していても，定期的な内視鏡検査によるフォローアップが必要である．

6 クローン病

概要

- クローン（Crohn）病とは，炎症性腸疾患（IBD）の代表的疾患で，回腸末端部に好発する原因不明の慢性非特異性肉芽腫性炎症である．

IBD：inflammatory bowel disease

- 10歳代後半〜20歳代前半に初発することが多い．男女比は，2：1程度．欧米に多い疾患であるが，日本でも増加傾向が著しく，毎年10％程度患者数が増加している．平成26年度の特定疾患医療受給者証交付件数は4万885人，交付率は人口10万人対32.2人である[5]．

潰瘍性大腸炎とクローン病は，同じ炎症性腸疾患でも似て非なる病気．違いをしっかり整理して覚えよう（④）！
潰瘍性大腸炎は"大腸粘膜をカンナで削る"，クローン病は"消化管にキリで穴を開ける"とイメージすると，違いがわかりやすい．

- 病変の部位によって，小腸型，大腸型，小腸大腸型（最も多い）に分けられる．
- 病理組織学的には，リンパ球や形質細胞の浸潤を主とする粘膜から筋層，漿膜に至る炎症がみられる．病変は口腔から肛門に至る消化管のあらゆる部位で起こりうる．

診断

- 典型的な症状は，右下腹部痛（虫垂炎と紛らわしい），下痢，痔瘻（肛門病変）である．血便の頻度は，潰瘍性大腸炎に比べて少ない．発熱，体重減少をきたす．
- 血液生化学検査では，慢性炎症，消化管の吸収障害，消化管からのたんぱく漏出，感染の合併などを反映して，貧血，低たんぱく血症，CRP高値などを示すが，クローン病に特異的なマーカーは見つかっていない．活動性の指標としてIOIBDスコア（⑤）が汎用されている．

IOIBD：International Organization For the Study of Inflammatory Bowel Disease

- 内視鏡にて，回盲部に好発する病変を認める．病変は非連続性（skip lesion，飛び石病変）で，消化管の走行方向に延びる縦走潰瘍を認める．肛門病変を有する頻度が高い．深い潰瘍病変が消化管を貫き，隣り合う消化管どうしや，肛門，泌尿器，皮膚などとのあいだにトンネルを形成する，瘻孔を認める場合も多い．
- 病理組織学的には，非乾酪性肉芽腫性病変を認める場合もあるが（30％程度），特異的所見に乏しい．

治療

- 活動期には，腸管の安静と食事由来のたんぱく質によるアレルギー性抗原の除去を目指し，たんぱく質源としてアミノ酸を用いた成分栄養剤による経腸栄養療法が有効である．
- 寛解期には，高カロリー，低脂肪，低食物残渣の食事と，不足する栄養分は成分栄養剤を併用することで補う．

豆知識

在宅経腸栄養療法として，昼食は脂肪制限，低残渣な食事を摂り，夜間は自己で経鼻的に細い消化管チューブを挿入し，電動ポンプによって滴下時間を調整しながら成分栄養剤を一晩かけて注入する方法があり，保険診療として認められている．

- 薬物療法としては，大腸病変に5-ASA製剤，活動期にはステロイド，寛解期には免疫抑制薬（アザチオプリン，メルカプトプリン水和物〈6-MP〉）などが用いられる．近年，生物学的製剤として**抗TNF-α抗体製剤**（インフリキシマブ，マダリムマブ）が用いられるようになり，難治例の寛解導入にきわめて有効である．
- 外科療法は，難治性の瘻孔や高度な狭窄病変の切除を目的に行われるが，クローン病に対する手術は，潰瘍性大腸炎と違い，根治術にはなりえないので，保存療法で病状の安定を維持して，手術は極力回避しなければならない．
- 再発を繰り返すため，手術回数が多くなりがちである．頻回の切除で残存小腸が短くなり，栄養素，水分の吸収障害をきたす短腸症候群（おおむね残存小腸が1.5 m以下でリスクが高まる）に至る場合もある．
- 潰瘍性大腸炎ほどの頻度ではないが，消化管がん（回盲部や痔瘻部に多い）の発症にも注意が必要である．

2 過敏性腸症候群

概　要
- 過敏性腸症候群（irritable bowel syndrome）は，便秘，下痢（あるいは下痢と便秘が交互にみられる場合も多い），腹痛の症状が持続するが，腸管に器質的な病変がない機能性疾患であり，心因との関連性が大きい病態と考えられている．
- 思春期や更年期の女性，中年期の男性などにみられる．

診　断
- 2016年に改訂されたROMA IV基準[*4]では，少なくとも6か月以上前から症状が出現し，過去3か月，1週間につき4回以上の腹痛があり，①排便により改善する，②排便頻度と関係する，③便の形状と関係する，の3つのうち2つ以上に当てはまる場合に診断される．
- 内視鏡検査で腸管における器質的病変がないことを確認する．通常は体重の減少や血便などはなく，血液生化学検査で著変を認めない．

治　療
- 下痢や便秘，腹痛に対して対症的に薬剤を投与しても改善がなければ，心療内科，精神科へ紹介する．心身医学療法（自律訓練法，カウンセリングなど）が有効な症例，抗不安薬，抗うつ薬が奏効する症例も少なくない．

3 便　秘

概　要
- 何らかの原因で排便が困難になる病態が便秘（constipation）である．消化管，主に大腸に腫瘍や狭窄部位があるため便塊が通過障害をきたす器質性便秘と，器質的病変を認めない機能性便秘に大別される．
- 機能性便秘は高齢者に多く，以下に区分される．
- 弛緩性便秘：大腸の筋緊張の低下，蠕動運動の低下，腹筋の低下により排便時十分な腹圧がかからないことなどに起因する．
- けいれん性便秘：心因性ストレスなどが要因となり大腸が過緊張状態となり，便の円滑な移送が妨げられる．

治　療
- 器質性便秘に関しては，通過障害の原因を除去する．
- 頻度の高い弛緩性便秘の対策は，食物繊維の豊富な食事，十分な水分摂取，適度な運動などの生活習慣の改善を勧める．
- 薬物療法としては，「**MEMO**」に示す薬剤を症状に合わせて使い分ける．単一の薬剤を大量に飲むのではなく，機序の異なる下剤を少量ずつ組み合わせるほうが副作用は少ない．

豆知識
抗TNF-α抗体製剤：血管内皮に作用し，局所における微小循環障害を起こし，IBDの病態に中心的な役割を果たしているサイトカインであるTNF（tumor necrosis factor，腫瘍壊死因子）-αの作用を抑制する薬剤．点滴薬であるインフリキシマブ，皮下注射されるマダリムマブが用いられている．当初は難治症例に用いられて高い寛解率を示し，最近では発症早期，術後の再燃抑止にも用いられるようになり高い効果をあげている．

[*4] 機能性消化管障害の国際的な作業部会であるRome委員会によって2016年に出された診断基準．

●MEMO●
下剤の分類
Ⅰ．緩下剤
①酸化マグネシウム：便を軟らかくして排便を促す．安価で効果が高いので日本では広く用いられてきた．漫然と大量に飲むと，副作用として高マグネシウム血症を起こすことがある．
②ルビプロストン：小腸で腸液の分泌を促し，便を軟らかくして排便を促す．酸化マグネシウムのような副作用がなく，高齢者や腎機能低下例でも使える．
③リナクロチド：便秘型過敏性腸症候群の治療薬．腸液の分泌を促し，便を軟らかくする．便秘に伴う腹部膨満や腹痛も改善する．
④胆汁酸トランスポーター阻害剤（エロビキシバット）：回腸末端の胆汁酸トランスポーターを阻害し，胆汁酸の再吸収を抑制する結果，大腸に流入する胆汁酸量が増加して大腸粘膜からの水分分泌を促し，蠕動運動を活発化させることで，排便を促進する．
Ⅱ．刺激性下剤
アントラキセノン誘導体・ジフェノール誘導体など：大腸を刺激し，蠕動運動を高めて強制的に便を排出する強力な下剤．連日服用すると，習慣性，依存性，耐性（効きにくくなる）を起こしやすいので，頓服で用いる方がよい．

4 大腸がん

概要
- 2014年度，死亡者数4万8,485人，死亡者数で，男性3位，女性で1位[1]．部位別頻度では，直腸がんは減少傾向にあり，約30％程度，結腸では，S状結腸＞上行結腸＞横行結腸＞盲腸＞下行結腸の順である．男女比は，1.2：1程度である[2]．
- 組織型の多くは高〜中分化腺がんで，比較的予後の良いものが多い．

診断
- 便の性状が水様性である上部結腸は，自覚症状に乏しく，下部結腸，直腸は血便，便秘，残便感などの症状が現れやすい．
- スクリーニング法として，ヒトヘモグロビンに反応する免疫学的便潜血反応の有用性が認められている．2日間検査して一度でも便潜血陽性であれば，内視鏡や注腸造影検査を行う．
- 腫瘍マーカーとしては，CEAが高値を示すケースが多いが特異性は低く，早期がんでは上昇しないことが多い．
- 確定診断は，内視鏡下生検によって行う．

治療
- 粘膜内がんか，粘膜下層への浸潤が軽度である場合，内視鏡的粘膜切除術（EMR），内視鏡的粘膜下層剥離術（ESD）で治療可能である．術後の病理組織学的検討で，リンパ節転移の疑いがあれば追加的外科切除となる．
- 外科切除の原則は，原発巣の完全切除と所属リンパ節郭清である．近年は，少数であれば肺転移，肝転移も手術するケースが多い．
- 根治切除不能例には，フルオロウラシルとロイコボリン（LV）を基本としたFOLFOX療法やFOLFIRI療法など多剤併用の化学療法が行われる．
- 5年生存率は，大腸がんの肉眼分類であるデュークス（Dukes）分類にて，A：90％，B：70％，C：50％程度で，他の消化器がんと比べて予後良好である．部位別では，肛門に近いほど予後不良で，5年生存率も，結腸がん＞直腸がん＞肛門管がんとなっている．

●MEMO●
拡大電子内視鏡検査の進歩によって，色素散布した粘膜の微細構造であるピットパターンを解析するという，悪性部位の診断技術が進み，内視鏡治療が可能な早期がんの発見率が向上している．

【用語解説】
デュークス分類：進行大腸がんの進展度分類で国際的に頻用される．
A：がんが大腸壁の固有筋層の中にとどまっている状態
B：がんが大腸壁を越えて外に出ているが，リンパ節には転移していない状態
C：リンパ節転移している状態
D：他臓器に遠隔転移している状態

4 肝・胆・膵疾患

1 肝炎

急性肝炎

概要
- 急性肝炎（acute hepatitis）は，主に肝細胞で増殖するウイルス（肝炎ウイルス）によって引き起こされる肝臓の急性炎症性疾患である．現在知られている5種類の肝炎ウイルスの特徴をあげる（❻）．日本では，年間約30万人の罹患数がある[2]．
- A型肝炎が約半数程度を占め，B型肝炎が20〜30％程度で次いでいる．HCVのスクリーニング体制が確立して以降，輸血後C型肝炎は激減した[2]．
- ❻に示したように，主な感染経路は，A型とE型が経口感染，B型が性行為関連（STD），C型は血液を介する．
- A型肝炎は，現在50歳以下の世代では幼少期の自然感染による抗体を獲得していない率が高く，生ガキの摂取などHAVに汚染された食物を摂取することで感染者が出ると，家族内で集団感染するケースも少なくない．
- D型肝炎は，HBVの存在下で重感染し，B型肝炎の重症化をきたす．地中海沿岸や中

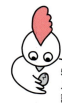

5種類の肝炎ウイルスの特徴は国家試験に頻出している．しっかり整理して覚えよう！

HCV：hepatitis C virus（C型肝炎ウイルス）

STD：sexual transmitted disease

HAV：hepatitis A virus（A型肝炎ウイルス）

HBV：hepatitis B virus（B型肝炎ウイルス）

❻ 肝炎ウイルスの特徴

	A型肝炎	B型肝炎	C型肝炎	D型肝炎	E型肝炎
核酸	RNA	DNA	RNA	RNA	RNA
発見年	1973	1964	1989	1977	1980
感染経路	経口	血液	血液	血液	経口
慢性化	なし	あり	あり	あり	なし
劇症化	まれ	あり	まれ	あり	あり(妊婦)
ワクチン	あり	あり	なし	HBVワクチン	なし

RNA：ribonucleic acid（リボ核酸），DNA：deoxyribonucleic acid（デオキシリボ核酸）．

東に患者数が多く，日本ではまれである．

- E型肝炎は，インド，ネパールなど東南アジア，アフリカ，メキシコなどが流行地である．日本ではまれであるが，イノシシ肉，シカ肉の生食が原因としてあげられる．妊娠後期（28週ごろ以降）に感染すると妊婦が重篤化するケースがあり，注意が必要である．
- 肝炎ウイルス以外のウイルス感染でも，程度の差はあるが一定の急性肝障害を起こすウイルスは多い．比較的強い肝障害をきたすウイルスとして，EBウイルス，サイトメガロウイルス，ヘルペスウイルスなどが知られている．そのほか薬剤，アルコールなどでも急性肝障害をきたす場合がある．

EB：Epstein-Barr（エプスタイン・バー）
AST：aspartate aminotransferase（アスパラギン酸アミノトランスフェラーゼ）
ALT：alanin aminotransferase（アラニンアミノトランスフェラーゼ）
T-Bil：total bilirubin（総ビリルビン）
IgM：immunoglobulin M（免疫グロブリンM）

診断

- 侵入したウイルス量にもよるが，数週程度の潜伏期を経て，全身倦怠感，発熱などのインフルエンザ様症状で発症し，肝障害が進めば，黄疸，褐色尿を呈する．
- 血液生化学検査では，肝細胞壊死の程度に応じてAST，ALTの上昇，T-Bilの上昇を認める．肝臓で産生するたんぱく質である血液凝固因子の目安である，プロトロンビン時間，ヘパプラスチンテストの低下は重症度の指標になる．
- 急性肝炎のウイルスマーカー（IgM型抗ウイルス抗体）が陽性になれば，起因ウイルスが判明する．

IFN：interferon

治療

- 黄疸を示す時期は，入院による安静が望ましい．
- A型急性肝炎はまれに腎不全を併発するが，多くは自然軽快し予後良好である．
- B型肝炎は，遺伝子型（genotype）によってA～Iの9種類に分類されるが，近年日本で増加しているgenotype A型の場合は15～20%に慢性化がみられ，問題となっている．
- C型急性肝炎の発症数は減っているが，60～70%と高率に慢性化することが知られているので，インターフェロン（IFN）による早期治療が望ましい．
- A型肝炎，B型肝炎にはワクチンがあり，予防が可能である．

 豆知識

ユニバーサルワクチン化：2016年10月から0歳児を対象にB型肝炎ワクチンの定期接種が始まった．

ICU：intensive care unit（集中治療室）

Column　劇症肝炎

急性肝炎のうち，肝性脳症をきたし，肝不全から死に至る可能性のある重篤な急性肝炎を劇症肝炎（fulminant hepatitis）という．日本では，肝炎発症後8週間以内に昏睡度II以上の肝性脳症を呈し，プロトロンビン時間が40%以下になったものと定義される．抗ウイルス薬の進歩などによって近年減少傾向にあり，現在年間500例程度が発症している．B型肝炎ウイルスによるものが40%程度を占める．救命率は30%程度であるが，発症後10日目以降に肝性脳症が現れる亜急性型の予後がより不良である．血漿交換や持続的血液濾過透析などICU管理のもと集学的に治療する．保存療法では回復困難と予測されるケースには，生体部分肝移植の適応がある．

慢性肝炎

概要[2)]
- 肝炎が6か月以上持続するものを慢性肝炎(chronic hepatitis)という．現在は，C型慢性肝炎が70％程度，B型慢性肝炎が20％程度を占める．
- C型肝炎は60歳以上の世代に感染率が高い(数％)が，輸血後C型肝炎の減少に伴い，若い世代ほど感染者は減少している．
- B型肝炎も主な感染経路である母子感染が，出産時の免疫グロブリン製剤とワクチン投与によって防御され，20歳未満の新規持続感染者はきわめてまれとなり，患者数は減少傾向にある．

診断
- 慢性肝炎は自覚症状に乏しく，多くは偶然の機会や検診の際の血液検査で発見される．
- 血液生化学検査では，AST，ALTの上昇を認める．
- C型慢性肝炎ではHCV抗体陽性，血中HCV RNA陽性で診断する．B型慢性肝炎は，HBs抗原陽性で，ウイルス増殖能は血中HBV DNA定量で判断する．

治療
- C型慢性肝炎に対しては，従来注射薬であるIFN療法が中心であったが，IFN投与に伴う副作用(発熱，倦怠感，食欲不振，うつ傾向など)のため，高齢者は治療困難であった．
- 現在は，ウイルス増殖を抑制する経口ウイルス薬(直接作用型抗ウイルス薬，DAA)を2種類，3か月間内服することで，95％程度ときわめて高い頻度でC型肝炎ウイルスの完全排除(SVR)が達成される．副作用も軽微で，高齢者にも投与可能である．
- B型慢性肝炎に対しては，経口抗ウイルス薬である核酸アナログ製剤が使用され，B型肝炎ウイルスの増殖は抑制可能である．

2 肝硬変

概要
- 慢性肝炎の進展した病態で，肝臓全体に線維性隔壁に囲まれた再生結節が形成された状態を肝硬変(liver cirrhosis)という．
- 日本では，80％程度がウイルス性肝炎が原因で，60％程度がHCV，15％程度がHBVに由来している．アルコール性肝硬変は10％程度，そのほかに自己免疫性肝炎，原発性胆汁性肝硬変などもある[2)]．
- 最近増加しつつある原因としてNASH(非アルコール性脂肪肝炎)が注目されている．
- 機能的分類として，肝機能低下に基づく症状が目立たない代償期と，黄疸，腹水，肝性脳症など肝不全症状が明らかな非代償期に分ける．
- 肝硬変の代表的進展度分類としてチャイルド・ピュー(Child-Pugh)分類が用いられ(❼)，おおむね分類Aは代償期，分類Bは移行期，分類Cは非代償期に相当する．
- 肝硬変の三大死因として，従来から肝不全，食道・胃静脈瘤破裂，肝がんがある．

❼ チャイルド・ピュー分類

	1点	2点	3点
脳症	なし	軽度	時々昏睡
腹水	なし	少量	中等量
血清ビリルビン値(mg/dL)	2.0未満	2.0〜3.0	3.0超
血清アルブミン値(g/dL)	3.5超	2.8〜3.5	2.8未満
プロトロンビン活性値(％)	70以上	40〜70	40未満

各項目のポイントを加算し合計点で分類する．
A群：5〜6点．B群：7〜9点．C群：10〜15点．

【用語解説】
DAA (direct-acting antiviral agent)：HCVが肝細胞の中で増殖するためにはHCV自身がつくる3種類のたんぱく質，①NS3：HCVのたんぱく質を適切に切断するプロテアーゼ，②NS5A：HCV複製過程の複合体形成の中心的役割を担うたんぱく質，③NS5B：HCVのRNA複製をつかさどるポリメラーゼ，が必須である．DAAはこれらの3種類のいずれかの活性をピンポイントに阻害してHCVの増殖を止める，内服の抗ウイルス薬である．
3種類のうち，異なる2種類のたんぱく質の活性を阻害するDAAを併用することが多い．奏効率95％以上ときわめて有効性が高いが，無効に終わると，投与されたDAAに耐性のウイルス株をつくってしまい，再治療薬の選択肢が少なくなる．

SVR：sustained viral response

【用語解説】
核酸アナログ製剤：核酸アナログ(核酸類似物質)というカテゴリーに分類され，ウイルス遺伝子の逆転写過程(mRNAからDNAが転写される過程)を阻害する．薬の中止によって多くのケースでウイルス増殖が再燃すること，単剤の使用では薬剤耐性株ができやすいこと，が問題点である．

● MEMO ●
HBVの再活性化：B型肝炎の感染既往のある人(HBs抗体陽性者)が，免疫抑制薬や抗がん剤(リツキサンなど)投与を受けた場合，HBVウイルス増殖が再活性化して重篤な肝炎をきたす場合があり，注意が必要である．

NASH：nonalcoholic steatohepatitis

診 断

- 肝機能低下による肝不全症状として，黄疸，腹水，肝性脳症がみられる．
- 肝臓の線維化を反映して門脈血流が低下し，代償性に門脈圧が上昇，脾腫や食道・胃静脈瘤の形成の原因となる．
- 身体所見として，皮膚瘙痒感，女性ホルモン（エストロゲンの肝における不活化障害を反映する）の影響で，男性の女性化乳房，手掌紅斑，くも状血管腫などがみられる．
- 血液生化学検査では，肝細胞障害を反映するAST，ALT[*5]の上昇，T-Bil上昇，たんぱく質合成能低下を示すAlb低下，プロトロンビン活性低値，汎血球減少，特に血小板数の低下[*6]がみられる．
- 肝性脳症の要因となるNH_3上昇，血中フィッシャー（Fischer）比（分枝アミノ酸/芳香族アミノ酸）の低下などを認める．
- 画像的には，腹部エコー，CT，MRIにて肝臓の萎縮，表面の凹凸不整，脾腫，腹水などを認め，内視鏡検査にて食道・胃静脈瘤を認める．

治 療

- 代償期肝硬変には，DAAを用いた抗ウイルス療法も可能となった．
- 食道・胃静脈瘤に関しては，内視鏡的硬化療法（EIS），内視鏡的食道静脈瘤結紮療法（EVL）などが進歩し，コントロール可能となった．
- 肝がん治療の進歩も著しい（後述）．
- 栄養療法として，肝硬変に特徴的なアミノ酸代謝異常であるフィッシャー比の低下に対して，BCAA補充療法が行われ，①肝性脳症の軽減，②低Alb血症の軽減が認められる．
- 近年日本では，肝不全治療として生体部分肝移植が行われるようになり，移植後の10年生存率70％程度と良好な治療成績を得ている[2]．

3 脂肪肝

概 要

- 肝臓に過剰な中性脂肪が蓄積した病態（組織標本中30％以上の肝細胞に脂肪滴が貯留した状態）を脂肪肝（fatty liver, hepatic steatosis）という．
- 肥満，メタボリック症候群（シンドローム）が増加している現在，検診などのデータから，成人男子の30％，成人女子の10％以上に脂肪肝がみられ，きわめて罹患率の高い疾患である．
- 脂肪肝の原因は大別すると，アルコール性（日本酒換算で3合/日以上，5年以上継続の飲酒歴を有する）と非アルコール脂肪肝疾患（NAFLD）に分けられる．
- NAFLDはさらに，肝生検による病理組織学的診断でアルコール性肝障害類似の炎症と線維化がみられるNASHと，それらがみられない単純性脂肪肝に分けられる．
- NASH：NAFLDの10％程度にみられ，肝硬変，肝細胞がんに至るケースもある進行性の病態である．NASHは，メタボリック症候群の肝臓における表現型ともいわれる．
- 単純性脂肪肝：原因（肥満や過栄養など）が軽減すれば，肝の脂肪蓄積も軽快する可逆性の病態である．

診 断

- 血液生化学検査で肝機能異常（AST，ALT，γ-GTの高値），脂質異常，耐糖能異常，Ch-E・尿酸値高値を認めることが多い．
- 画像診断では，肝臓への過剰な脂肪蓄積を反映して，CTで肝臓がlow density化（肝臓が黒っぽく見える），腹部エコーでは肝臓のエコーレベルが上昇し（肝臓が白っぽく見える），肝腎コントラスト（肝臓のエコーレベルが隣り合う腎臓のエコーレベルより白く見える）（❽），深部エコーの減衰（脂肪蓄積のため深部にエコーが届きにくくなる）などがみられる．

[*5] 慢性肝炎ではAST＜ALTだが，肝硬変ではAST＞ALTとなることが多い．

[*6] 10万/μL以下となるのが，肝硬変の目安として有用．

【用語解説】
フィッシャー比：分枝アミノ酸（BCAA：branched chain amino acid；イソロイシン，ロイシン，バリン）と，芳香族アミノ酸（AAA：aromatic amino acid；チロシン，フェニルアラニン）のモル比（BCAA/AAA）．健常者のフィッシャー比は，3～4でほぼ一定である．肝機能が低下すると，肝臓でのアミノ酸代謝が低下し，チロシンやフェニルアラニンの血中濃度が上昇，筋肉における分枝アミノ酸分解が促進されることから，血中のフィッシャー比が低下する．

EIS：endoscopic injection sclerotherapy
EVL：endoscopic variceal ligation

NAFLD：non-alcoholic fatty liver disease
γ-GT：gamma-glutamyltranspeptidase（γグルタミルトランスペプチダーゼ）
Ch-E：cholinesterase（コリンエステラーゼ）

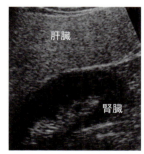

❽ 腹部エコーによる脂肪肝診断：肝腎コントラスト

（日本肝臓学会編．肝臓病の理解のために 4 ウイルス以外による肝臓病．p.3. http://www.jsh.or.jp/files/uploads/4-Liver_disease.pdfより）

- 現時点では，予後の良い単純性脂肪肝とNASHを鑑別するには，侵襲的な肝生検による組織診断をするしかなく，非侵襲的診断法の開発が待たれている．

治療

- 過栄養，運動不足による肥満が脂肪肝の成因に深くかかわっているので，食生活の是正と適度な有酸素運動によって減量することがファーストステップとなる．
- 多くの症例で，現体重の5％程度の減量（体重80 kgの人なら4 kgの減量）で肝機能異常はかなり改善する．
- 進行性の病態であるNASHに対しては現時点で有効性が確立した薬剤はなく，早期に診断して生活習慣を是正することで減量し，脂肪肝の軽減を目指す．
- 進行したNASHは，徐々に肝の脂肪蓄積が少なくなり（burned-out NASH），原因不明の肝硬変として取り扱われているケースが多いと推定されている．
- 進行したNASHの治療は，肝硬変に対する治療に準じる．

脂肪肝の治療は，栄養療法，運動療法による減量がいちばん大切．管理栄養士の腕の見せ所でもある！

4 肝がん

概要

- 2014年度，死亡者数2万9,543人，死亡者数男性4位，女性6位[1]．日本においては，HCV感染を70％程度，HBV感染を15％程度に認める．アルコール性肝硬変が数％程度ある[2]．
- 近年，非B型および非C型の肝硬変由来の肝がんが増加傾向にあり，母地としてNASHが注目されている．
- C型慢性肝炎1～1.5％，C型肝硬変5～8％，B型慢性肝炎0.5～1％，B型肝硬変2.5～3％程度の年間肝がん発症率があり，ウイルス性慢性肝炎，肝硬変は際立った肝細胞がん高リスク群である[2]．

診断

- 初期には自覚症状はないので，早期発見のためには，上記のウイルス性慢性肝炎，肝硬変患者に対して定期的なスクリーニング検査を行うことが重要である．
- 肝細胞がんの腫瘍マーカーとして，AFP，PIVKA-Ⅱが知られており，肝細胞がんの進展に伴って，いずれか，あるいは両方とも上昇するケースが多く，同時測定によるフォローアップが有用である．
- 画像診断として，腹部エコー，腹部造影CT，腹部造影MRIがあり，いずれも診断能の進歩により2 cm以下の小肝がんの発見が可能である．
- 慢性肝炎患者には4～6か月に一度，肝硬変には3か月に一度，上記腫瘍マーカーの測定とともに，いずれかの画像検査を組み合わせてフォローアップすることが望ましい．

AFP：alpha-fetoprotein（アルファ胎児性たんぱく質）
PIVKA-Ⅱ：protein induced by vitamin K absence or antagonists-Ⅱ（ビタミンK欠乏性たんぱく-Ⅱ）

治療

- 肝細胞がんの標準的治療法を示す（❾）．外科切除，内科的局所治療（ラジオ波焼灼療法，❿），カテーテルを用いた肝動脈化学塞栓療法（TACE）が三本柱である．
- その他，陽子線や重粒子線を用いた放射線療法，分子標的薬を用いた化学療法，基準を満たした症例には肝移植など，さまざまな治療法が開発されている．
- 早期肝がん（腫瘍径2 cm以下，単発）であれば，5年生存率は70％程度に上る．しかし，初回治療で治癒切除できても，3年後の再発率が50～60％ときわめて高率であり，長期生存を得るには，個々の症例の経過に応じて上記の治療法を適宜組み合わせる集学的治療が必要である[2]．

TACE：transcatheter arterial chemo-embolization

5 胆石症，胆囊炎

概要

- 胆囊内に形成された結石を胆石，胆管内の結石を胆管結石という．

【用語解説】
胆石：結石の成分から，コレステロール系結石と色素系結石に大別される．近年コレステロール系結石が増加し，全体の70％程度を占める．肥満，2型糖尿病，脂質異常症との関連が深い．コレステロールが過剰となった胆汁から胆囊内でコレステロール結晶が析出して形成される場合が多い．色素系結石は細菌感染が成因に関与し，ビリルビンの重合体である黒色石とビリルビンカルシウム結石がある．

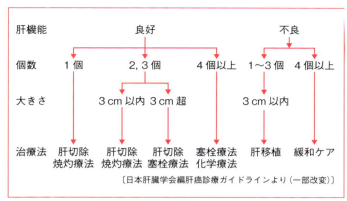

❾ 肝がんの治療法
（日本肝臓学会編．肝臓病の理解のために　5　肝がん．p.5. http://www.jsh.or.jp/files/uploads/5-Liver_cancer.pdfより）

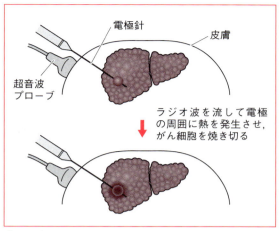

❿ 肝がんに対するラジオ波焼灼療法

- 多くは無症状で経過するが，高脂肪食摂取などをきっかけに結石が嵌頓し，胆道の通過障害をきたすと，時に疝痛発作（右季肋部から上腹部にかけての強い痛み）を起こす．また腸管からの逆行性感染を伴う胆嚢炎（cholecystitis）や胆管炎を引き起こし，発熱や黄疸を呈する．無症状のものを含めて，成人の胆石保有率は10％程度と推定されている．
- 部位は胆嚢内が80〜90％と多く，胆管では10％程度である．

診断

- 血液生化学検査では，胆道系酵素（ALP，LAP，γ-GT）の上昇，ビリルビン上昇，感染を伴えば白血球増多，CRP上昇をきたす．
- 画像診断では，腹部エコーで高エコー，胆石の後方エコーが欠損（acoustic shadow）としてとらえられる．胆嚢炎を発症すれば炎症性の胆嚢壁肥厚がみられる．
- 胆道系の結石の診断は，MRIによる胆道撮影（MRCP）が有用である．単純X線では写らない（X線陰性）結石が多い．

治療

- 無症状の胆嚢結石は経過観察してよい．コレステロール系結石には経口胆石溶解薬（ウルソデオキシコール酸など），体外衝撃波砕石術（ESWL）を試みる場合もある．
- 有症状であったり，胆嚢炎，胆道感染を繰り返す症例には腹腔鏡下胆嚢摘出術が第一選択となる．開腹胆嚢摘出術に比べて侵襲が低く，術後の創部も目立たない．通常，数日の入院で治療可能である．

6 胆嚢がん，胆道がん ⓫

胆嚢がん

- 60歳以上の女性に多く，40％に胆石症を合併する．リスク因子として，先天性膵管・胆管合流異常が知られている．早期がんは，粘膜または固有筋層内にとどまるもので，リンパ節転移の有無は問わない．
- 初期には自覚症状はなく，進行すれば，右季肋部痛，黄疸などが現れる．検診などの超音波検査で発見されることが多い．
- 胆嚢ポリープで直径1cm以上になると，ポリープ内がんの頻度が増えるため胆嚢切除の対象となる．
- 早期がん切除例の5年生存率は80％以上と良好であるが，進行がんでは，漿膜下層までなら50％程度，漿膜まで及んでいれば10％以下に低下する．現時点における化学療法の有効性は低い[2]．

ALP：alkaline phosphatase（アルカリホスファターゼ）
LAP：leucine aminopeptidase（ロイシンアミノペプチダーゼ）

MRCP：magnetic resonance cholangiopancreatography（核磁気共鳴胆管膵管撮影）

ESWL：extracorporeal shockwave lithotripsy

● MEMO ●

総胆管結石：結石が総胆管に嵌頓した総胆管結石は，黄疸・感染をきたすと急性化膿性閉塞性胆管炎を発症し，敗血症，DIC（disseminated intravascular coagulation，播種性血管内凝固症候群），多臓器不全に至り，高齢者には予後不良となりうる病態である．診断がつけば内視鏡的逆行性胆管膵管造影（ERCP：endoscopic retrograde cholangiopancreatography）を行い，内視鏡的結石除去を試みる．

胆管がん

- 頻度は胆嚢がんと同程度であり，男女比は2：1と男性に多い．リスク因子として，先天性総胆管拡張症が知られている．無痛性の進行性黄疸で発見されることが多い．
- 黄疸に対しては，内視鏡的経鼻胆管ドレナージ（ENBD）がまず行われ，減黄ののち手術の適応を考える．
- 標準的手術は，肝門部〜上部胆管がんには，肝葉切除＋胆嚢胆管切除，中〜下部胆管がんには膵頭十二指腸切除を行う．5年生存率は切除例の25％程度で，肝臓に近い部位の胆管がんほど予後が悪い[2]．

十二指腸乳頭部がん

- ファーター（Vater）乳頭領域のがんの総称で，原発臓器は十二指腸，胆管，膵管などがある．
- ファーター乳頭部の閉塞による黄疸が現れる．腫瘍の壊死による乳頭部の再疎通がみられ，黄疸が消長する場合がある．
- 手術は膵頭十二指腸切除が行われる．無痛性黄疸で比較的早期に発見されるケースが多く，胆道のがんのなかでは予後が良好で，根治術後の5年生存率は80％程度である[2]．

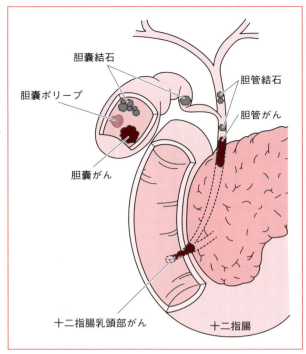

⓫ 胆道がんの存在部位

ENBD：endoscopic nasobiliary drainage

7 膵炎

急性膵炎

概要

- 何らかの原因で，膵臓内で消化酵素が活性化され，膵臓の組織自身を自己融解してしまう病態が急性膵炎（acute pancreatitis）である．
- 年間の患者数は約3万5千人程度であり，そのうち重症急性膵炎（死亡率10％程度）は約30％である[2]．
- 原因の半数近くはアルコールの過飲であり，胆石による膵管通過障害，原因不明が20％程度で続く．そのほかに外傷，ERCP検査による医原性膵炎，薬剤，感染（ムンプスウイルスなど）がある[2]．
- リスク因子として，高中性脂肪血症（脂肪分解酵素のリパーゼが活性化しやすいため），高Ca血症（膵外分泌の過剰分泌をもたらす）が知られている．

診断

- 初発症状としては，上腹部痛，背部痛を訴えることが多い．患者は痛みが軽減するので，膝を胸につけ前屈姿勢（胸膝位）をとることも多い．痛みはアルコール摂取や脂肪摂取で増悪する．
- 重症になれば，嘔吐，発熱，麻痺性イレウス，皮下出血，ショックに至る．低Ca血症からテタニー症状を呈することもある．
- 生化学検査では，血清アミラーゼの上昇（発症早期に上昇），尿中アミラーゼの上昇（血清に比べて長く続く），血清リパーゼ，エラスターゼ1などの膵酵素の上昇を認める．重症になれば白血球上昇，血清Ca値の低下，BUN，Creの上昇など腎機能低下も認める．
- 画像診断では造影CTが有用である．

治療

- 軽症であれば入院のうえ，絶食，持続点滴で保存的に治療可能である．

豆知識

急性膵炎の病態：まずたんぱく質分解酵素であるトリプシンが膵臓内で活性化され，これが引き金となってキモトリプシン，エラスターゼ，カリクレイン，リパーゼなどが次々に活性化され，膵臓自体を融解してしまう．膵臓内で高度な炎症が惹起され，血管の透過性が亢進して血漿成分の漏出が起こり，循環血漿量の減少，ショックをきたす．同部位への細菌感染がさらに病態を悪化させる．

BUN：blood urea nitrogen（血中尿素窒素）
Cre：creatinine（クレアチニン）

4 肝・胆・膵疾患

- 重症膵炎の場合は，ICU管理となる．初期には循環血漿量の低下，ショックを呈するので，多量の輸液による循環管理が最重要となる．
- 膵臓の自己融解を軽減するためにたんぱく質分解酵素阻害薬の持続点滴，抗菌薬投与，場合によっては両者の膵臓への持続動脈注射を行う場合もある．腎不全が増悪すれば持続血液濾過透析も導入する．
- 近年，重症膵炎に対する上記の集学的治療が進歩し，救命率が改善している．重症化を見逃さず，早期から集中治療を行うことが重要である．

慢性膵炎

概 要
- 膵臓の炎症が長期間繰り返し起こり，膵実質の破壊とその後の線維化のために，膵機能の低下をきたした病態が慢性膵炎（chronic pancreatitis）である．
- 原因としては，6～7割がアルコール過飲によるもので男性に多く，2～3割は原因不明の特発性で女性に多い．2002年の推計で，約4万5千人程度の患者数である[2]．

診 断
- 慢性の経過をたどり，膵機能が保たれている時期を代償期，膵機能不全に至った時期を非代償期として区分される．
- 主な症状は，断続する上腹部痛，背部痛である．痛みは急性増悪期に強く，アルコール摂取，脂肪摂取で増悪する．痛みなどの自覚症状は，膵酵素分泌が低下した非代償期にはかえって軽減する．
- 膵外分泌機能低下に伴って，脂肪を主とする消化吸収障害があり，下痢，脂肪便，やせがみられる．内分泌機能低下をきたせば，インスリン分泌不足から膵性糖尿病という病態に至る．
- 生化学検査では，膵酵素である血清・尿中アミラーゼ，血清リパーゼ，血清エラスターゼが高値を示す．膵外分泌機能の指標としては，PFD試験がある．
- 画像検査では，腹部エコー，CT，MRCPで主膵管の拡張・不整，膵管内の石灰化による膵石（アルコール性膵炎に多い）を認める．

治 療
- アルコール性慢性膵炎では，禁酒が必須である．
- 食事療法としては，低脂肪食（脂肪摂取量30 g/日，10 g/食，以下）が重要である．
- 栄養障害に対して，成分栄養剤（たんぱく質源としてアミノ酸，脂肪をほとんど含まない）が，膵外分泌を刺激することなく栄養補充でき，有効である．
- 薬剤としては，経口膵酵素阻害薬，高力価膵消化酵素薬，胃酸分泌抑制薬（PPIなど）がある．
- 膵性糖尿病ではインスリン投与の適応となるが，インスリンとともに，グルカゴンやソマトスタチンの分泌も低下するため，血糖値の変動が大きく，通常の2型糖尿病に比べて血糖コントロールが難しい．

8 膵がん

概 要
- 年間死亡数は，2014年度3万1,716人で，死亡者数男性5位，女性4位．この30年間で3倍に増加している．70歳以上の高齢者に多い[1]．
- 部位別では，膵頭部60％，体尾部15％，全体25％程度である[2]．
- 病理組織学的には，膵管上皮由来のがんが80％以上を占める[2]．

診 断
- 早期には上腹部の不定愁訴，進行すると腹痛，背部痛，黄疸，体重減少が現れる．
- 腫瘍マーカーとしてはCA19-9，CEAなどがあるが，特異性は低く，早期がんでは上昇しないことが多い．

●MEMO●
近年，主膵管の狭窄と膵腫大があり，血清IgG4（免疫グロブリンG4）高値，自己抗体陽性でステロイド投与が著効する自己免疫性膵炎が疾患として認識されるようになった．これは通常型の慢性膵炎とは区別される．

【用語解説】
PFD（pancreatic functioning diagnostant）試験：膵外分泌酵素キモトリプシンによって加水分解される合成基質N-ベンゾイル-L-チロシル-p-アミノ安息香酸（BT-PABA）を経口投与し，その分解産物であるパラアミノ安息香酸（PABA）の尿中排泄量を測る試験．膵外分泌機能の障害があればキモトリプシン分泌が低下するため，尿中のPABA排泄量を測定することで，間接的に膵外分泌機能を知ることができる．

- 腹部エコーでは低エコーの腫瘤としてみられる．造影CTで診断されることが多い．膵管・胆管の状態は，MRCPによって把握される．

治療

- 診断時にすでに進行がんであることが多く，切除可能率は35〜40%程度である．
- 頭部がんには膵頭十二指腸切除，体尾部がんには膵体尾部・脾合併切除が行われる．
- 膵頭部がんの根治術後5年生存率は，20%程度である．
- 近年，比較的有効な抗がん剤としてゲムシタビンが用いられている．
- 手術成績が良好な膵がんは，直径1cm以下の上皮内がんであり，早期発見可能な診断法の確立が望まれている．

引用文献
1) 国立研究開発法人国立がん研究センターがん対策情報センター．最新がん統計．がん情報サービス．http://ganjoho.jp/reg_stat/statistics/stat/summary.html
2) 岡庭　豊．イヤーノート 2012．第21版．メディックメディア；2011．
3) 日本食道学会編．臨床・病理食道癌取扱い規約．第10版補訂版．金原出版；2008．
4) 日本胃癌学会編．胃癌治療ガイドライン医師用2014年5月改訂 第4版．金原出版；2014．
5) 厚生労働省．平成26年度衛生行政報告例の概況．http://www.mhlw.go.jp/toukei/saikin/hw/eisei_houkoku/14/

カコモン に挑戦!!

◆ 第32回-27
腸疾患に関する記述である．正しいのはどれか．1つ選べ．
(1) 潰瘍性大腸炎では，大腸がんのリスクが高まる．
(2) クローン病では，肛門病変はみられない．
(3) 過敏性腸症候群では，粘血便がみられる．
(4) たんぱく漏出性胃腸症では，高アルブミン血症がみられる．
(5) 麻痺性イレウスでは，腸管蠕動運動の亢進がみられる．

◆ 第35回-28
消化器系がんとそのリスク因子の組合せである．最も適当なのはどれか．1つ選べ．
(1) 食道がん ――― アスベスト
(2) 胃がん ――― アフラトキシン
(3) 肝細胞がん ――― ヒトパピローマウイルス
(4) 膵がん ――― 喫煙
(5) 結腸がん ――― EBウイルス

解答&解説

◆ 第32回-27　正解(1)
解説：正文を提示し，解説とする．
(1) 潰瘍性大腸炎では，大腸がんのリスクが高まる．
(2) クローン病では，肛門病変を合併する頻度が高い．
(3) 過敏性腸症候群では，粘血便はみられない．
(4) たんぱく漏出性胃腸症では，低アルブミン血症がみられる．
(5) 麻痺性イレウスでは，腸管蠕動運動の低下や消失がみられる．

◆ 第35回-28　正解(4)
解説：正しい組合せを提示し，解説とする．
(1) 食道がん ――― 喫煙，飲酒
(2) 胃がん ――― ヘリコバクター・ピロリ
(3) 肝細胞がん ――― B型肝炎ウイルス(HBV)，C型肝炎ウイルス(HCV)
(4) 膵がん ――― 喫煙
(5) 結腸がん ――― 欧米型食生活，飲酒，喫煙，家族歴

第7章 循環器系

学習目標
- 循環器系臓器の構造と機能を学ぶ
- 循環器疾患にはどのような疾患があるかを学ぶ
- 各循環器疾患の病因,症状・徴候,治療の概要について学ぶ

要点整理
- 急性発症し,かつ死に至る可能性が高い循環器疾患の起因には以下がある.
  ①血管の粥状動脈硬化巣が破綻してその部位に血栓が生じて血流遮断をきたす(脳梗塞,脳血栓症,心筋梗塞).
  ②血管が破裂する(脳出血,くも膜下出血).
  ③他所で生じた血塊(栓子)が浮遊し,到達した血管を閉塞する(脳塞栓症,肺塞栓症).
- 病因に共通の動脈硬化危険因子が関与する場合が多い.
- 急性期の治療が予後を大きく左右する場合が多い(心筋梗塞,脳梗塞,脳塞栓症に対する再灌流療法や,心室細動に対する電気的除細動).
- 診断に有用な生理学的検査が多くある(心電図,心エコー・ドプラ検査).
- 心不全は多くの循環器疾患が原因となる終末的病態である.

1 循環障害

虚 血 (❶)

- 虚血(ischemia)とは,血流の需要と供給の不均衡により血液供給を受ける臓器に障害を起こすことで,以下のような例がある.
- 中等度の冠動脈狭窄があって,安静時には虚血を起こさないが労作時に心筋酸素需要が増加すると,胸の痛みや圧迫感を生じる(労作性狭心症).
- 下肢動脈(大腿動脈など)に狭窄があると歩行時に下肢骨格筋の虚血が起こり(閉塞性動脈硬化症,末梢動脈疾患),歩行を休止せざるをえなくなる(間欠性歩行).
- 冠動脈に器質的狭窄がなくても攣縮(スパズム)が起こると,安静時にでも狭心症発作が起こる(安静時狭心症).
- 一時的に脳循環虚血が起こると,虚血を起こした領域の神経機能障害をきたす(一過性脳虚血発作).

充 血 (❷)

- 充血(hyperemia)とは,炎症や虚血後反応のため,動脈系からの血液流入が増すことで,以下のような例がある.
- 細菌,ウイルス,花粉,ゴミなどの異物が目の表面について結膜充血をきたす(結膜炎).
- 臓器の支配動脈を一定時間閉塞して開放した際,血流が閉塞前を超えて増加する反応性充血という現象がみられる.反応性充血の程度を測定して血管内皮機能を評価する方法がある.

うっ血 (❷)

- うっ血(congestion)とは,血流の障害により静脈系,毛細血管内に血流が停滞した状態をいう.

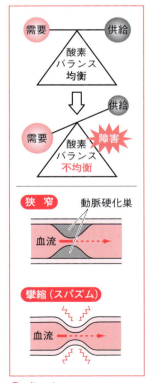

❶ 虚 血

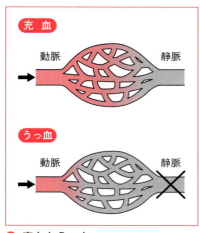

❷ 充血とうっ血

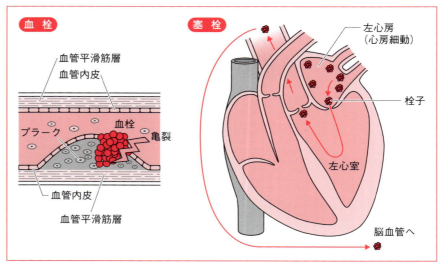

❸ 血栓と塞栓

- 左心不全のため，その下流にうっ血が起こると肺うっ血をきたし，さらに重症の場合，肺水腫となる．
- 右心不全のため，その下流にうっ血が起こると肝うっ血のための肝腫大，末梢浮腫をきたす．

血栓（❸）

- 血栓（thrombus）とは，何らかの原因で血液が血管内に塊を形成することである．主に血管壁の動脈硬化性粥腫（プラーク）が傷害を受けて血小板や凝固因子が塊を形成する．
- 脳血栓症や心筋梗塞などの原因となる．

塞栓（❸）

- 塞栓（embolism）とは，血塊などの塊（栓子）が血液中に流出し，栓子によって血管が塞がれ，血流が遮断されてしまうことである．
- 心房細動の際に，左心耳内にできた血塊が流出し，脳血管を塞ぐと脳塞栓をきたす．

2　動脈硬化（❹）

- 動脈硬化（arteriosclerosis）とは，動脈の壁が厚くなったり硬くなったりして本来の構造を壊し，機能障害を引き起こす病変をいう．
- 動脈硬化には3つのタイプが存在するが，一般にはアテローム性動脈硬化（粥状硬化症）を指す．
- 血管は「内膜」「中膜」「外膜」の3つの層からできている．
- 健康な血管の内膜表面を覆っている「内皮細胞」の層は，血管の収縮や拡張に作用する物質を産生して血液の流れを維持するほか，血管内での血液凝固反応や血小板の凝集を防ぐ．
- 血管内皮細胞が高血圧，脂質異常症，糖尿病，喫煙などの動脈硬化危険因子，さらに炎症にさらされると，内皮細胞は傷害を受け，血中の単球（白血球）が内皮細胞に接着しやすくなる．
- 接着した単球は内皮細胞のあいだから潜り込み，「マクロファージ」と呼ばれる状態に変身し，これが「呼び寄せ役」になって脂肪物質をどんどん取り込み，内膜が厚くなる．
- やがてマクロファージ自体も壊れて「粥腫」となり，粥腫が崩壊・破綻すると心筋梗塞や脳血栓症を起こす．

●MEMO●
動脈硬化の他の2タイプには細動脈硬化と中膜硬化がある．
細動脈硬化：外膜，中膜，内膜の3層全体がもろくなることにより，血液の中の成分が血管壁に漏れ出し，それに対して血管壁が反応することで生じる．脳や腎臓，網膜などのごく細い動脈に起こりやすい．
中膜硬化（メンケベルグ〈Mönckeberg〉硬化）：動脈の中膜にカルシウムが蓄積し骨化することで進行する．血管内部の狭窄はみられないものの，進行につれて中膜が硬くもろくなり，血管壁破裂に至ることがある．大動脈，下肢動脈，頸部動脈，冠動脈に起こりやすい．

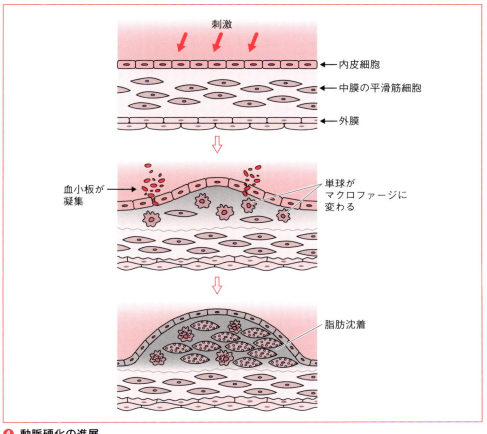

❹ 動脈硬化の進展

3 高血圧

診断基準

- 高血圧治療ガイドライン2019では，診察室血圧で収縮期血圧140 mmHg以上または拡張期血圧90 mmHg以上を高血圧（hypertension）とする．
- 降圧薬を服用している人も高血圧に含める．
- 正常血圧は，降圧薬を服用せずに診察室血圧で収縮期血圧120 mmHg未満かつ拡張期血圧80 mmHg未満とする．
- 高血圧と正常血圧のあいだに属する人々は，正常血圧の人々に比べて脳卒中など高血圧合併症の発症が多い．
- 家庭血圧の場合は，上記の診察室血圧から5 mmHg下げて判断する．例えば高血圧は，収縮期血圧135 mmHg以上または拡張期血圧85 mmHg以上とする．

疫学

- 2019（令和元）年国民健康・栄養調査によると，20歳以上の男性56％，女性42％が高血圧である．有病率は年齢が高くなると増え，男性の50歳代は52％，60歳代は66％，70歳以上は69％であり，女性の60歳代は50％，70歳以上は68％である．

分類・病因

- 高血圧の大多数（95％程度）は本態性高血圧で，そのほかは二次性高血圧に分類される．
- 本態性高血圧：遺伝要因と環境因子（❺）が絡み合って発症する．
- 二次性高血圧：特定の原因により発症する（❻）．腎機能障害，若年発症（30歳以下），治療抵抗性，低カリウム血症，家族歴がないなどの所見があれば二次性高血圧を疑い精査する．

豆知識

mmHg（水銀柱ミリメートル）：血圧の単位はmmHg，すなわち水銀柱の高さで表示するのが慣例で，100 mmHgのことを133.3 hPa（ヘクトパスカル）などの物理量で表すことはない．これは初期の血圧計が水銀柱を用いてつくられたことによる．水銀が常温常圧で液体であり，かつ比重が13.6ときわめて大きい性質を利用して，たいへんコンパクトな血圧計ができあがった．しかし，地球的規模の水銀汚染の防止を目指して2013年10月に採択された「水銀に関する水俣条約」により，2020年以降は，水銀を使った機器の製造ならびに輸出入が原則として禁止となった．しかし，血圧の単位には変更がないようである．

❺ 本態性高血圧に関与する環境因子
- 食塩摂取過多（予防のため食塩摂取6g/日未満にする；WHOは5g/日未満を推奨）
- 飲酒習慣
- 肥満
- 運動不足
- 精神的ストレス

❻ 二次性高血圧
- 内分泌性高血圧
  - 原発性アルドステロン症：アルドステロンの増加による低カリウム血症が特徴
  - クッシング症候群：コルチゾールの増加による満月様顔貌が特徴
  - 褐色細胞腫：カテコラミンの増加による突然の頭痛，動悸が特徴
- 血管性高血圧
  - 大動脈炎症症候群（高安動脈炎）：大血管の炎症，狭窄，脈なし病
  - 腎性高血圧：血管雑音
- 腎実質性高血圧
  - 糖尿病腎症，慢性糸球体腎炎，多発性嚢胞腎などが原因
- 脳・中枢性高血圧
  - 脳腫瘍，脳卒中などで急に起こる場合がある

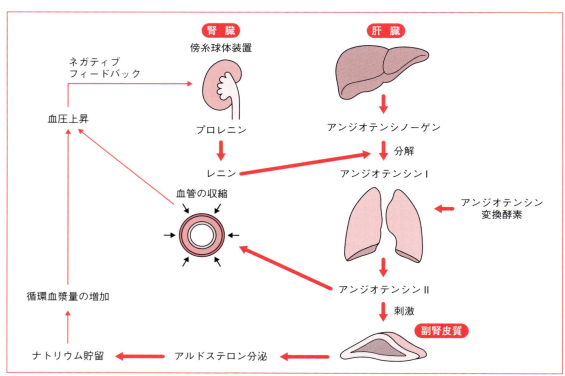

❼ レニン-アンジオテンシン-アルドステロン系の血圧調節

血圧調節機構：レニン-アンジオテンシン-アルドステロン系（❼）
- 腎臓の傍糸球体装置が血圧低下を感知すると，傍糸球体細胞からたんぱく質分解酵素であるレニンが血液中に分泌される．
- レニンは，肝臓や肥大化脂肪細胞から分泌されるアンジオテンシノーゲンを一部分解してアンジオテンシンIに変換する．
- アンジオテンシンIは，肺毛細血管に存在するアンジオテンシン変換酵素（ACE）によってアンジオテンシンIIに変換される．
- アンジオテンシンIIは，副腎皮質球状帯に作用して，ナトリウムの再吸収を促進するアルドステロンの分泌を促進する．
- アルドステロンは尿細管に作用してナトリウムおよび水を再吸収するとともにカリウムの再吸収を抑制し，ホメオスタシスを維持する．

ACE：angiotensin converting enzyme

高血圧の影響（❽）
- 高血圧は徐々に進行し，患者の自覚症状が少ないまま，以下の合併症を突然発症するため「無言の殺人者（silent killer）」とも呼ばれる．
- 脳血管障害：脳梗塞，脳出血
- 心血管疾患：心筋梗塞，狭心症，大動脈瘤，解離性大動脈瘤，左室肥大→心不全

高血圧はサイレントキラーなんだ！

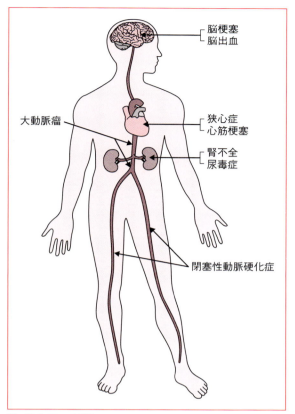

❽ 高血圧の影響

- 腎疾患：腎不全，腎硬化症
- 眼疾患：眼底出血

検査
- 複数回の血圧測定，ならびに家庭血圧測定，24時間自動血圧計による測定を行う．
- 必要により二次性高血圧を除外するための検査を行う．
- 臓器障害の評価：心電図，胸部X線，心エコー，頸動脈エコー．

治療
- ほかの循環器疾患の危険因子（喫煙，糖尿病，脂質異常症）のコントロール．
- 非薬物療法：①適正な体重への是正，②減塩（食塩摂取6g/日未満にすること），③適量飲酒（エタノール23g/日以下に），④適度な運動．
- 薬物療法：原則として薬剤間に優劣はなく，よく使われる薬剤を以下に示す．降圧効果の程度が合併症予防につながる．
- サイアザイド系利尿薬：低カリウム血症に注意する．
- カルシウム拮抗薬：末梢浮腫，顔面紅潮，歯肉肥厚の副作用がある．
- アンジオテンシンⅡ受容体拮抗薬：心不全治療にも有効である．
- アンジオテンシン変換酵素（ACE）阻害薬：心不全治療にも有効であるが，高頻度の副作用として空咳が認められる．
- β遮断薬：心不全治療にも有効であるが，喘息を悪化させる副作用がみられる．
- α遮断薬：降圧作用のほか，前立腺肥大に伴う排尿障害の治療にも用いられる．

4　虚血性心疾患，不整脈

狭心症
- 狭心症（angina pectoris）は，前述の循環障害の一つである「虚血」により発症する（❶，p.95参照）．

豆知識

飲酒と健康：中国の史書『漢書』には「酒百薬之長」との記載がある．実際，適度な飲酒は善玉（HDL：high density lipoprotein）コレステロール値を上昇させ，心筋梗塞の発症や総死亡率を低下させる．しかしながら，過量飲酒習慣は高血圧をきたし，消化器がんも増えるため総死亡率も増加する．飲酒の適量とは，エタノール量で1日10～20g程度であり，350mLの缶ビール1本に相当する．エタノール量で1日40gを超えての毎日の摂取は，総死亡率を明確に押し上げる．

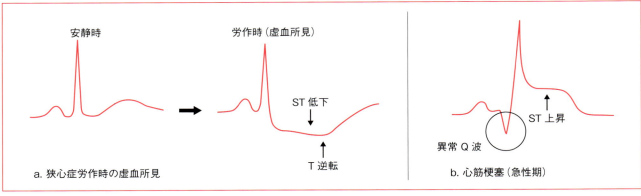

❾ 心電図所見

- 中等度の冠動脈狭窄があるうえに歩行などの労作をすることで起こる労作性狭心症や，冠動脈に器質的な狭窄がないものの安静時に攣縮（スパズム）が原因で発作が起こる安静時狭心症がある．

症　状

- 労作後，胸骨裏側に圧迫感があり，顎や左上肢に放散する．この症状は，安静またはニトログリセリン舌下投与で急速に消失する．
- 寒冷による刺激後や食後は，狭心症を起こす労作閾値が下がっている．

診　断

- 問診や検査により，動脈硬化危険因子の存在を確認する．
- 安静時心電図は正常のことも多いが，労作時心電図でSTが低下する（❾a）．運動負荷心筋シンチグラフィ，冠動脈造影CT（多列マルチスライスCTによる冠動脈病変の描出），冠動脈造影（カテーテル検査の一つで，血管の状態を調べて診断するとともに，必要であれば血管を広げるなどの治療も行える）などを行う．

治　療

- 薬物療法（硝酸薬，β遮断薬，カルシウム拮抗薬）
- 薬物療法で症状がコントロール可能でも，少なくとも冠動脈造影CTによる評価を行うことが望ましい．
- 血管形成術（ステント治療，❿）
- 冠動脈バイパス術（⓫）
- 動脈硬化危険因子のコントロール（薬物療法，食事療法〈減塩，脂質異常症改善食〉）

心筋梗塞 ⓬

- 心筋梗塞（myocardial infarction）では，冠動脈粥状硬化病巣が破綻して血栓が形成され，血流が途絶えて心筋壊死をきたす．
- まれな疾患として大動脈基部の解離性動脈瘤が冠動脈閉塞をきたすことがある．
- 超急性期に心室細動を合併して突然死することが多い．

症　状

- 胸部に激しい圧迫感や痛みがあり，左胸に放散する．
- ニトログリセリン，安静で軽快せず15分以上持続する．
- 顔面蒼白，冷汗に加えて死の恐怖を伴うことがある．
- 明確な症状がない無症候性心筋梗塞が，特に高齢者で起こることがある．

診　断

- 心電図（即座に診断できる）：梗塞部に応じたST上昇，異常Q波（❾b）
- 血液生化学検査：心筋トロポニンやCK-MB（クレアチニンキナーゼ心筋アイソザイム）の発現，上昇．ほかにASTやLDHも上昇する．
- 冠動脈造影（急性期診断とともに治療も行える）

●MEMO●
心電図波形の見方：

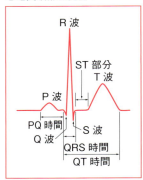

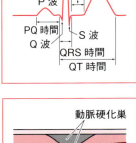

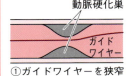
①ガイドワイヤーを狭窄部に通す

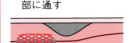
②ガイドワイヤーを通して，ステントを被せたバルーンを進める

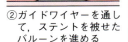
③バルーンを膨らませる

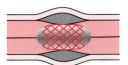
④バルーンを収縮させ抜去する

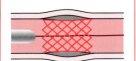
❿ ステント治療

AST：aspartate aminotransferase（アスパラギン酸アミノトランスフェラーゼ）
LDH：lactate dehydrogenase（乳酸デヒドロゲナーゼ）

4 虚血性心疾患，不整脈

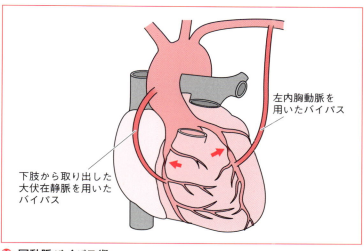

⓫ 冠動脈バイパス術

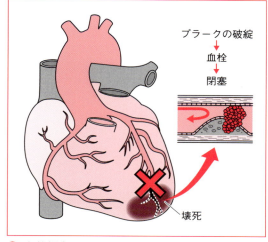

⓬ 心筋梗塞

治療

急性期
- モルヒネ，酸素吸入，硝酸薬，アスピリン内服，不整脈のモニタリング
- 再灌流療法：可能な限りカテーテル的治療（PCI，❿）を行い，不可能な状況に限り経静脈血栓溶解療法を行う．

安定期
- 動脈硬化危険因子のコントロール（薬物療法，食事療法）
- リハビリテーション
- 合併症（不整脈，心不全の治療）

心房細動
- 心房細動（Af）では，心房内が350～600/分の頻度で電気的に興奮し，房室結節の不応期のため心室応答が完全不規則な70～160/分程度となる（絶対性不整脈）．
- 脳塞栓を合併する率が高い．

原因
- 心原性：虚血性心疾患（狭心症，心筋梗塞），心不全，弁膜症（僧帽弁狭窄症など），心筋症，高血圧性心疾患
- 代謝異常：甲状腺機能亢進症，アルコール性心筋症
- 呼吸器疾患：肺塞栓症，慢性閉塞性肺疾患（COPD），肺炎，肺性心
- 原因不明：孤立心房細動（lone atrial fibrillation）

診断
- 心電図による（⓭）．
- P波がみられず，f波を認める．
- 心室応答：完全に不規則となる．

治療
- 心拍数コントロール：ジギタリス，β遮断薬を服用する．
- 洞調律への復帰のため，抗不整脈薬（アミオダロン，ジソピラミドの服用），電気的除細動，カテーテルアブレーション治療を行う．
- 抗凝固療法：$CHADS_2$スコアにより判断して行う（⓮）．

心室細動（⓭）
- 心室細動（VF）とは，心室を構成する心筋が無秩序に収縮して心拍出が停止するため，血液を全身に送れない状態．
- 心筋梗塞，心臓弁膜症，心不全，心筋炎，QT延長症候群などが原因となる．

PCI：percutaneous coronary intervention（経皮的冠動脈インターベンション）

Af：atrial fibrillation

豆知識
経口抗凝固薬の種類：
①ビタミンK依存性凝固因子合成阻害薬
凝固因子のうち，第Ⅱ因子（プロトロンビン），第Ⅶ因子，第Ⅸ因子，第Ⅹ因子合成の補因子ビタミンKに対する拮抗作用により抗凝固作用をもつ．ワルファリンが代表的薬物で，効果に個人差が大きく，食品や他の薬物との相互作用が多いため，凝固学的検査で適切な量を調節する．効果を打ち消す薬物が存在することが利点．
②直接トロンビン阻害薬
凝固反応を進めるトロンビンを直接阻害することで抗凝固作用をもつ．効果に個人差が少なく，腎機能を考慮して投与量を決める．効果を打ち消す薬物が現時点で存在しないのが欠点．

COPD：chronic obstructive pulmonary disease

VF：ventricular fibrillation

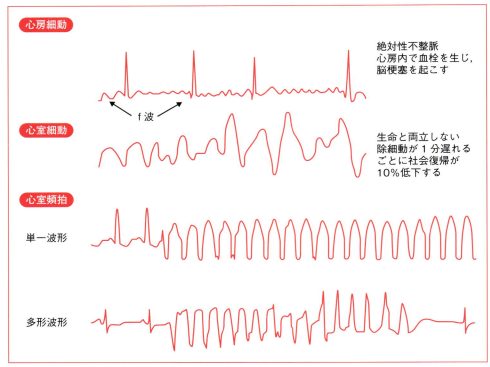
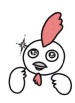

⓭ 心房細動（Af），心室細動（VF），心室頻拍（VT）

⓮ CHADS₂スコアと脳卒中リスク評価

CHADS₂スコア

	危険因子	点
C	congestive heart failure（うっ血性心不全）	1
H	hypertension（高血圧）	1
A	age（年齢75歳以上）	1
D	diabetes mellitus（糖尿病）	1
S₂	stroke/TIA（脳卒中/一過性脳虚血発作）	2

CHADS₂スコアが2点以上の心房細動の患者には，抗凝固療法が強く勧められる．

CHADS₂スコアによる脳卒中リスクの評価

CHADS₂スコア	脳卒中リスク	脳卒中発症（1年あたり）
0	低	1.0%
1	低～中	1.5%
2	中	2.5%
3	高	5.0%
≧4	非常に高	>7.0%

治療

- 即座に電気的除細動が基本であり，除細動器が到着するまで心肺蘇生法を行う．
- 除細動が1分遅れるごとに社会復帰率が10%低下する．つまり除細動が6分遅れると社会復帰率は40%になる．

予防

- 心室細動から回復した後に原疾患の治療を行う．
- 再発のおそれがある場合は植込み型除細動器（ICD，⓯）を装着する．

心室頻拍（⓭）

- 心室頻拍（VT）では，心室心筋内に高頻度の興奮が発生する（100/分以上）．
- 30秒以上持続する持続性（sustained VT）と，30秒以内に自然に治まる非持続性（non-sustained VT）に分類される．
- 心室細動に移行し，突然死を引き起こすおそれがある．
- リエントリー回路（通常とは異なる興奮信号の伝導路）が形成され，心電図で単一波形の心室頻拍を認める．たとえば心筋梗塞巣のような組織で発生する．
- triggered activity（誘発活動）と呼ばれる小さな**脱分極**が，活動電位の再分極の初期，あるいは再分極終了直後に起こることがある．これらの脱分極が引き金となって活動電位が発生する．多形性心室頻拍を呈する．

豆知識

高円宮憲仁親王の急逝とAED：2002年11月21日，カナダ大使館において，高円宮憲仁親王はスカッシュの練習中に心室細動による心不全を起こされ，突然お倒れになった．カナダ大使館員によって心肺蘇生法は実施されたが慶應義塾大学病院に搬送されるまで電気的除細動が実施されず，同日夜に逝去された．以降，心室細動への対応が国内で注目され，2年後の2004年には一般人による自動体外式除細動器（AED：automated external defibrillator）の使用が認められるようになった．

ICD：implantable cardioverter defibrillator

VT：ventricular tachycardia

【用語解説】
脱分極：筋線維の収縮は細胞膜内外の電位差（膜電位）の変化によって調節されている．膜電位の減少を脱分極といい，脱分極がある値を越えると収縮が起こる．膜電位は約-90 mV（内側に陰性）で分極と呼ばれる状態にあるが，刺激が加わるとナトリウムイオンが細胞内に流入して静止膜電位は＋に転じ，脱分極を起こす．

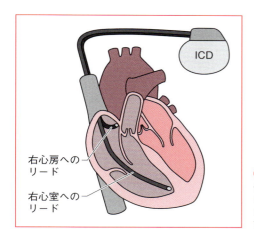

⓯ 植込み型除細動器（ICD）
体内植込み式の除細動器で，心室細動再発のおそれがある症例に植え込まれ，致死的不整脈が起こったときにICDが自動的に判断し，電気的除細動を行うことによって救命することができる．

⓰ 心不全の徴候

	左心不全	右心不全
後方心不全 （うっ血による所見）	● 左房圧上昇による肺うっ血 ● 急性肺水腫（労作時呼吸困難や起座呼吸，湿性ラ音など） ● 左房圧上昇	● 中心静脈圧上昇による静脈うっ血 ● 下腿浮腫 ● 静脈怒張 ● 肝腫大
前方心不全 （心拍出量低下による所見）	● 血圧低下，心係数[*1]低下 ● 全身倦怠感 ● 尿量減少 ● 尿中Na排泄量減少	● 肺血流量低下による心拍出量低下
その他の所見	● 心濁音界の拡大 ● Ⅲ音，Ⅳ音（奔馬律）	

[*1]：心係数（CI：cardiac index）は心拍出量を体表面積で除して（割って）得られるもので，体格の大小に関係なく比較できる心機能指標の一つ．単位は「L/分/m^2」である．

診断
- 心電図：QRSの幅が広く，単一波形，多形波形がある．

治療
- 抗不整脈薬の投与：リドカイン静注を行う．
- 電気的除細動：循環不全がある場合に行う．

予防
- 原因疾患の治療（PCIなど）を行う．
- 薬物療法（β遮断薬，アミオダロン）を行う．
- 再発のおそれがある場合は植込み型除細動器（ICD）を装着する．

5 心不全

- 心不全（HF）とは，身体の需要に見合う十分な心拍出量を維持できなくなった状態をいう．
- 高齢者ほど有病率が高く，予後不良である．
- 多くの疾患（虚血性心疾患，弁膜症，心筋症，高血圧，代謝疾患〈甲状腺機能低下症，脚気〉など）が原因となる．

病態生理
- 前方心不全と後方心不全，左心不全と右心不全に分けて理解する（⓰）．

急性心不全と慢性心不全
- 急性心不全：①急激に発症，②左心不全が多い，③呼吸困難，ショックが起こり重篤となる．
- 慢性心不全：①長期にわたる代償期から非代償期へと移り症状が顕在化する，②倦怠感，呼吸困難，運動能低下，浮腫などをきたす．

豆知識

電気的除細動：電気的除細動は奇抜なアイデアで，いったい誰が思いついたのだろうか．留学先のBostonの恩師から聞いた話によると，18世紀になって電気を起こせるようになると，これを用いた興行師がヨーロッパに現れるようになったという．ライデン瓶（一種の蓄電器）からの電気でニワトリを感電させて仮死状態にし，再び興行師がニワトリに通電するとそれまで死んでいたはずのニワトリが走り出すという見世物で見物料を集めていたらしい．
現在の知識をもって解釈すると，ニワトリは最初の感電で心室細動となり，2回目の通電で除細動されたのだと想像できる．後に生理学者たちが心電図を観察しながら，興行師が行ったことを再現して，このことを確認し，電気的除細動の臨床応用の基礎となった．
最初に人体に電気的除細動を実施したのはクロード・ベック（Claude Beck）らで，1947年に開胸手術中に心室細動になった患者の心臓に，体内式除細動を試み，成功した．また体外式除細動で心室細動を起こした患者を初めて救命したのはポール・ゾール（Paul M. Zoll）である．これは1956年のことで，彼は交流の除細動器を用いた．現在では，その有効性と安全性のために，直流の除細動器が用いられている．

HF：heart failure

⑰ NYHA心機能分類

NYHA I度	心疾患があるが症状はなく,通常の日常生活は制限されないもの
NYHA II度	心疾患患者で日常生活が軽度から中等度に制限されるもの.安静時には無症状だが,普通の行動で疲労・動悸・呼吸困難・狭心痛を生じる
NYHA III度	心疾患患者で日常生活が高度に制限されるもの.安静時は無症状だが,平地の歩行や日常生活以下の労作によっても症状が生じる
NYHA IV度	心疾患患者で非常に軽度の活動でも何らかの症状を生じる.安静時においても心不全・狭心症症状を生じることもある

NYHA:New York Heart Association.

⑱ キリップ分類

分 類	徴候,胸部X線所見	院内死亡率(%)*2
Killip I	ポンプ失調(-),心不全なし	6%
Killip II	背面1/2で湿性ラ音,軽症心不全(ラ音,III音,頸静脈怒張)	17%
Killip III	全肺野で湿性ラ音,肺水腫	38%
Killip IV	心原性ショック*1	81%

*1:心原性ショックの定義
　1. 収縮期血圧90 mmHg未満
　2. 末梢循環不全の存在(乏尿〈20 mL/時未満〉,意識障害末梢血管収縮〈冷たく湿潤した皮膚,チアノーゼ〉)
*2:冠疾患集中治療室(CCU:coronary care unit)における急性心筋梗塞の死亡例

⑲ フォレスター分類

分 類		心係数 2.2/m² 以上	心係数 2.2/m² 未満
肺動脈楔入圧	18 mmHg未満	I	II
肺動脈楔入圧	18 mmHg以上	III	IV

心筋梗塞入院時のsubset I~IVの院内死亡率はそれぞれ2.2%,10.1%,22.4%,55.5%であった.

診 断

- 心エコー・ドプラ検査:各心腔の大きさ,びまん性か限局性の左室収縮不全の有無,弁膜の状態(閉鎖不全,狭窄)を描出する.病因・重症度判定にたいへん有用である.
- 心電図:心筋梗塞,不整脈,各心腔の拡大・肥大などの情報を提供する.
- 胸部X線像:心陰影の拡大,肺うっ血,肺水腫などの情報を提供する.
- 血液生化学検査:心房性ナトリウム利尿ペプチド(ANP),脳性ナトリウム利尿ペプチド(BNP)の上昇,電解質異常を呈する.

重症度分類

- NYHA(ニューヨーク心臓学会)心機能分類(⑰):長期にわたる病歴聴取に重要である.
- キリップ(Killip)分類(⑱):胸部X線像所見を必要とする.
- フォレスター(Forrester)分類(⑲):スワン・ガンツカテーテル所見を必要とする.

治 療

一般的治療

- 原因疾患があり治療可能な場合,実施する.
- 減塩食,飲水制限を行う.

薬物療法

- 利尿薬:フロセミド,ヒト心房性ナトリウム利尿ペプチド(hANP)
- 降圧薬:アンジオテンシン変換酵素(ACE)阻害薬,アンジオテンシンII受容体遮断薬
- β遮断薬(慢性期に少量から投与)
- ジギタリス製剤(今日では価値は限定的)

豆知識

ANPとBNP:心房性ナトリウム利尿ペプチド(ANP:atrial natriuretic peptide)は,主として心房で合成・貯蔵され,血液中に分泌されるホルモンである.ナトリウムの利尿,血管の拡張,レニンやアルドステロンの分泌抑制,循環血漿量の減少など多彩な生理作用を介して,生体の体液バランスならびに血圧調節に関与する.

脳性ナトリウム利尿ペプチド(BNP:brain natriuretic peptide)は,最初脳で単離・同定されてこの名となったが,主として心室から血液中に分泌されるホルモンである.

これらは心不全の診断に有用であるばかりか,ANPは利尿薬として心不全治療に用いられる.いずれも1980年以降に発見された.ちなみに,従来の内分泌臓器以外から発見されたホルモンには,1990年代に発見された脂肪細胞から分泌される種々のアディポサイトカインなどがある.

【用語解説】
スワン・ガンツカテーテル:ジェレミー・スワン(Jeremy Swan)とウィリアム・ガンツ(William Ganz)によって発明された先端にバルーンをもつカテーテル.内頸静脈から挿入し,右房,右室,肺動脈などの部位でバルーンを膨らまして血流を遮断し,カテーテル先端で圧を計測することができる.肺動脈で計測された圧を肺動脈楔入圧といい,この圧は左房圧,すなわち左室拡張期圧と同じであり,左心うっ血の有無を知ることができる.

6 肺塞栓症 [20]

- 肺塞栓症（pulmonary embolism）は，大腿や骨盤などの深部静脈に異常発生した血栓が，下大静脈から右心房，右心室へと移動し，肺動脈を閉塞する病態である．
- 危険因子として，①外科手術（長時間の麻酔），②長期安静臥床・座位（航空機，長距離バス，地震避難時自家用車内生活），③深部静脈血栓症の既往または家族歴，④下肢骨折，⑤悪性疾患，⑥産後などがある．

症　状
- 胸膜炎，喀血
- 低酸素血症，呼吸困難，頻呼吸
- ショック，死亡

検　査
- 動脈血ガス，経皮的動脈血酸素飽和度：低酸素血症を示す．
- D-ダイマー測定：D-ダイマーはフィブリン分解産物の集まりを意味する．
- 心電図：S1Q3T3[*1]（多くは非特異的）
- 心エコー：右心系負荷，肺動脈血栓を描出する．
- 肺血管画像診断：造影CT，肺血流シンチグラフィ，肺血管造影を行う．

治　療
- 酸素投与
- 抗凝固療法，血栓溶解療法
- 再発予防：抗凝固療法，留置型下大静脈フィルター

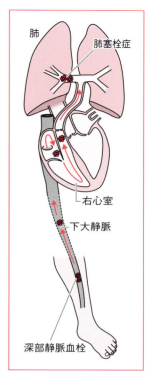

[20] 肺塞栓症

[*1] S1Q3T3は，I誘導でみられる深いS波，Ⅲ誘導でみられる明瞭なQ波と陰性のT波の意．

CVD：cerebrovascular disease

7 脳血管疾患

- 脳血管疾患（CVD）は脳卒中（stroke，apoplexy）とも呼ばれる．
- 脳血流の遮断または脳血管亀裂による出血によって起こる疾患である．
- 脳血流遮断による病型は，動脈硬化性粥腫（プラーク）破綻により局所に血栓が発生して起こる脳梗塞（脳血栓症）と他所（主に心臓）から栓子が遊離して脳血管を閉塞する脳塞栓症がある．
- 脳血管亀裂による頭蓋内出血をきたす疾患は，比較的細い血管の亀裂による脳出血と脳動脈瘤破裂によるくも膜下出血がある．
- いずれも脳血流障害による神経症状（片麻痺から生じる，歩行障害，構音障害，複視・視覚障害，嚥下障害など）を呈する．
- 頭蓋内出血の場合，さらに血腫による圧迫症状をきたすことがある．
- 頭蓋内圧亢進から生じる，頭痛，嘔吐，うっ血乳頭，意識障害
- 脳ヘルニアから生じる，意識障害，呼吸異常，除脳硬直など重篤な神経症状
- 危険因子として，動脈硬化危険因子とほぼ共通する高血圧，糖尿病，喫煙，加齢などがある．

脳梗塞 [21]

- 脳血管障害の約80％が脳梗塞（cerebral infarction）である．このうち，脳動脈粥状硬化巣部位のアテローム血栓性脳梗塞が約半数で，直径1.5 cm以下の小さな梗塞巣を呈するラクナ梗塞が約半数である．

アテローム血栓性脳梗塞
- 症状の発現は緩徐かつ段階的である．
- 障害される血管領域によって種々の神経徴候をきたす．

ラクナ梗塞
- 症状の発現は比較的緩徐で，軽症である．
- 感覚障害と麻痺が同時に存在しないことが多く，また多発して認知症をきたすことが

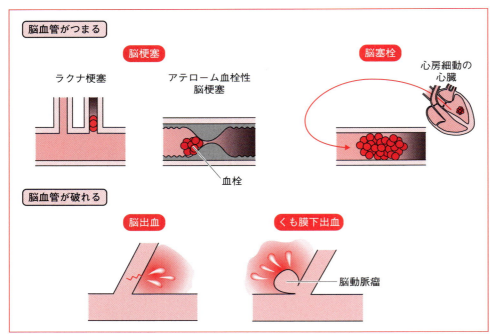

❷① 脳血管障害（脳卒中）

脳出血（❷①）

- 脳血管障害の15～20％が脳出血（cerebral hemorrhage）で，頭蓋内の細い血管の破綻による．

症状・診断

- 急激に起こる頭痛，嘔吐，意識障害，片麻痺など
- 出血が脳幹部の場合には昏睡状態となり，四肢麻痺や縮瞳がみられ，予後不良である．
- 頭部CT像で，出血を意味する高吸収域を認めれば確定診断となる．

治療

- 来院直後から脳出血患者の血圧を積極的に降圧する治療が主流となりつつある．
- 浸透圧利尿薬やステロイドなどで頭蓋内圧亢進症状を軽減する．
- 脳ヘルニアがみられる例に対し緊急開頭術を行う．
- 急性期を脱したらリハビリテーションを行う．

脳塞栓（❷①）

- 脳塞栓（cerebral embolism）では，他所（主に心臓）から栓子（血栓）が遊離して脳血管を閉塞する．
- 血栓形成の原因として心房細動が最も多い．
- 症状は突然発症し，激烈になる傾向がある．
- 高率に出血性梗塞を合併する．
- 心房細動からの脳塞栓予防にはCHADS$_2$スコア（⓮）をもとに抗凝固療法を行う．

くも膜下出血（❷①）

- くも膜下出血（subarachnoid hemorrhage）は，脳血管障害の8％を占める．
- 3層の髄膜のうち，2層目のくも膜と3層目の軟膜とのあいだである「くも膜下腔」で出血し，脳脊髄液中に血液が混入した状態をいう．
- 約80％が脳動脈瘤の破裂によるもので，そのほかに脳動静脈奇形，もやもや病，頭部外傷，脳腫瘍や脳動脈解離による血管の破裂がある．
- 突然始まる激烈な持続性の頭痛が特徴で，悪心・嘔吐，髄膜刺激症状（頸部の硬直など）を伴う．

豆知識

エコノミークラス症候群：航空機利用に伴って生じた静脈血栓塞栓症を指す名称である．長時間の同一姿勢や機内の低湿度，脱水傾向などが原因として考えられている．エコノミークラスに限らず，ビジネスクラスでも生じること，さらには，航空機に限らず，自動車，列車，船舶などでも，長時間の移動の場合には起こりうる．

豆知識

新潟県中越地震と肺塞栓症：2004年10月23日に新潟県中越地震が発生した．最大10万人が車中泊による避難生活となり，その結果少なくとも11人が肺塞栓症を発症し，6人が死亡した．震災直後，避難者への血管エコー検査において，肺塞栓症と原因の深い下肢深部静脈血栓症が約30％以上に発見された．下肢深部静脈血栓症は車中泊者のみならず，不便な避難所生活者にも高頻度に認められた．

- 最初の出血で1/3が死亡する．突然死もある．

診断
- 頭部CT像で，くも膜下腔に高吸収域を認める．
- 脳血管撮影像で，脳動脈瘤や脳動静脈奇形を認める．

治療
- 降圧，鎮静，鎮痛
- 不可能でない限り72時間以内に外科手術を行う．
- 発症後3，4日〜2週間に発生する（遅発性）脳血管攣縮を予防する．

参考文献
- 日本高血圧学会高血圧治療ガイドライン作成委員会．高血圧治療ガイドライン2019．
 https://www.jpnsh.jp/guideline.html
- 令和元年国民健康・栄養調査報告．
 https://www.mhlw.go.jp/stf/seisakunitsuite/bunya/kenkou_iryou/kenkou_eiyou/r1-houkoku_00002.html

カコモン に挑戦!!

◆ 第34回-29
循環器系の構造と機能に関する記述である．最も適当なのはどれか．1つ選べ．
(1) 僧帽弁を通る血液は，動脈血である．
(2) 肺静脈を流れる血液は，静脈血である．
(3) 左心室の壁厚は，右心室の壁厚より薄い．
(4) 交感神経の興奮は，心拍数を低下させる．
(5) アンジオテンシンⅡは，血圧を低下させる．

◆ 第33回-31
循環器疾患に関する記述である．正しいのはどれか．1つ選べ．
(1) 心房細動は，脳出血のリスク因子である．
(2) 心室細動は，致死性不整脈である．
(3) 心筋梗塞による胸痛には，ニトログリセリンが有効である．
(4) 仮面高血圧では，家庭血圧は正常である．
(5) 右心不全では，肺うっ血をきたす．

解答&解説

◆ 第34回-29　正解(1)
解説：正文を提示し，解説とする．
(1) 僧帽弁を通る血液は，動脈血である．
(2) 肺静脈を流れる血液は，動脈血である．
(3) 左心室の壁厚は，右心室の壁厚より厚い．
(4) 交感神経の興奮は，心拍数を上昇させる．
(5) アンジオテンシンⅡは，血圧を上昇させる．

◆ 第33回-31　正解(2)
解説：正文を提示し，解説とする．
(1) 心房細動は，脳塞栓のリスク因子である．
(2) 心室細動は，致死性不整脈である．
(3) 心筋梗塞による胸痛には，ニトログリセリンは無効である．
(4) 仮面高血圧では，家庭血圧は高い．
(5) 左心不全では，肺うっ血をきたす．

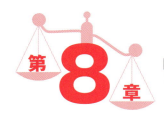

第8章 腎・尿路系，男性生殖器

- 腎・尿路系や男性生殖器の疾患にはどのような疾患があるのか学ぶ
- それぞれの腎・尿路系や男性生殖器の疾患における病態を理解し，治療の概要について学ぶ

- 急性糸球体腎炎はA群β溶連菌感染後急性糸球体腎炎が最多である．
- 慢性糸球体腎炎ではIgA腎症が最も多い．
- ネフローゼ症候群は，①蛋白尿3.5 g/日以上が持続することと，②低アルブミン血症（血清アルブミン値3.0 g/dL以下）であることが必須である．
- 慢性腎臓病（CKD）はeGFRと蛋白尿量により重症度分類を行う．重症度（ステージ）により食事療法基準が示されている．
- 糖尿病腎症は，微量アルブミン尿が出現するのが最初の徴候である．透析導入原因疾患として最も多い．
- 腎代替療法として血液透析，腹膜透析，腎移植がある．

1 腎疾患

1 急性糸球体腎炎

概要・症状

- 急性糸球体腎炎（acute glomerulonephritis）の原因として最も多いのは，A群β溶血性連鎖球菌（溶連菌）の感染後急性糸球体腎炎である．
- 小児に多い．
- A群β溶連菌感染（扁桃炎，咽頭炎，皮膚炎など）後，約10日～2週間して血尿，高血圧，浮腫などの症状が出現する．
- 血尿はほぼ全例に認める．蛋白尿が出現したり，乏尿となることもある．
- 溶連菌感染を示唆するASO（抗ストレプトリジンO），ASK（抗ストレプトキナーゼ）の上昇や，CH50*1やC3の低下などの低補体血症を病初期に認める．腎機能が低下することがあり血中尿素窒素（BUN），クレアチニン上昇が生じる．
- 発症後，数日～2週間で乏尿・浮腫が軽快することが多い．その後，尿量が増加し利尿期と呼ばれる状況が出現し，徐々に回復していく．
- 一般的には予後良好である．時に慢性化することがあるため，経過観察を要する．特に成人後では発症時の年齢が上がるとともに慢性化率が高くなる．

治療

- 病初期の乏尿期には安静とし，食事療法として食塩制限（0～3 g/日），たんぱく質制限（0.5 g/IBW kg/日），水制限（前日尿量＋不感蒸泄量）を行う．たんぱく質制限を行う場合，高エネルギー食とすることが多い．
- 病態の改善に従い，栄養療法（食事療法）は緩和する．
- 病初期の乏尿期，利尿期に食事療法で適切に対応する．

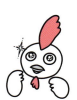

血尿，高血圧，浮腫は，A群β溶連菌感染後急性糸球体腎炎の三大徴候

ASO：antistreptolysin O
ASK：antistreptokinase

*1 CH50（補体価）は血清中の補体量の指標である．急性糸球体腎炎では，補体の消費が亢進するためCH50が低下する．

BUN：blood urea nitrogen

IBW：ideal body weight（標準体重）

- 高血圧や浮腫に対して薬物療法が必要となる場合がある．

2 慢性糸球体腎炎

- 慢性糸球体腎炎（chronic glomerulonephritis）とは，1年以上蛋白尿や血尿が持続して認められる腎炎である．単一の疾患ではなく，慢性糸球体腎炎を起こす原因は多数ある．
- 日本では慢性糸球体腎炎の30％以上がIgA腎症であり，最も多い原因疾患である．本節ではIgA腎症に関し述べる．

IgA：immunoglobulin A（免疫グロブリンA）

IgA腎症

概要・症状

- IgA腎症（IgA nephropathy）は特に症状がなく，学校健診などで検尿異常（顕微鏡的血尿や蛋白尿）で偶然に見つかることが多い．
- 上気道炎の後，数日以内にコーラ様の赤褐色または黒褐色の肉眼的血尿を認めることがある．
- 成人では20歳代に診断されることが多い．
- 診断から20年の経過では約40％が末期腎不全に至ることが示されており，予後は必ずしも良くない．

原因・診断の要点

- IgA腎症は病理学的な診断名である．腎生検による組織所見の検討によってのみ診断される．IgAが糸球体，特にメサンギウム領域に沈着する所見を認める．
- 蛋白尿量が多い，高血圧，血清クレアチニン値上昇，病理学的な検査で活動性が高いことなどが腎予後に関係する．
- 病因は明確ではない．上気道炎や消化管感染後に悪化することから粘膜免疫や，遺伝素因，IgA分子の異常などが関与すると考えられている．

【用語解説】
メサンギウム領域：糸球体の内皮細胞間をつなぐはたらきをしているメサンギウム細胞とメサンギウム基質によって構成される．

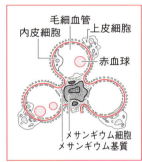

（坂口 弘ほか．腎生検の病理 腎臓病アトラス．改訂第2版．診断と治療社；1986より）

治療

- 腎機能低下の可能性を検討し，治療方針を決定する．蛋白尿量と腎機能を勘案する（❶）．
- IgA腎症患者では過度の食塩摂取は是正することが推奨されている．高血圧であれば食塩摂取は3g以上6g未満/日とする．
- BMI 25以上の肥満は解消することが望ましい．禁煙指導を行う．
- 腎機能が保たれており（eGFRが60 mL/分/1.73 m² 以上），蛋白尿量が多ければ将来の腎機能障害リスクを軽減する目的で，積極的な薬物療法が考慮される．
- ステロイド療法が行われることが多い．口蓋扁桃摘出術＋ステロイドパルス療法が多くの施設で実施されている．

BMI：body mass index（肥満指数）

eGFR：estimated glomerular filtration rate（推算糸球体濾過量〈値〉）

❶ IgA腎症の治療方針

GFR (mL/分/1.73 m²)	尿蛋白 (g/日)		
	0.5 未満	0.5〜1.0 未満	1.0 以上
60 以上	経過観察	・RA系阻害薬やステロイド治療 ・経過観察	・RA系阻害薬 ・ステロイド治療
30〜60 未満	保存療法 （CKD診療ガイドライン2013に準じる）		・RA系阻害薬 ・あるいはステロイド治療を考慮する
30 未満			

上記に，年齢や病理所見を加味して治療方針を慎重に判断する．
（松尾清一監，厚生労働省難治性疾患克服研究事業進行性腎障害に関する調査研究班編．エビデンスに基づくIgA腎症診療ガイドライン2014．東京医学社；2014．p.76を参考に作表）
RA：レニン-アンジオテンシン．

- そのほかに抗血小板薬, n-3系脂肪酸(魚油)が使用されることがある.
- 高血圧を合併する場合は, レニン-アンジオテンシン(RA)系阻害薬であるアンジオテンシン変換酵素(ACE)阻害薬かアンジオテンシンⅡ受容体拮抗薬(ARB)が用いられる.
- 腎機能が低下してきた場合(G3a〜G5, p.113 ❼参照)は慢性腎臓病(CKD)の治療に準じる. 食事療法も同様である.

3　ネフローゼ症候群

概要・症状

- ネフローゼ症候群(nephrotic syndrome)は高度の蛋白尿が生じ, 血清中のアルブミン濃度が低下する病態である. その結果, 浮腫, 脂質異常症(特に高コレステロール血症)を生じる(❷). 肝臓でのコレステロール合成が亢進するためと考えられている. また, 血液凝固能の亢進が認められることがある.

原因・診断の要点

- 大量の蛋白尿と血清アルブミン値の低下により臨床的に診断する. 診断と治療法を決定するために, 通常は腎生検が行われる.
- ネフローゼ症候群をきたす疾患は多数ある. 単一の原因によって発症するのではない.
- 糸球体障害を原因とする一次性ネフローゼ症候群と, 他の疾患により生じる二次性ネフローゼ症候群がある.

一次性ネフローゼ症候群

- 微小変化型ネフローゼ症候群, 膜性腎症, 巣状分節性糸球体硬化症, 増殖性糸球体腎炎などがある. これらは腎生検によって病理学的に診断を行って得られた病理学的な診断名(組織型)である.
- 組織型は予後に関係し, 治療法を考える際に重要である.
- 微小変化型ネフローゼ症候群は急激に発症し高度の蛋白尿, 浮腫を伴うことが多い. ステロイド治療によく反応し予後は良好である. ただ初期には再発することが多い. その他の組織型では寛解に至らず, 中長期に加療が続く可能性がある.

二次性ネフローゼ症候群

- 原因としては糖尿病, ループス腎炎(SLE腎障害), アミロイドーシスが多い.
- 糖尿病腎症(後述)では腎機能低下とともに, 蛋白尿量が増加しネフローゼ症候群を呈することがある.
- SLEは妊娠可能年齢の女性に多い自己免疫疾患である. 腎病変は予後を左右する重大な合併症で, しばしばネフローゼ症候群を呈する.
- アミロイドーシスは高齢者に多い疾患で, アミロイドと呼ばれる微細な線維状のたんぱく質が全身臓器に沈着し, 機能障害をきたす. 心臓に沈着すると心不全や不整脈を, 腎臓に沈着するとネフローゼ症候群や腎不全を, 消化管では巨大舌, 吸収不良症候群, たんぱく漏出性胃腸症などの原因となる.

治療

- 浮腫を生じることが多いため, 基本的には減塩(6 g/日未満)とする. 浮腫の程度によりさらに厳しい減塩を行う場合がある.
- 厳格なたんぱく質制限は微小変化型ネフローゼ症候群では行わない(1.0〜1.1 g/IBW kg/日). その他の組織型では軽度のたんぱく質制限(0.8 g/IBW kg/日)を行う. エネルギーは生活強度に応じ25〜35 kcal/IBW kg/日とする. たんぱく質制限を行う場合は, 窒素バランスを保つために高エネルギーとすることが多い.
- 脂質異常症に対する食事療法は推奨されている.
- 薬物療法はステロイド療法が中心である. ステロイド単独治療では寛解を導入できな

RA: renin-angiotensin
ACE: angiotensin converting enzyme
ARB: angiotensin Ⅱ receptor antagonist
CKD: chronic kidney disease

● MEMO ●
IgA腎症であるからといって, 食事療法として画一的にたんぱく質制限を行うべきではないとされている. 腎機能低下など, 個々の患者の状態に合わせて必要であれば考慮する.

❷ 成人ネフローゼ症候群の診断基準

1. 蛋白尿: 3.5 g/日以上が持続する
   (随時尿において尿蛋白/尿クレアチニン比が3.5 g/gCr以上の場合もこれに準ずる)
2. 低アルブミン血症: 血清アルブミン値3.0 g/dL以下
   血清総蛋白量6.0 g/dL以下も参考になる
3. 浮腫
4. 脂質異常症(高LDLコレステロール血症)

注:
1) 上記の尿蛋白量, 低アルブミン血症(低蛋白血症)の両所見を認めることが本症候群の診断の必須条件である
2) 浮腫は本症候群の必須条件ではないが, 重要な所見である
3) 脂質異常症は本症候群の必須条件ではない
4) 卵円形脂肪体は本症候群の診断の参考となる

(平成22年度厚生労働省難治性疾患対策進行性腎障害に関する調査研究班より)
LDL: low density lipoprotein(低比重リポたんぱく).

ネフローゼ症候群は①蛋白尿量と②低アルブミン血症を満たしていれば診断できる!

SLE: systemic lupus erythematosus(全身性エリテマトーデス)

 豆知識

ネフローゼ症候群では安静や運動制限が有効であるとのエビデンスはなく, 過度の安静は好ましくないとされている. 必要に応じて運動療法を行う.

い場合，シクロスポリンなどの免疫抑制薬の併用を行う．血栓予防のため，抗血小板薬や抗凝固療法を行うこともある．

4 急性腎不全

概要・症状
- 急性腎不全（acute renal failure）とは急激に腎機能が低下し，体の恒常性が保てなくなった状態である．
- 原因により，腎前性，腎性，腎後性に分類される．

原因・診断の要点
- 腎前性急性腎不全：脱水，出血やショックによって腎血流量が低下することによって生じる．腎臓の生理的な機能は保たれている．
- 腎性急性腎不全：腎臓そのものの機能障害で生じる．クラッシュ（挫滅）症候群による急性尿細管壊死，糸球体疾患，腎障害性の薬物などが原因となる．
- 腎後性急性腎不全：両側尿管から膀胱・尿道に至る尿の流出経路が閉塞されることによって生じる．悪性腫瘍や糖尿病神経障害として生じる神経因性膀胱などが原因となる．
- 尿量低下や血清クレアチニン値の増加によって疑われ，診断されることが多い．
- 急性腎不全は定義や分類，診断基準が複数あり，統一されていないことが予後の改善につながる臨床検討を難しくしていた．このため，2004年に急性腎不全を含む概念として急性腎障害（AKI）が提唱された．2012年にKDIGOからAKIの定義が公表されている．ここでは血清クレアチニン値と尿量を指標とし，3つの病期に分類された（❸）．

治療
- 腎前性の治療には適切な輸液療法を行う．腎血流量の改善で腎機能が回復する
- 腎性の治療としては電解質の補正，低たんぱく質・高エネルギー食の摂取を行う．水制限として前日尿量＋不感蒸泄量を原則とし，カリウム制限を行う．経腸栄養療法やTPNを実施することも多い．最近では，高度の電解質異常などを伴わなければ，厳しいたんぱく質制限は行わないことが推奨されている．
- 食事療法・薬物療法を行っても電解質異常が改善しない場合，肺水腫などの症状により体液量を管理する必要がある場合などには，透析療法*2を行う．
- 腎後性の治療では尿道からカテーテルを挿入するなどの処置を行い，尿路の閉塞をすみやかに解除する．

5 慢性腎不全

概要・症状
- 慢性腎不全（chronic renal failure）とは，慢性的に腎機能低下が進行する病態である．
- 腎機能低下に伴い尿濃縮力低下による夜間排尿の増加，全身倦怠感，食欲不振などの自覚症状がある．初期にはほとんど無症状であり，中等度～高度の腎障害でも明確な自覚症状をほとんど認めないことがある（❹）．

原因・診断の要点
- 糖尿病と慢性糸球体腎炎を基礎疾患とする場合が多い．
- 臨床検査所見としてはクレアチニンやBUN増加，カリウム上昇・カルシウム低下・リン上昇などの電解質異常，貧血，代謝性アシドーシスが認められる．
- 超音波検査では慢性腎不全の進行に伴い腎臓の萎縮所見を認めることが多い．

治療（❺）
- 腎機能低下とともにたんぱく質摂取制限（0.6～1.0 g/IBW kg/日），食塩制限（3 g以上～6 g未満/日），カリウム摂取制限を行う．原則としてCKDの食事療法基準（p.114 ❽参照）に準拠する．

豆知識

急性腎不全に相当する病態は，AKI（acute kidney injury）として認識され取り扱われることが多くなっている．

KDIGO：Kidney Disease：Improving Global Outcomes

TPN：total parenteral nutrition（完全静脈栄養）

*2 本章「8 末期腎不全（透析）」（p.116）を参照．

●MEMO●

慢性腎不全はCKDのG3～G5に相当する．臨床現場では慢性腎臓病（後述）として取り扱われるのが一般的である．

❸ KDIGOによるAKIの定義と病期（重症度分類）

AKIの定義
48時間以内に血清Cr値が≧0.3 mg/dL上昇した場合，または血清Cr値がそれ以前7日以内にわかっていたか予想される基礎値より≧1.5倍の増加があった場合，または尿量が6時間にわたって<0.5 mL/kg/時間に減少した場合
AKIは以下の基準により重症度分類する

AKIの病期		
病期	血清クレアチニン	尿量
1	基礎値の1.5〜1.9倍　または≧0.3 mg/dLの増加	6〜12時間で<0.5 mL/kg/時
2	基礎値の2.0〜2.9倍	12時間以上で<0.5 mL/kg/時
3	基礎値の3倍　または≧4.0 mg/dLの増加　または腎代替療法の開始　または18歳未満の患者ではeGFR<35 mL/分/1.73 m²の低下	24時間以上で<0.3 mL/kg/時　または12時間以上の無尿

（急性腎障害のためのKDIGO診療ガイドライン【推奨条文サマリーの公式和訳】．http://www.kdigo.org/pdf/2013KDIGO_AKI_ES_Japanese.pdfより）

❹ 腎臓の機能と腎不全時に起こる異常の例

腎臓の機能	腎不全の時に起きる異常の例
水の排泄	浮腫（むくみ），高血圧，肺水腫（胸に水が溜まる）
酸・電解質の排泄	アシドーシス（体に酸が溜まる），高カリウム血症，高リン血症
老廃物の排泄	尿毒性（気分不快・食欲低下・嘔吐・意識障害）
造血ホルモン産生	貧血
ビタミンD活性化	低カルシウム血症，骨の量・質の低下

（日本腎臓学会ほか．腎不全 治療選択とその実際 2016年版．p.3. https://www.jsn.or.jp/jsn_new/iryou/kaiin/free/primers/pdf/2016jinfuzen.pdfより）

❺ 慢性腎不全の治療

治療方法	具体例
原疾患の治療	●糖尿病のコントロール・腎炎の治療　など
生活指導	●適切な運動・禁煙 ●鎮痛薬・造影剤など腎毒性物質の制限・禁止 ●定期的な外来受診・服薬
食事療法	●低塩分食・低蛋白食
薬物療法	●高血圧の治療 ●蛋白尿を減らす治療（ACE阻害薬・アンジオテンシン受容体拮抗薬） ●尿毒素を除去する療法（活性炭など）
腎不全による症状に対する治療	●貧血の治療（エリスロポエチン投与） ●骨病変の治療（ビタミンD投与など） ●高カリウム血症の治療（陽イオン交換樹脂） ●酸血症（アシドーシス）の治療（重曹など）

（日本腎臓学会ほか．腎不全 治療選択とその実際 2016年版．p.5. https://www.jsn.or.jp/jsn_new/iryou/kaiin/free/primers/pdf/2016jinfuzen.pdfより）

6　CKD（慢性腎臓病）

概要・症状

- CKDは腎機能低下のリスクを早期から見出し，治療を開始するために世界的に統一された基準として確立された．
- CKDは腎障害や腎臓の形態的な異常が3か月以上持続した場合に診断される．特に腎機能と蛋白尿が重要な指標である（❻）．
- 腎機能の指標として血清クレアチン値，年齢，性別を用いた計算によって求めるeGFRが使用される．
- わが国のCKD患者数は成人の12.9%，1,330万人と推定されている（2005年推計）[1]．
- 腎機能の低下に伴い夜間排尿，食欲不振，全身倦怠感，貧血などの症状が出現する．末期まで症状を自覚しないことがある．
- 検査上では腎機能低下に伴いクレアチニンやBUNが増加する．そのほか，電解質異常，代謝性アシドーシス，エリスロポエチン不足による腎性貧血，高尿酸血症を認めるようになる．
- 電解質異常としては特に高カリウム血症に注意する．カリウム制限食は基本的な治療である．一般的には血清カリウム値が5.5 mEq/L以上の場合，高カリウム血症と認

腎臓でつくられるエリスロポエチンは赤血球の産生を促進するんだ！

❻ CKDの定義

① 尿異常，画像診断，血液，病理で腎障害の存在が明らか．特に0.15 g/gCr以上の蛋白尿（30 mg/gCr以上のアルブミン尿）の存在が重要
② GFR＜60 mL/分/1.73 m^2
①，②のいずれか，または両方が3カ月以上持続する

（日本腎臓学会編．CKD診療ガイド2012．東京医学社；2012．p.1より）

❼ CKDの重症度分類

原疾患	蛋白尿区分		A1	A2	A3
糖尿病	尿アルブミン定量 (mg/日) 尿アルブミン/Cr比 (mg/gCr)		正常 30未満	微量アルブミン尿 30〜299	顕性アルブミン尿 300以上
高血圧 腎炎 多発性嚢胞腎 移植腎 不明 その他	尿蛋白定量 (g/日) 尿蛋白/Cr比 (g/gCr)		正常 0.15未満	軽度蛋白尿 0.15〜0.49	高度蛋白尿 0.50以上
GFR区分 (mL/分/ 1.73 m^2)	G1	正常または高値	≧90		
	G2	正常または軽度低下	60〜89		
	G3a	軽度〜中等度低下	45〜59		
	G3b	中等度〜高度低下	30〜44		
	G4	高度低下	15〜29		
	G5	末期腎不全（ESKD）	＜15		

重症度は原疾患・GFR区分・蛋白尿区分を合わせたステージにより評価する．CKDの重症度は死亡，末期腎不全，心血管死亡発症のリスクを▨のステージを基準に，▨，▨，▨の順にステージが上昇するほどリスクは上昇する．（KDIGO CKD guideline 2012を日本人用に改変）
（日本腎臓学会編．CKD診療ガイド2012．東京医学社；2012．p.3より）
ESKD：end-stage kidney disease.

- 識される．高度の高カリウム血症は緊急治療の対象になる．代謝性アシドーシスは細胞内から細胞外へのカリウム移動を促進するため，腎機能低下時には是正が必要になる．
- そのほかに，低カルシウム血症，高リン血症を認める．腎臓におけるビタミンD活性化が阻害されることやリン排泄が低下することによる．

原因・診断の要点

- 二大原因は糖尿病腎症，慢性糸球体腎炎である．それ以外に慢性腎盂腎炎，腎硬化症，痛風，多発性嚢胞腎などがある．
- 慢性腎臓病の定義に従い，診断する（❻）．
- 血清クレアチニン値，年齢，性別から求められたeGFRと蛋白尿量により重症度を分類する（❼）．

治療

- 禁煙や肥満の解消など生活習慣の改善はCKDの発症予防，進行抑制に有用である．
- 食事療法は病期（ステージ）によってたんぱく質制限，カリウム制限を行う．食塩は3 g以上6 g未満/日とする（❽）．
- たんぱく質制限はG3aでは0.8〜1.0 g/IBW kg/日，G3b〜G5では0.6〜0.8 g/IBW kg/日とする（❽）．
- カリウム制限はG3bでは2,000 mg/日以下，G4〜G5では1,500 mg/日以下とする（❽）．
- 高血圧の合併が経過中によく認められ，積極的な降圧療法を行う．ACE阻害薬，ARBが原則として用いられる．複数の薬剤を併用することが多い．
- 腎性貧血に対してはエリスロポエチン製剤を用いる．
- 低カルシウム血症や骨粗鬆症に活性型ビタミンD$_3$製剤，カリウム除去に陽イオン交換樹脂，代謝性アシドーシスに重曹（炭酸水素ナトリウム）が投与されることがある．

●MEMO●

腎機能低下時から透析療法中にカルシウム・リン代謝異常により副甲状腺ホルモンの分泌が増加し，骨からのカルシウム動員による骨代謝異常や血管石灰化による死亡リスクの増加が示されている．CKD-MBD（CKD-mineral bone disorder）と呼ばれる．

【用語解説】

多発性嚢胞腎：腎臓に嚢胞が多数でき巨大化していくとともに，徐々に腎機能が低下する疾患である．常染色体優性遺伝である．日本では30〜40歳代までは無症状であることが多いが，60歳までに約半数が透析療法を行っている．脳動脈瘤を合併する頻度が高くMRI，磁気共鳴血管撮影法（MRA；magnetic resonance angiography）によるスクリーニング検査が必要とされる．

 豆知識

CKDでは高血圧があれば，RA系の阻害薬を治療で用いることが多い（通常，腎臓専門医のもとで投薬が行われる）．RA系阻害薬は腎障害の進行を遅らせるというエビデンスが多く示されているためである．服用中は高カリウム血症をきたすことがあり，注意が必要である．

●MEMO●

『高血圧治療ガイドライン2014』では尿たんぱくが陽性の例や糖尿病合併例では130/80 mmHg未満を目標とする厳格な血圧コントロールが推奨されている．

腎機能の低下によるエリスロポエチン不足により，腎性貧血（正球性正色素性貧血）をきたすんだ！

⑧ CKDステージによる食事療法基準

ステージ(GFR)	エネルギー (kcal/kgBW/日)	たんぱく質 (g/kgBW/日)	食塩 (g/日)	カリウム (mg/日)
ステージ1 (GFR≧90)	25〜35	過剰な摂取をしない	3≦ <6	制限なし
ステージ2 (GFR 60〜89)		過剰な摂取をしない		制限なし
ステージ3a (GFR 45〜59)		0.8〜1.0		制限なし
ステージ3b (GFR 30〜44)		0.6〜0.8		≦2,000
ステージ4 (GFR 15〜29)		0.6〜0.8		≦1,500
ステージ5 (GFR<15)		0.6〜0.8		≦1,500
5D (透析療法中)	別表(⑮)			

注)エネルギーや栄養素は，適正な量を設定するために，合併する疾患（糖尿病，肥満など）のガイドラインなどを参照して病態に応じて調整する．性別，年齢，身体活動度などにより異なる．
注)体重は基本的に標準体重（BMI＝22）を用いる．
(日本腎臓学会編．慢性腎臓病に対する食事療法基準2014．日腎会誌 2014；56：564より)

 豆知識
後期高齢者でCKD 3b〜5のCKD患者に対しては，一律に低たんぱく質食療法を行うべきではないとされている．サルコペニア，フレイル，低栄養（PEW：protein energy wasting）に十分注意し，個々に食事療法を検討する．

7 糖尿病腎症

概要・症状

- 糖尿病腎症（diabetic nephropathy）は糖尿病三大合併症の一つである．
- 徐々に腎機能障害が進行し，透析療法（後述）が必要になる場合がある．透析導入の原因疾患として最多である．
- 第2期までは糖尿病としての症状以外は認めないことが多い．徐々に腎機能低下に伴う慢性腎不全症状を認めるようになるが，末期まで特段の自覚症状が明らかにならないこともある．臨床検査により病態の把握に努めることが重要である．

原因・診断の要点

- 発症は，糖尿病発症後5年以上が経過し神経障害，網膜症がすでに存在している場合がほとんどである．
- 最初の症状は微量アルブミン尿である（⑨）．微量アルブミン尿が認められると第2期である．
- 症状が進行すると，蛋白尿が明らかとなる（第3期）．蛋白尿が出現すると腎機能低下が進行する可能性が高くなる．
- 腎機能が低下しeGFRが30 mL/分/1.73 m²未満になると第4期である．CKDのG4，G5に相当する．慢性腎不全の病態と考えられる．食事療法を含め治療は腎不全のコントロールが主眼となる．
- 末期には大量の蛋白尿からネフローゼ症候群を呈することもある．
- 糖尿病腎症病期分類はCKD重症度分類と対応している（⑩）．

治療

- 血糖コントロールを適切に行い，発症を予防することが大切である．
- 特に第2期までは，糖尿病治療の強化により腎症が軽快する可能性が高いと考えられる．
- 高血圧の場合は，130/80 mmHg未満を目標としコントロールを行う（『高血圧治療ガイドライン2014』）．降圧薬としてはACE阻害薬，ARBを第一選択薬として用いる．
- 食事療法は第2期まで糖尿病の食事療法に準拠する．第3期では軽度たんぱく質制限（0.8〜1.0 g/IBW kg/日）とする．エネルギーは糖尿病食に準じる（25〜30 kcal/IBW

 豆知識
糖尿病腎症は二次性ネフローゼ症候群の原因疾患として最も多い．

❾ 糖尿病性腎症病期分類2014[注1]

病　期	尿アルブミン値（mg/gCr）あるいは尿蛋白値（g/gCr）	GFR（eGFR）（mL/分/1.73 m²）
第1期（腎症前期）	正常アルブミン尿（30未満）	30以上[注2]
第2期（早期腎症期）	微量アルブミン尿（30〜299）[注3]	30以上
第3期（顕性腎症期）	顕性アルブミン尿（300以上）あるいは持続性蛋白尿（0.5以上）	30以上[注4]
第4期（腎不全期）	問わない[注5]	30未満
第5期（透析療法期）	透析療法中	

注1：糖尿病性腎症は必ずしも第1期から順次第5期まで進行するものではない．本分類は，厚労省研究班の成績に基づき予後（腎，心血管，総死亡）を勘案した分類である（URL：http://mhlw-grants.niph.go.jp/，Wada T, Haneda M, Furuichi K, Babazono T, Yokoyama H, Iseki K, Araki SI, Ninomiya T, Hara S, Suzuki Y, Iwano M, Kusano E, Moriya T, Satoh H, Nakamura H, Shimizu M, Toyama T, Hara A, Makino H：The Research Group of Diabetic Nephropathy, Ministry of Health, Labour, and Welfare of Japan. Clinical impact of albuminuria and glomerular filtration rate on renal and cardiovascular events, and all-cause mortality in Japanese patients with type 2 diabetes. Clin Exp Nephrol. 2013 Oct 17.［Epub ahead of print］）
注2：GFR 60 mL/分/1.73 m²未満の症例はCKDに該当し，糖尿病性腎症以外の原因が存在し得るため，他の腎臓病との鑑別診断が必要である．
注3：微量アルブミン尿を認めた症例では，糖尿病性腎症早期診断基準に従って鑑別診断を行った上で，早期腎症と診断する．
注4：顕性アルブミン尿の症例では，GFR 60 mL/分/1.73 m²未満からGFRの低下に伴い腎イベント（eGFRの半減，透析導入）が増加するため注意が必要である．
注5：GFR 30 mL/分/1.73 m²未満の症例は，尿アルブミン値あるいは尿蛋白値に拘わらず，腎不全期に分類される．しかし，特に正常アルブミン尿・微量アルブミン尿の場合は，糖尿病性腎症以外の腎臓病との鑑別診断が必要である．
【重要な注意事項】本表は糖尿病性腎症の病期分類であり，薬剤使用の目安を示した表ではない．糖尿病治療薬を含む薬剤で腎排泄性薬剤の使用に当たっては，GFR等を勘案し，各薬剤の添付文書に従った使用が必要である．
（糖尿病性腎症合同委員会．糖尿病性腎症病期分類2014の策定〈糖尿病性腎症病期分類改訂〉について．日腎会誌 2014；56：550より）

❿ 糖尿病性腎症病期分類2014とCKD重症度分類との関係

	アルブミン尿区分	A1	A2	A3
	尿アルブミン定量 尿アルブミン/Cr比 （mg/gCr） （尿蛋白定量） （尿蛋白/Cr比） （g/gCr）	正常アルブミン尿 30未満	微量アルブミン尿 30-299	顕性アルブミン尿 300以上 （もしくは高度蛋白尿） （0.50以上）
GFR区分 （mL/分/1.73 m²）	≧90	第1期 （腎症前期）	第2期 （早期腎症期）	第3期 （顕性腎症期）
	60〜89			
	45〜59			
	30〜44	第4期（腎不全期）		
	15〜29			
	<15			
	（透析療法中）	第5期（透析療法期）		

（糖尿病性腎症合同委員会．糖尿病性腎症病期分類2014の策定〈糖尿病性腎症病期分類改訂〉について．日腎会誌 2014；56：550より）

kg/日）．
- 第4期ではCKDのG4，G5と同様の高エネルギー食（25〜35 kcal/IBW kg/日），たんぱく質制限（0.6〜0.8 g/IBW kg/日），カリウム摂取制限（1,500 mg/日），食塩制限を行う．
- 第5期は透析療法期である．

8 末期腎不全（透析）

概要

- 腎機能低下により体内環境の維持が困難になり，食事療法・薬物療法を行っていても，以下のような状態になれば腎代替療法を選択する．
① クレアチニンや尿素窒素などの代謝老廃物の除去が必要．
② カリウムやナトリウムなどの電解質異常の補正が必要．
③ 代謝性アシドーシスの補正が必要．
④ 過剰な水分の排泄が必要．
- 腎代替療法とは血液透析・腹膜透析を含めた透析療法と腎移植のことである．日本では圧倒的に血液透析が多い．
- 腎代替療法は，心不全，肺水腫や中枢神経障害などの重篤な尿毒症症状(⓫)により全身状態が悪化するまでに，導入される．
- 日本透析医学会によると，透析療法（血液透析と腹膜透析）を受けている患者総数は2015年12月31日現在32万人を超えており，そのうち血液透析が97％以上を占めている．

導入適応となる原因疾患

- 透析導入に至る原因で最も多いのは糖尿病腎症である．次いで慢性糸球体腎炎である．
- CKDのG5に相当する病態では透析療法導入の可能性が考慮される．腎機能が低下するに従い必要性が高くなる．日常生活の活動性，栄養状態，尿毒症症状の程度を勘案し透析療法以外に改善の方法がないと考えられる場合に実施される．

治療

維持血液透析

- 維持血液透析（maintenance dialysis）では週3回，各4時間実施するのが標準的である．
- 血液透析ではあらかじめ前腕に準備した内シャントから約180～300 mL/分の血液をダイアライザーと呼ばれる透析膜に導く．ダイアライザーは微細なストローのような中空構造をしており半透膜であるため，中空構造の外側を流れる透析液と電解質・水・代謝老廃物を交換し血液を浄化する（⓬，⓭）．
- 維持血液透析は専門の施設において医師，専門の看護師，臨床工学士の管理のもとで行われる．
- 維持血液透析患者の腎機能は廃絶するので，自尿は認めなくなる．これは透析間に食事などで摂取した水やナトリウム，カリウムなどの電解質が，事実上すべて体内に貯留するということである．この貯留分を1回4時間の血液透析中に除去しドライウエイトを維持する．

【用語解説】

内シャント：前腕の手首に近い動脈と静脈を外科的につないで作製する．静脈に多くの血液が流れるので，血液透析に必要な血流を確保することができる．内シャントの保護は血液透析患者にとって重要である．

ドライウエイト：余分な水分を除去した状態における，患者にとって最適な体重を示す用語．透析間にドライウエイトから増加した体重分の水を透析時に除水する．食事療法，特に水分制限が守れないと，除水量が増加し透析中や透析後に血圧低下，ふらつきなどの原因になる．

⓫ 尿毒症症状

体液貯留	浮腫，胸水，腹水，心外膜液貯留，肺水腫
体液異常	高度の低ナトリウム血症，高カリウム血症，低カルシウム血症，高リン血症，代謝性アシドーシス
消化器症状	食欲不振，悪心・嘔吐，下痢
循環器症状	心不全，不整脈
神経症状	中枢神経障害：意識障害，不随意運動，睡眠障害 末梢神経障害：かゆみ，しびれ
血液異常	高度の腎性貧血，出血傾向
視力障害	視力低下，網膜出血症状，網膜剥離症状

（日本透析医学会．維持血液透析ガイドライン：血液透析導入．日本透析医学会雑誌 2013；46：1135より）

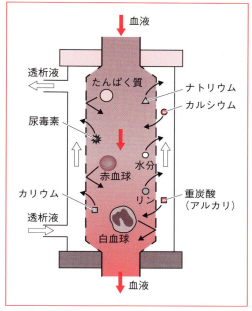

⓬ ダイアライザーのしくみ

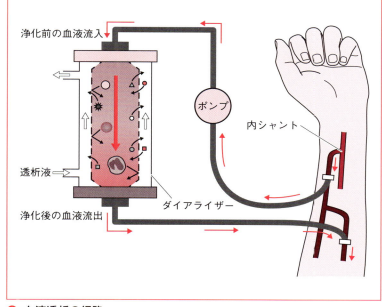

⓭ 血液透析の経路

⓮ CKDステージによる食事療法基準

ステージ 5D	エネルギー (kcal/kgBW/日)	たんぱく質 (g/kgBW/日)	食塩 (g/日)	水分	カリウム (mg/日)	リン (mg/日)
血液透析 (週3回)	30〜35 注1, 2)	0.9〜1.2 注1)	<6 注3)	できるだけ少なく	≦2,000	≦たんぱく質(g)×15
腹膜透析	30〜35 注1, 2, 4)	0.9〜1.2 注1)	PD除水量(L)×7.5＋尿量(L)×5	PD除水量＋尿量	制限なし 注5)	≦たんぱく質(g)×15

注1) 体重は基本的に標準体重(BMI=22)を用いる.
注2) 性別, 年齢, 合併症, 身体活動度により異なる.
注3) 尿量, 身体活動度, 体格, 栄養状態, 透析間体重増加を考慮して適宜調整する.
注4) 腹膜吸収ブドウ糖からのエネルギー分を差し引く.
注5) 高カリウム血症を認める場合には血液透析同様に制限する.
(日本腎臓学会編. 慢性腎臓病に対する食事療法基準2014. 日腎会誌 2014；56：564より)

- 食事療法による食塩, カリウム, 水の摂取に関するコントロールが重要である(⓮).
- 低栄養は予後を悪化させることが知られている. 十分なたんぱく質摂取, エネルギー摂取が必要である.

腹膜透析

- 腹膜透析(peritoneal dialysis)とは, 在宅で患者自身が行う透析療法の一つである. 腹腔に柔らかいカテーテルを留置し, 腹膜透析液を腹腔内に注入する(⓯). 透析液を4〜8時間貯留させることにより, 腹膜を使いゆっくりと持続的に透析を行う. このため, 血液透析のようなカリウムや水の摂取制限は緩和される(⓮).
- 1日数回腹膜液を交換する連続携行式腹膜透析(CAPD)や夜間睡眠中に透析液を自動的に交換する自動腹膜透析(APD)がある.
- 透析液の注入操作は清潔に行う必要がある. 合併症として腹膜炎が最も多い.

CAPD：continuous ambulatory peritoneal dialysis

APD：automated peritoneal dialysis

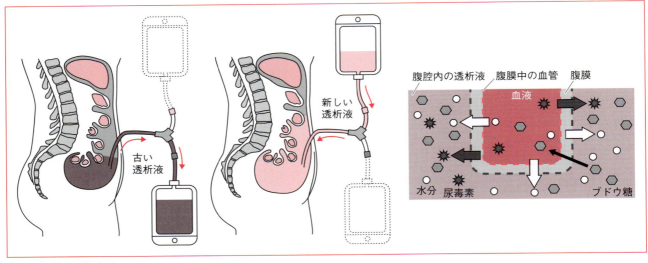

⓯ 腹膜透析の模式図

2 尿路系，男性生殖器の疾患

- 尿管系疾患とは，両側腎臓から尿管，膀胱，尿道に至る経路に生じる疾患である．本節では代表的な尿路系疾患である尿路結石，前立腺肥大症と前立腺がんについて概説する．

1 尿路結石

概要・症状

- 尿路結石（urinary stone, urolithiasis）とは，腎盂，尿管，膀胱内に結晶ができ徐々に増大して石となり，尿路を塞ぐあるいは通過を障害する病態である．
- 男性に多く，男性は女性の約2倍である．
- 上部尿路結石が多く，腰背部痛から徐々に側腹部痛，下腹部痛と結石の下降とともに疼痛部位が移動する．血尿を認め，結石が排泄され同定されることがある．

原因・診断の要点

- 高尿酸血症や痛風に合併することが多い．カルシウム代謝異常により尿中へのカルシウム排泄が増加した場合，シュウ酸代謝異常，尿路感染も原因となる．
- シュウ酸カルシウム塩が結石の成分の90％で最も多い．
- 超音波検査，腹部X線撮影，腹部CT撮影により結石を確認する．

治療

- 疼痛に対してNSAIDsなどの鎮痛薬を投与する．
- 自然排石のために水分摂取や生理食塩水などの点滴静注を行い，尿量を増加させる．
- 予防として尿量を2L/日以上とすることが推奨される．
- 尿路閉塞のため外科的な手術が必要になる場合がある．
- 20 mm以下の腎結石などでは体外衝撃波砕石術（ESWL）が行われることがある．

2 前立腺肥大症

概要・症状

- 前立腺肥大症（prostatic hyperplasia, prostatic hypertrophy）とは，前立腺が加齢とともに過形成となり，肥大してくる病態である．
- 残尿感，頻尿，尿意切迫感，夜間頻尿，尿線の途絶，排尿に努力が必要，など排尿障

NSAIDs：non-steroidal anti-inflammatory drugs（非ステロイド抗炎症薬）
ESWL：extracorporeal shock wave lithotripsy

害が主な症状である．
- 前立腺が肥大し膀胱からの排尿が障害されると昼間の残尿が生じる．残尿があると夜間に排尿せざるをえず，結果として夜間頻尿となる．
- さらに肥大が進行すると排尿困難感を自覚し，尿閉となることもある．

原因・診断の要点
- 50歳以上の男性では前立腺の過形成は加齢現象である．臨床症状を認める場合に前立腺肥大症となる．
- 経直腸的超音波検査を行い，前立腺の体積や大きさを計測する．排尿時の尿流量や残尿を測定し，排尿障害を確認する．

治療
- 排尿障害を改善するために薬物療法が行われる．
- 進行すれば，外科的な切除術が行われる．

3 前立腺がん

概要・症状
- 前立腺から発生する腺がんである．
- 加齢とともに増加し50歳以上で発見されることが多い．
- 近年，増加している．
- アンドロゲンはがんの発育を促進し，エストロゲンは抑制する．

原因・診断の要点
- 前立腺肥大症は病初期から排尿障害があるが，前立腺がんは初期には症状を認めないことがほとんどである．
- 進行・増大してくるに従い，排尿障害や血尿を認める．
- 腫瘍マーカーとしてPSAが有名である．
- 経直腸的超音波検査や前立腺生検により診断される．

PSA：prostate specific antigen（前立腺特異抗原）

治療
- 早期がんでは外科的な前立腺全切除術が行われる．放射線療法やアンドロゲンを抑制するホルモン療法が選択される場合もある．

引用文献
1) 日本腎臓学会編．CKD診療ガイド2012．東京医学社；2012

参考文献
- 松尾清一監，厚生労働省難治性疾患克服研究事業進行性腎障害に関する調査研究班編．エビデンスに基づくIgA腎症診療ガイドライン2014．東京医学社；2014．
- 急性腎障害のためのKDIGO診療ガイドライン【推奨条文サマリーの公式和訳】．http://www.kdigo.org/pdf/2013KDIGO_AKI_ES_Japanese.pdf
- 日本腎臓学会ほか．腎不全 治療選択とその実際2016年版．https://www.jsn.or.jp/jsn_new/iryou/kaiin/free/primers/pdf/2016jinfuzen.pdf
- 日本腎臓学会編．慢性腎臓病に対する食事療法基準2014．日腎会誌 2014；56：553-99．
- 糖尿病性腎症合同委員会．糖尿病性腎症病期分類2014の策定（糖尿病性腎症病期分類改訂）について．日腎会誌 2014；56：547-52．
- 日本糖尿病学会編・著．糖尿病治療ガイド2016-2017．文光堂；2016．
- 日本高血圧学会高血圧治療ガイドライン作成委員会編．高血圧治療ガイドライン2014．http://www.jpnsh.jp/data/jsh2014/jsh2014v1_1.pdf
- 日本透析医学会．維持血液透析ガイドライン：血液透析導入．日本透析医学会誌 2013；46：1107-55．

カコモンに挑戦!!

◆ 第30回-33
腎疾患に関する記述である．誤っているのはどれか．1つ選べ．
(1) 急性糸球体腎炎には，A群β溶血性連鎖球菌感染が関与する．
(2) ショックは，急性腎不全の原因になる．
(3) 腎代替療法として，血液透析がある．
(4) ネフローゼ症候群の診断に，脂質異常症は必須条件である．
(5) 糖尿病腎症2期では，微量アルブミン尿を認める．

◆ 第28回-138
62歳，男性．週3回の維持血液透析療法を実施している．身長165 cm，透析前体重60 kg，ドライウエイト58 kg，無尿，透析間体重増加量2.0 kg（中2日）．透析前の検査値は，血清尿素窒素値85 mg/dL，血清クレアチニン値9.8 mg/dL，血清カリウム値5.7 mEq/L，血清リン値6.3 mg/dL．この患者の食事療法である．正しいのはどれか．1つ選べ．
(1) カリウム3,000 mg/日以上
(2) リン900 mg/日以下
(3) エネルギー量1,400 kcal/日
(4) 飲水量1.4 L/日
(5) たんぱく質90 g/日

解答＆解説

◆ 第30回-33　正解(4)
解説：正文を提示し，解説とする．
(1) 急性糸球体腎炎で最も多い原因はA群β溶血性連鎖球菌感染である．
(2) ショックは急性腎不全の原因になる．
(3) 腎代替療法には血液透析のほか，腹膜透析，腎移植もある．
(4) ネフローゼ症候群の診断に必須なのは大量の蛋白尿と血清アルブミン低値である．
(5) 糖尿病腎症第2期は微量アルブミン尿の出現を認める．

◆ 第28回-138　正解(2)
解説：正文を提示し，解説とする．維持透析の食事療法は⑮(p.118)を参照．
(1) カリウムは2,000 mg/日以下である．
(2) リンは900 mg/日以下となる．
(3) エネルギーは1,800～2,100 kcal/日となる．
(4) 飲水量はできるだけ少なくすることが求められる．
(5) たんぱく質は54～72 g/日となる．

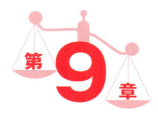

第9章 内分泌系

学習目標
- ホルモンの役割と各臓器の調節機構について学ぶ
- 内分泌疾患にはどのような疾患が属するかを学ぶ
- 内分泌疾患に関与するホルモンと各疾患の代表的な症状，治療の概要について学ぶ

要点整理
- ホルモン分泌には視床下部，下垂体，各内分泌器官が関与し，生体の内部環境を一定に保とうとするフィードバック機構がはたらいている．
- 下垂体前葉からの成長ホルモンの過剰分泌により巨人症や先端巨大症が，後葉からの抗利尿ホルモンの分泌障害で中枢性尿崩症が生じる．
- 甲状腺ホルモンの過剰で甲状腺機能亢進症（バセドウ病など）が，低下で甲状腺機能低下症（橋本病など，新生児ではクレチン症）が生じる．
- 副甲状腺疾患はカルシウム代謝に関するホルモンの異常により発症する．
- 副腎皮質から糖質コルチコイドと電解質コルチコイドが分泌され，副腎髄質からカテコラミンなどが分泌される．これらの過剰分泌で，原発性アルドステロン症やクッシング症候群，褐色細胞腫が生じる．

1 ホルモン分泌調節機構と内分泌疾患の概要

- ホルモンの役割は，生体全体として意味のある活動を行うために，各臓器のはたらきを調節することである．したがってホルモンが不足しても，過剰になっても，生体にとって望ましくない結果を招く．このため適正なホルモン産生量となるように，厳密に調節されている．
- 調節機構（❶）はホルモンごとに異なるが，生体の内部環境を一定に保つホメオスタシス維持が基本である．下垂体前葉から分泌されるホルモンを例に説明する．
- 下垂体前葉から甲状腺刺激ホルモン（TSH）が分泌され，甲状腺はこれに反応して甲状腺ホルモンを産生し，血中の甲状腺ホルモン濃度情報は下垂体に伝えられる（①）．血中の甲状腺ホルモン濃度が上昇すると，TSH分泌は低下し，甲状腺のはたらきは元に戻る．（②）．逆に血中の甲状腺ホルモン濃度が低下すると，TSH分泌が増加し，これによって甲状腺のはたらきは元に戻る（③）．このようにして適当量のホルモンがつくられるように調節されており，これをネガティブフィードバックという．

TSH：thyroid stimulating hormone

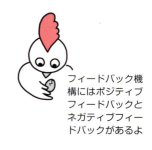

フィードバック機構にはポジティブフィードバックとネガティブフィードバックがあるよ

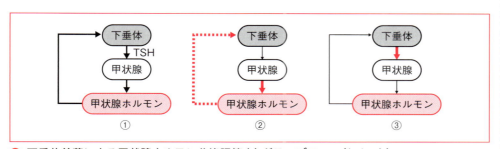

❶ 下垂体前葉による甲状腺ホルモン分泌調節（ネガティブフィードバック）

- 下垂体前葉から副腎皮質刺激ホルモン（ACTH）が分泌され，その刺激によって副腎皮質から糖質コルチコイド（コルチゾール）が分泌される．血液中コルチゾール濃度は下垂体にフィードバック調節を行い，この機構は甲状腺ホルモン量の調節と同様である．
- 内分泌疾患の基本は，何らかの理由でこの調節機構が破綻し，ホルモンの過剰分泌（亢進症）や分泌不足（低下症）が起こるものである．

ACTH：adrenocorticotropic hormone

2 下垂体疾患

1 視床下部・下垂体の構造とホルモン

- 視床下部（hypothalamus）は食欲や飲水，体温調節に加え，ホルモン分泌の最高中枢でもある．
- 下垂体（pituitary gland）は前葉と後葉に分けられ，それぞれ異なった役割を果たしている．
- 下垂体前葉は，TSH，ACTH，2つの性腺刺激ホルモン（LH，FSH）の4つの刺激ホルモン，成長ホルモン（GH），プロラクチン（PRL）の，あわせて6種類のホルモンを分泌する．
- 下垂体後葉は，抗利尿ホルモン（ADH）とオキシトシンを分泌する．
- 視床下部からは，TSH分泌を促進する甲状腺刺激ホルモン放出ホルモン（TRH），ACTH分泌を促進する副腎皮質刺激ホルモン放出ホルモン（CRH），LHとFSH分泌を刺激する黄体形成ホルモン放出ホルモン（LHRH）などが分泌される．

LH：luteinizing hormone（黄体形成ホルモン）
FSH：follicle stimulating hormone（卵胞刺激ホルモン）
GH：growth hormone
PRL：prolactin
ADH：antidiuretic hormone
TRH：thyrotropin-releasing hormone
CRH：corticotropin-releasing hormone
LHRH：luteinizing hormone-releasing hormone

2 巨人症，先端巨大症

- 巨人症（gigantism, giantism），先端巨大症（acromegaly）はGHの過剰分泌によって起こる．
- 骨の形成には2種類の過程があり，顔面骨のような扁平な骨は直接骨として形成されるが，四肢の長い骨（長管骨）はいったん軟骨の枠組みができ，それが骨に置換されてできる．この際，両端の部分は最後まで軟骨として残り（骨端軟骨），GHはこの部分の成長を促進する．骨端軟骨が骨に置き換わると，それ以上身長は伸びない．
- 下垂体のGH産生細胞が腫瘍化して，GHが過剰分泌された場合，骨端軟骨の残っている思春期以前であれば，高身長を伴う巨人症となり，思春期以降であれば扁平な骨のみが肥大する先端巨大症となる．
- GHは骨以外の組織の成長も促進するため，過剰分泌されると顔貌の変化や手足の容積増大，巨大舌などが起こるほか，糖尿病や高血圧，脂質異常症などの代謝異常も起こる．
- 治療は可能な限り，手術によって下垂体腫瘍を摘出する．

 豆知識

性ホルモンは骨端軟骨の成長を促進するが，同時に骨への置換も促進するので，思春期は急に身長が伸びるが，まもなくその伸びは停止する．

【用語解説】
抗利尿ホルモン：ADH，バソプレシン，バソプレッシンともいう．血漿浸透圧の変化による制御を受け，血漿浸透圧の上昇により分泌が亢進し，低下により抑制される．
ADHの分泌が過剰になると水の再吸収が増加し（抗利尿ホルモン不適合分泌症候群，SIADH：syndrome of inappropriate secretion of antidiuretic hormone），その結果，低ナトリウム血症を起こす．

3 中枢性尿崩症

- 中枢性尿崩症（central diabetes insipidus, pituitary diabetes insipidus）は下垂体後葉から分泌されるADHの分泌障害で起こる．
- ADHは腎臓の集合管における水の再吸収，すなわち尿の濃縮を促進するが，ADHの分泌が低下すると尿の濃縮障害を生じ，薄い（低浸透圧）尿が大量に排泄される．
- 多尿のため，血漿浸透圧が上昇し，口渇や多飲が起こる[*1]．
- 治療にはバソプレシン誘導体（デスモプレシン）点鼻が用いられる．

[*1] 多尿は糖尿病でもみられる．これは尿にグルコースが大量に排泄され，それを薄めるために尿量が増えるものであり（浸透圧利尿），濃い（高浸透圧）尿である点が尿崩症と大きく異なる．

4 下垂体機能低下症

- 下垂体前葉からは6種類のホルモンが分泌されており，どのホルモン分泌が障害されているのかによって，臨床像や治療方針は，当然大きく異なる．
- すべてのホルモン分泌が障害されているものを汎下垂体機能低下症（panhypopituitarism）といい，性腺刺激ホルモン（LH，FSH）の障害によるものを性腺機能低下症，副腎皮質刺激ホルモン（ACTH）の障害によるものを副腎皮質機能低下症という．障害されているホルモンによって，異なった内分泌腺の機能低下が起こる．

3 甲状腺疾患

1 概要

- 甲状腺（thyroid gland）組織には，他の内分泌腺にはない構造上の特徴がある．細胞が濾胞という，円陣を組んだような特殊な形に集合している（）．
- 濾胞細胞はサイログロブリンというたんぱく質を濾胞腔に分泌し，これが分解されて，甲状腺ホルモンとなる．他の内分泌腺は，ホルモンを産生する役割しか果たさないのに対して，甲状腺は大量のホルモンを貯蔵しているのが特徴である．
- 甲状腺機能亢進症・低下症は，いずれも患者数が多く，臨床的に重要な疾患である．なお甲状腺疾患は圧倒的に女性に多い．

2 甲状腺機能亢進症

概要・症状

- 甲状腺ホルモンは異化促進ホルモンであり，何らかの理由で甲状腺ホルモンが過剰となると，異化亢進のため，頻脈や動悸，体重減少*2，微熱，発汗過多などが起こる．バセドウ（Basedow）病*3では眼球突出がみられることもある．
- 血液検査では血清コレステロール濃度の低下がみられる．

原因・診断の要点

バセドウ病（）

- 甲状腺機能亢進症（hyperthyroidism）のなかで最も重要な疾患である．TSH以外の誤った刺激（TSH受容体抗体）により，甲状腺が過剰に刺激され，その結果ホルモンが過剰産生される．
- 自己免疫疾患における自己抗体は通常破壊的に作用するが，TSH受容体抗体は特殊で刺激作用を示す．ただし，通常のTSH分泌とは異なり，ネガティブフィードバックを受けずに甲状腺を刺激し続けるため，甲状腺機能亢進症が起こる．

豆知識
甲状腺ホルモンはヨウ素という，欠乏しやすい特殊な微量元素を必須の材料としているため，大量のホルモンを濾胞腔内に蓄えていると考えられている．

*2 摂取量は増加するが，異化亢進作用がそれを上回るため，よく食べるのに体重は減少する．

*3 英語表記はGraves' diseaseである．

豆知識
ときどき新聞に，輸入やせ薬を服用したら動悸が起こった例が載っている．甲状腺ホルモンが混ぜてあったため，人為的に甲状腺ホルモンの過剰が起こってしまったのである．甲状腺ホルモンを過剰に服用すると，たしかに体重は減るが筋肉や脂肪も減少するので，やせ薬としては不適切である．

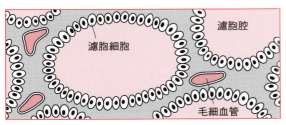

❷ 甲状腺の構造

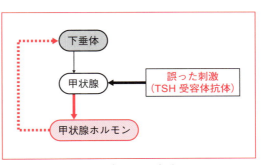

❸ バセドウ病はなぜ起こるのか？

- バセドウ病の診断のうえでTSHが抑制されていることは重要であり，血清Free T4, Free T3（甲状腺ホルモン）高値，TSH低値，TSH受容体抗体陽性にて診断される．

治療

- 薬物，手術，放射線（アイソトープ）の3つの治療法がある．
① 薬物療法は甲状腺ホルモン合成阻害薬により，過剰な甲状腺ホルモン産生を抑制するものである．
② 手術は甲状腺の部分切除により，正常量のホルモンしか産生できない大きさにするものである．
③ 放射線療法はがんに対する放射線の外部照射とは異なり，患者が放射性ヨウ素（^{131}I）を服用する．一定期間ヨウ素制限食を摂取したうえで放射性ヨウ素を服用すると，その大半が甲状腺に集積する．^{131}Iからのβ線の作用により，甲状腺細胞が破壊され，甲状腺の機能亢進を抑える．

3　甲状腺機能低下症

概要・症状

- 甲状腺機能低下症（hypothyroidism）では，亢進症とは逆に代謝が不活発になり，浮腫や体重増加，疲れやすいなどの症状が出現し，血清コレステロール濃度は上昇する．
- 甲状腺に異常があって甲状腺機能低下症となるものを，原発性甲状腺機能低下症といい，血清Free T4, Free T3（甲状腺ホルモン）低値，TSH高値で診断される．
- 思春期の甲状腺機能低下症は，甲状腺ホルモンによる骨端軟骨の成長に影響するため，低身長の原因となる．
- 成人では甲状腺ホルモン薬服用により代謝が正常化し通常通りに生活できるが，新生児では事情がまったく異なる（後述）．

原因

橋本病（慢性甲状腺炎）
- 成人における甲状腺機能低下症としては本症が多い．甲状腺に対する自己免疫によって甲状腺の濾胞細胞が破壊され，甲状腺ホルモン産生能が低下して発症する．

ヨウ素欠乏・過剰
- 甲状腺ホルモン（❹）は，ヨウ素を含むヨードアミノ酸であり，ヨウ素欠乏*4により甲状腺機能低下症が起こる．ヨウ素欠乏による患者数は全世界で数億人といわれているが，海藻を食べる日本では皆無である．
- 一方，過剰のヨウ素も甲状腺のはたらきを抑制し，甲状腺機能低下症の原因となり，日本人ではむしろこちらが重要である．ただし，これは通常の食事で起こるものではなく，健康食品としての超多量摂取（特に昆布）によることが多い．

クレチン症
- 新生児期の甲状腺機能低下症をクレチン症と呼ぶ．
- 新生児期の脳の発育には甲状腺ホルモンが不可欠であり，不足によって，脳に不可逆的変化が起こる．後から治療しても，この間に起こった脳の障害は回復しないため，早期発見が重要であり，新生児マススクリーニングが行われている．

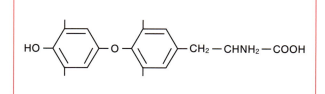

❹ 甲状腺ホルモン（チロキシン）の化学式

● MEMO ●

甲状腺ホルモンには，ヨウ素の結合数が3つと4つのものがあり，それぞれトリヨードサイロニン（T3），サイロキシン（T4）と呼ばれる．甲状腺機能を調べるためには，血清中で遊離型（free）となっているT3, T4を測定する．

豆知識

橋本病：大正時代に橋本策（はしもとはかる）先生が見出されたので，橋本病という．日本人の名前がついた珍しい疾患名で，海外でもこの名前で通じる．

*4 甲状腺ホルモンの材料となるのがヨウ素の唯一の役割であり，ヨウ素欠乏症＝甲状腺機能低下症と考えてよい．

海藻にはヨウ素がたくさん含まれているんだ！

4 副甲状腺疾患

1 概要

- 副甲状腺(parathyroid gland)は，甲状腺の背面に4つ存在する．
- 副甲状腺疾患の背景にはカルシウム代謝に関する異常がある．

カルシウム調節ホルモン

- 細胞内・外のカルシウム濃度はそれぞれ10^{-7} M，10^{-3} Mと，1万倍近くの差を示す．細胞外から細胞内へのカルシウムイオン流入により細胞は興奮するため，この濃度差は神経や筋肉などの機能維持に欠かせず，血清カルシウム濃度は厳密に調節する必要がある．
- 副甲状腺ホルモン(PTH)とビタミンDは血清カルシウム濃度を上昇させ，カルシトニンは低下させる．

PTH：parathyroic hormone

ビタミンD

- ビタミンDは肝臓と腎臓で2つの水酸化(活性化)を受け，活性型ビタミンDである1,25-ジヒドロキシビタミンD〔1,25(OH)$_2$D〕となる．特に腎臓の1α-水酸化酵素が重要であり，慢性腎不全では腎臓におけるビタミンDの活性化障害が骨病変の発症に重要な意味をもつ．
- ビタミンDの最も基本的な作用は，腸管からのカルシウムやリンの吸収促進である．骨はたんぱく質(コラーゲン)の枠組みのうえに，リン酸カルシウムが沈着してできるため，ビタミンDが欠乏した結果，リン酸カルシウムが沈着していない石灰化障害が起こる．小児期に起こったものをくる病，成人期に起こったものを骨軟化症という．

副甲状腺ホルモン(PTH)とカルシトニン

- PTHの役割は，ビタミンDと協調し，血清カルシウム濃度の維持と低カルシウム血症防止のため，①骨吸収亢進による血液へのカルシウム動員，②腎尿細管でのカルシウムイオン再吸収亢進，③腎臓におけるビタミンDの活性化を促進し，活性型ビタミンDによる腸管からのカルシウム吸収促進という，3つの機構を介して作用を発揮する．
- カルシトニンは，甲状腺の傍濾胞細胞から分泌され，血液中のカルシウム濃度を低下させる．PTHと異なりカルシトニンは甲状腺から分泌されることに注意する．

副甲状腺ホルモン(PTH)は，カルシウム代謝を調節しているんだ！

2 副甲状腺機能亢進症(hyperparathyroidism)

- 副甲状腺に腫瘍ができるなどの原因により，PTHが過剰分泌されると，上記3つの機構がすべて促進される．高カルシウム血症がみられ，骨吸収が促進されることで骨量が低下して骨がもろくなり，骨折リスクが増加する．また尿へのカルシウムイオン排泄が増加するため，尿路結石が起こる．
- 以前は骨折の反復や尿路結石で発見される疾患であったが，最近は血液検査の結果，高カルシウム血症のため，無症状でたまたま見つかる例が増えている．
- 治療の基本は，手術によって副甲状腺の腫瘍を摘出することである．

3 副甲状腺機能低下症(hypoparathyroidism)

- 種々の原因により，PTHの作用不足の結果，低カルシウム血症が起こる．臨床的に血液中のカルシウム濃度異常によって起こるのは，主に神経・筋症状であり，低カルシウム血症では，筋肉がけいれんを起こす(テタニー，❺)．
- 治療は低カルシウム血症の是正であり，主に，活性化ビタミンD$_3$製剤やカルシウム製剤の投与によって行われる．PTHはペプチドであるため経口服用は無効である．

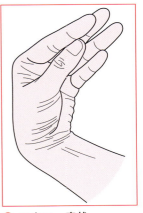

❺ テタニー症状

5 副腎疾患

1 概要

- 副腎（adrenal gland）は皮質と髄質から成り，皮質では糖質コルチコイド[*5]（コルチゾールなど）と電解質コルチコイド（アルドステロンなど），髄質ではカテコラミンなど複数のホルモンが分泌される．
- これらのホルモンの産生細胞の腫瘍化により，ホルモンが過剰産生され特有の症状を示す．

2 原発性アルドステロン症

- 原発性アルドステロン症（primary aldosteronism）は，副腎の腫瘍（アルドステロンを多量に分泌する）などの原因によるアルドステロンの過剰産生による疾患である．
- アルドステロンは尿細管において，ナトリウムイオンを再吸収，カリウムイオンを排出する．これが過剰分泌される原発性アルドステロン症では，通常，血圧を一定に保つように調節しているレニン-アンジオテンシン-アルドステロン系（⑥）のバランスが失われ，高血圧と低カリウム血症が起こる．
- 低カリウム血症では，腎臓で尿の濃縮が障害されるので多尿となる．また細胞内外ではイオンの組成が大きく異なっており，ナトリウムイオンは細胞内＜細胞外だが，カリウムイオンは細胞内＞細胞外である．この勾配を維持することは，神経や筋肉の正常な機能維持に欠かせない．したがって原発性アルドステロン症では，低カリウム血症の結果，脱力が起こる．
- 治療は，手術による腫瘍の摘出または，アルドステロン拮抗薬投与である．

3 クッシング症候群

概要

- 糖質コルチコイド過剰による疾患をクッシング（Cushing）症候群と呼ぶ．クッシング症候群には下垂体性・副腎性があり，どちらも腫瘍による過剰分泌である．
- 下垂体腫瘍によりACTHを過剰分泌が起こるものを特にクッシング病という．
- 医原性クッシング症候群の患者数が，実際の臨床では多くみられる．糖質コルチコイド（ステロイド）は強い炎症・免疫抑制作用をもつため，臨床現場では炎症性疾患や免疫疾患の治療薬として用いられており，その副作用としても発症している．

症状・治療（⑦）

- 主に体幹に脂肪沈着をきたすが四肢は細く（中心性肥満），また顔面にも脂肪沈着をきたして顔が丸くなり，満月様顔貌と呼ばれる．
- コルチゾールには電解質コルチコイド様作用もあるため，高血圧を起こし，さらにたんぱく質の分解・糖新生促進の結果，筋力低下や糖尿病も起こる．
- 治療としては，下垂体性や副腎性にかかわらず，いずれの場合も，可能な限り手術によって腫瘍の摘出を目指す．

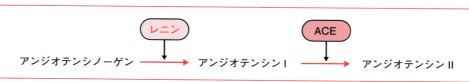

⑥ レニン-アンジオテンシン-アルドステロン系
ACE：angiotensin converting enzyme（アンジオテンシン変換酵素）．

[*5] 糖質コルチコイドは代表的なストレスホルモンであり，発熱時や手術時などの緊急時には，通常の何倍ものホルモンが必要となる．

●MEMO●
ストレスホルモンは臨床栄養学において重要な意義をもつ．糖尿病患者の手術後，血糖値が急上昇することがあるが，ストレスホルモンの作用はインスリンの逆であり，ストレス時に高血糖となるのは当然である．また糖尿病患者が発熱した場合など，十分摂食していないのに高血糖ということが珍しくない（シックデイ）が，これも同様に理解される．またこのような異化が亢進した状態では，普段と同じだけのエネルギー摂取では不足であり，このためストレス時の栄養においてはストレス係数が考慮される．

【用語解説】
ナトリウムイオン：血液・細胞外液の最も重要な陽イオンである．ナトリウムイオン量は循環血液量と平行するので，ナトリウムイオンが増えると循環血液量は増加する．その結果，血圧は上昇する．
レニン-アンジオテンシン-アルドステロン系：循環血液量が多いほど，また血管が細いほど血圧は高くなる．生体は主にこの2つを使って，血圧を調節している．血圧低下を感知した腎臓の傍糸球体装置がレニンを分泌し，レニンによりアンジオテンシノーゲンがアンジオテンシンIに変わり，次いで肺にあるアンジオテンシン変換酵素（ACE）の作用によってアンジオテンシンIIが産生される（⑥）．アンジオテンシンIIは強力な血管収縮作用と，副腎皮質からのアルドステロン分泌を刺激し，血圧を上昇させる．

●MEMO●
ステロイド：糖質コルチコイドや電解質コルチコイド，性ホルモンはいずれも化学的にはステロイドホルモンだが，臨床現場で単にステロイドと言った場合，糖質コルチコイドを指すことが多い．

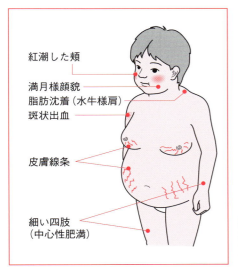

❼ **クッシング症候群の特徴**
左記の特徴のほかに，高血圧や多毛，精神症状，筋力低下，皮膚の菲薄化，骨粗鬆症，圧迫骨折，無月経，尿路結石，二次性糖尿病，易感染性などがみられる．

豆知識
ステロイド糖尿病は糖質コルチコイド過剰による糖尿病である．また最近，糖質コルチコイドの過剰は，続発性骨粗鬆症の重要な原因であることが注目され，ステロイド性骨粗鬆症と呼ばれる．

4 褐色細胞腫

- 副腎髄質からはカテコラミンが分泌される．褐色細胞腫（pheochromocytoma）は，副腎髄質腫瘍であり，カテコラミン過剰産生のため，高血圧や代謝亢進，高血糖，頭痛，発汗過多などを起こす．
- カテコラミンは副腎髄質ホルモンであると同時に，交感神経の神経伝達物質でもある．したがって副腎髄質ホルモンの作用は，交感神経刺激効果に近いと理解することができる．実際には交感神経の神経伝達物質はノルアドレナリンであり，副腎髄質からは主にアドレナリンが分泌され，両者の作用は若干異なっている．
- 治療は，手術による腫瘍の摘出が原則である．

5 副腎皮質機能低下症

- 後天的原因による副腎皮質機能低下症（adrenocortical insufficiency）をアジソン（Addison）病という．結核性や自己免疫によるものなど，種々の原因によって起こる．
- 症状には易疲労感や低血圧などがみられる．
- 治療には糖質コルチコイドや電解質コルチコイドの補充が必要となり，両作用をもつヒドロコルチゾンが通常用いられる．

カコモン に挑戦 !!

◆ **第35回-33**
内分泌疾患の主な症候に関する記述である．最も適当なのはどれか．1つ選べ．
(1) クッシング症候群では，テタニーがみられる．
(2) 甲状腺機能亢進症では，低体温がみられる．
(3) 褐色細胞腫では，低血糖がみられる．
(4) アジソン病では，血中コルチゾールの低下がみられる．
(5) 尿崩症では，高張尿がみられる．

◆ **第34回-32**
内分泌疾患に関する記述である．最も適当なのはどれか．1つ選べ．
(1) 抗利尿ホルモン不適合分泌症候群（SIADH）では，高ナトリウム血症がみられる．
(2) バセドウ病では，血清甲状腺刺激ホルモン（TSH）値の上昇がみられる．
(3) 原発性甲状腺機能低下症では，血清クレアチンキナーゼ（CK）値の上昇がみられる．
(4) クッシング症候群では，低血糖がみられる．
(5) 原発性アルドステロン症では，高カリウム血症がみられる．

解答&解説

◆ **第35回-33　正解(4)**
解説：正文を提示し，解説とする．
(1) クッシング症候群では，中心性肥満，高血圧，糖尿病などがみられる．
(2) 甲状腺機能亢進症では，体温が上昇する．
(3) 褐色細胞腫では，高血糖がみられる．
(4) アジソン病では，血中コルチゾールの低下がみられる．
(5) 尿崩症では，多量の低張尿（薄い尿）がみられる．

◆ **第34回-32　正解(3)**
解説：正文を提示し，解説とする．
(1) 抗利尿ホルモン不適合分泌症候群（SIADH）では，低ナトリウム血症がみられる．
(2) バセドウ病では，血清甲状腺刺激ホルモン（TSH）値の低下がみられる．
(3) 原発性甲状腺機能低下症では，血清クレアチンキナーゼ（CK）値の上昇がみられる．
(4) クッシング症候群では，高血糖がみられる．
(5) 原発性アルドステロン症では，低カリウム血症がみられる．

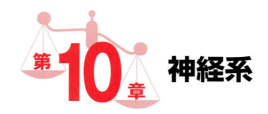

第10章 神経系

- 摂食障害，アルコール依存症，認知症，パーキンソン病の概要を理解する
- これら神経疾患の原因，症状，治療，予防について学ぶ

- ✓ 本章における摂食障害とは食行動の重篤な障害を示す精神疾患の一種であり，嚥下障害などの機能的な摂食障害とは異なる範疇の疾患である．「神経性食欲不振症」と「神経性過食症（神経性大食症）」などが含まれる．
- ✓ アルコール依存症は薬物依存の一種であり，ビタミンB_1不足によりウェルニッケ・コルサコフ症候群などの合併症を生じる．
- ✓ 認知症には，アルツハイマー病，血管性認知症，レビー小体型認知症などがある．日本で最も多いのがアルツハイマー病であり，大脳萎縮，老人斑，神経原線維変化などの神経病理変化を特徴とする．
- ✓ パーキンソン病は，黒質のドーパミン神経細胞の変性を主体とする進行性の疾患であり，錐体外路症状を特徴とする．

1 摂食障害

概要

- 摂食障害（eating disorder）は，極端な食事制限を特徴とする「神経性食欲不振症（anorexia nervosa）」（いわゆる，拒食症），過度の摂食と体重増加を防止しようとする代償行動を繰り返す「神経性過食症（bulimia nervosa）」（いわゆる，過食症），代償行動を伴わず食欲のコントロール困難や食べる量の多さを特徴とした「むちゃ食い障害（binge eating disorder）」，およびそれら以外の「特定不能の摂食障害（eating disorder not otherwise specified）」に分類される．
- 発症前に何らかの心理ストレスを抱えていることが多い．リストカットなどの自傷行為や薬物乱用などと密接な関連がある．
- 神経性食欲不振症と神経性過食症では「極端なやせ願望」「肥満恐怖」などが共通し，神経性食欲不振症から神経性過食症に移行するものが多く，ステージの異なる同一疾患と考えられている．
- 神経性食欲不振症と神経性過食症を分けるのは，標準体重を維持しているか否かである（神経性過食症では標準体重を維持している）．日本ではBMIによる標準体重の80％以下が神経性食欲不振症と定義されている[1]．
- むちゃ食い障害では神経性過食症と異なり，ダイエットなどの代償行動が認められず，自己誘発性嘔吐もみられない．ダイエットの挫折経験を抱えていることが多い．
- 神経性食欲不振症は10歳代の女性に多く，神経性過食症は20歳代の女性に多い．

症状

- 体重減少，脱水，無月経，低血圧，徐脈，便秘，低体温，毛髪脱落などがみられる．
- 情緒不安定を認め，他の精神疾患（不安障害，人格障害など）が併存する．
- 体重増加を防ぐため，自己誘発性嘔吐，絶食，下剤・利尿薬・浣腸の乱用などを行う．

BMI：body mass index（肥満指数）

● MEMO ●
米国精神医学会が発表している『Diagnostic and Statistical Manual of Mental Disorders Fifth Edition：DSM-5（DSM-5 精神障害の診断と統計マニュアル）[2]』に「神経性食欲不振症（神経性やせ症）」の診断基準もあるが，本章では日本での調査結果に基づいた厚生労働省特定疾患・神経性食欲不振症調査研究班のガイドラインを掲載した．

❶ 神経性食欲不振症の診断基準（厚生労働省特定疾患・神経性食欲不振症調査研究班 平成元年）

1. 標準体重の－20%以上のやせ
2. 食行動の異常（不食，大食，隠れ食いなど）
3. 体重や体型についての歪んだ認識（体重増加に対する極端な恐怖など）
4. 発症年齢：30歳以下
5. （女性ならば）無月経
6. やせの原因と考えられる器質性疾患がない

（厚生労働省難治性疾患克服研究事業「中枢性摂食異常症に関する調査研究班」．神経性食欲不振症のプライマリケアのためのガイドライン〈2007年〉より）

❷ 神経性過食症の診断基準

A. 反復する過食エピソード．過食エピソードは以下の両方によって特徴づけられる
 (1) 他とはっきり区別される時間帯に（例：任意の2時間の間に），ほとんどの人が同様の状況で同様の時間内に食べる量より明らかに多い食物を食べる
 (2) そのエピソードの間は，食べることを抑制できないという感覚（例：食べるのをやめることができない．または，食べる物の種類や量を抑制できないという感覚）
B. 体重の増加を防ぐための反復する不適切な代償行動．例えば，自己誘発性嘔吐，緩下剤・利尿薬，その他の医薬品の乱用，絶食，過剰な運動など
C. 過食と不適切な代償行動がともに平均して3か月間にわたって少なくとも週1回は起こっている
D. 自己評価が体型および体重の影響を過度に受けている
E. その障害は，神経性やせ症のエピソードの期間にのみ起こるものではない

（髙橋三郎ほか監訳．DSM-5 精神疾患の診断・統計マニュアル．医学書院；2014．pp.338-9より）

- 自己誘発性嘔吐により歯の酸蝕がみられる．

診 断
- 神経性食欲不振症，神経性過食症，むちゃ食い障害の各診断基準に従って診断される（❶，❷）．

治 療
- 心療内科・精神科の医師による治療や心理カウンセラーによる心理的カウンセリングが有効と考えられている．
- 精神療法として，行動療法，認知療法，対人関係療法，家族療法などがある．
- 薬物療法は，精神療法の補助として用いられる．

2　アルコール依存症

概 要
- アルコール依存症（alcoholism）とは多量かつ長期間の飲酒（特にエタノール摂取）の結果，自らの意志で飲酒行動をコントロールできなくなり日常生活に支障をきたす精神疾患であり，薬物依存症に分類される．

症状・合併症
精神的依存によるもの
- 自分の意志で飲酒をコントロールできない．
- うつ病
- ウェルニッケ・コルサコフ症候群：ビタミンB_1欠乏の結果
- ウェルニッケ（Wernicke）症候群（急性，可逆的）：眼球運動障害，運動失調，意識障害
- コルサコフ（Korsakoff）症候群（慢性，不可逆的）：健忘，作話

身体的依存によるもの
- 離脱症状：アルコールが身体から抜けてくると妄想などを生じる．
- 手のふるえ，不眠，不安，イライラ，幻覚，けいれん
- アルコール性肝疾患，アルコール性胃炎，アルコール性膵炎
- マロリー・ワイス（Mallory-Weiss）症候群：吐血

診 断
- WHOの診断基準（ICD-10）や米国精神医学会が作成したDSM-5がある．
- スクリーニングには，新久里浜式アルコール症スクリーニングテスト（❸，❹），WHOのスクリーニングテストなどが利用される．

治 療
- 入院治療が一般的であり，解毒治療（断酒），ビタミンB_1を含むマルチビタミンの投与，精神療法，集団活動などによるリハビリテーション，抗酒薬などが用いられる．
- 退院後は，リハビリテーションの継続，抗酒薬，断酒補助薬，断酒会などの自助グループへの参加などによって断酒を継続する．

豆知識
アルコール依存症になる原因の50〜60%は遺伝要因[3]．

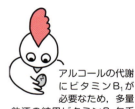
アルコールの代謝にビタミンB_1が必要なため，多量飲酒の結果ビタミンB_1欠乏症が生じるんだね

WHO：World Health Organization（世界保健機関）
ICD：International Classification of Diseases（国際疾病分類）

●MEMO●
抗酒薬：アセトアルデヒドの分解の抑制をすることにより，飲酒後に嘔気，頭痛などの不快な症状を引き起こす．飲酒欲求そのものを軽減させるものもある．

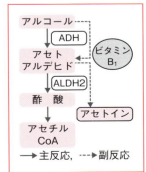

ADH：alcohol dehydrogenase（アルコール脱水素酵素），ALDH2：acetaldehyde dehydrogenase 2（アセトアルデヒド脱水素酵素2）．

❸ 新久里浜式アルコール症スクリーニングテスト：男性版（KAST-M）

項　目	は　い	いいえ
最近6か月の間に次のようなことがありましたか？		
1) 食事は1日3回，ほぼ規則的にとっている	0点	1点
2) 糖尿病，肝臓病，または心臓病と診断され，その治療を受けたことがある	1点	0点
3) 酒を飲まないと寝付けないことが多い	1点	0点
4) 二日酔いで仕事を休んだり，大事な約束を守らなかったりしたことが時々ある	1点	0点
5) 酒をやめる必要性を感じたことがある	1点	0点
6) 酒を飲まなければいい人だとよく言われる	1点	0点
7) 家族に隠すようにして酒を飲むことがある	1点	0点
8) 酒がきれたときに，汗が出たり，手が震えたり，いらいらや不眠など苦しいことがある	1点	0点
9) 朝酒や昼酒の経験が何度かある	1点	0点
10) 飲まないほうがよい生活を送れそうだと思う	1点	0点
合計点	点	

合計点が4点以上：アルコール依存症の疑い群
合計点が1〜3点：要注意群（質問項目1番による1点のみの場合は正常群）
合計点が0点：正常群
（http://www.kurihama-med.jp/pdf/NewKAST-M.pdf より）

アルコールに強い人（アセトアルデヒドの分解能力の高い人）や女性がアルコール依存症になりやすいんだね

❹ 新久里浜式アルコール症スクリーニングテスト：女性版（KAST-F）

項　目	は　い	いいえ
最近6か月の間に次のようなことがありましたか？		
1) 酒を飲まないと寝付けないことが多い	1点	0点
2) 医師からアルコールを控えるようにと言われたことがある	1点	0点
3) せめて今日だけは酒を飲むまいと思っていても，つい飲んでしまうことが多い	1点	0点
4) 酒の量を減らそうとしたり，酒を止めようと試みたことがある	1点	0点
5) 飲酒しながら，仕事，家事，育児をすることがある	1点	0点
6) 私のしていた仕事をまわりのひとがするようになった	1点	0点
7) 酒を飲まなければいい人だとよく言われる	1点	0点
8) 自分の飲酒についてうしろめたさを感じたことがある	1点	0点
合計点	点	

合計点が3点以上：アルコール依存症の疑い群
合計点が1〜2点：要注意群（質問項目6番による1点のみの場合は正常群）
合計点が0点：正常群
（http://www.kurihama-med.jp/pdf/NewKAST-F.pdf より）

3　認知症

概　要

- 認知症（dementia）とは，通常，慢性あるいは進行性の脳疾患によって生じ，記憶，思考，見当識，理解，計算，学習，言語，判断など多数の高次脳機能の障害から成る症候群である（ICD-10）[4]．一度正常に達した認知機能が後天的な脳障害によって低下することを指す．
- ICD-10では認知症をアルツハイマー（Alzheimer）病，血管性認知症，他疾患による認知症，および特定不能の認知症の4つに分類している[5]．
- 日本ではアルツハイマー病が最も多く，次いで血管性認知症やレビー（Lewy）小体型認知症の頻度が高いと報告されている[5]．

症　状

- 認知症の中核症状は，記憶障害，失語，失行，遂行機能障害である．
- 認知症に伴う行動異常（攻撃性，不穏，焦燥性興奮，脱抑制，収集癖など），心理症状（不安，うつ症状，幻覚，妄想など）を周辺症状と呼ぶ．

●MEMO●
治療可能な認知症：正常圧水頭症，慢性硬膜下血腫などのように，早期の診断と適切な治療・処置により治すことができる病態も多くなってきた[5]．

【用語解説】
レビー小体型認知症：進行性の認知機能低下に加え，認知機能の動揺，繰り返す幻視，パーキンソニズム（後述）などを伴う．レビー小体という異常なたんぱく質の大脳皮質への蓄積が原因とされている．

⑤ 認知症の診断基準

A. 1つ以上の認知領域（複雑性注意，実行機能，学習および記憶，言語，知覚−運動，社会的認知）において，以前の行為水準から有意な認知の低下があるという証拠が以下に基づいている：
　(1) 本人，本人をよく知る情報提供者，または臨床家による，有意な認知機能の低下があったという概念，および
　(2) 可能であれば標準化された神経心理学的検査に記録された，それがなければ他の定量化された臨床的評価によって実証された認知行為の障害
B. 毎日の活動において，認知欠損が自立を阻害する（すなわち，最低限，請求書を支払う，内服薬を管理するなどの，複雑な手段的日常生活動作に援助を必要とする）
C. その認知欠損は，せん妄の状況でのみ起こるものではない
D. その認知欠損は，他の精神疾患によってうまく説明されない（例：うつ病，統合失調症）

（高橋三郎ほか監訳．DSM-5 精神疾患の診断・統計マニュアル．医学書院；2014．p.594より）

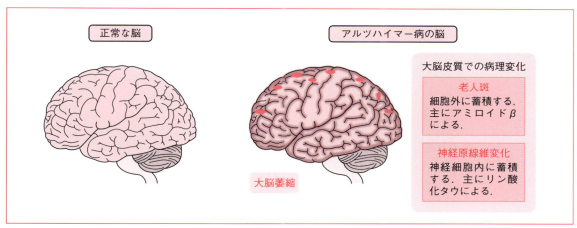

⑥ 正常の脳とアルツハイマー病の脳

診断

- 認知症のスクリーニング検査として，Mini-Mental State Examination（MMSE）が国際的に最も広く用いられている．日本では改訂版長谷川式簡易知能評価スケール（HDS-R）も広く用いられている．
- 診断基準（DSM-5）を⑤に示す．
- 認知機能を評価するものさしとして，記憶機能，認知症の行動・心理症状，日常生活動作，全般的重症度の評価尺度がある．
- 認知症が疑われる場合には，血液検査は認知症および認知症様症状をきたす内科疾患との鑑別に重要であるが，現段階でアルツハイマー病を同定しうる血液検査項目はない[5]．

HDS-R：Hasegawa Dementia Scale-Revised

アルツハイマー病

概要

- アルツハイマー病の認知機能障害，人格の変化を主な症状とする．
- ①神経細胞の変性・消失とそれに伴う大脳萎縮，②老人斑（アミロイドβの凝集蓄積）の多発，③神経原線維変化（タウたんぱく〈リン酸化タウ〉の凝集線維化）の多発，の3つの脳内における病変を特徴とする（⑥）．

症状

- 近時記憶障害で発症することが多く，認知障害が進行するとともに生活に支障が出てくる．言動の取り繕いが多くなったり，妄想や徘徊が出現しやすい．高度になると摂食障害，着衣失行，意思疎通困難となり，最終的には寝たきりになる．
- 階段状に進行する血管性認知症とは異なり，徐々に進行する（⑦）．
- 一般的に，認知機能は全般的に低下してくる．

診断

- 本来，病理学的変化に基づく疾患であるが，病理学的検査を生前に行うのは実際上不

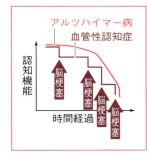

⑦ アルツハイマー病と血管性認知症の進行のイメージ

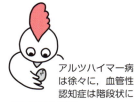

アルツハイマー病は徐々に，血管性認知症は階段状に進行するんだね

- 可能である．したがって，臨床診断とその補助となる検査によって診断される．
- 臨床診断基準としてDSM-5が推奨されている．
- 常染色体遺伝形式を示す家族性アルツハイマー病では，アミロイド前駆たんぱく，プレセニリン1，プレセニリン2に遺伝子変異が認められる．
- MRIにて海馬，側頭頭頂皮質の萎縮が認められる．
- PETにて側頭頭頂葉の糖代謝の低下やアミロイドβの沈着が認められる．
- 脳脊髄液中のアミロイドβ42の低下，総タウ，リン酸化タウの上昇が認められる．

PET：positron emission tomography（陽電子放射〈ポジトロン〉断層撮影）

危険因子
- 喫煙，糖尿病，収縮期高血圧，高コレステロール血症などが考えられている．一方，運動習慣，社会活動・余暇活動・精神活動，適量飲酒には予防効果があるとされている[5]．
- 特定の食事・栄養成分摂取による予防効果は示されていない．

治療
- 現在のところ根本的な治療薬はないが，進行を抑制するなどを目的として，コリンエステラーゼ阻害薬，N-メチル-D-アスパラギン酸（NMDA）阻害薬が使用されている．
- 非薬物療法としては，リアリティオリエンテーション，回想法，認知刺激療法，運動療法，音楽療法，光療法などがあるが，十分なエビデンスがあるとは言いがたい．
- 重度認知症者に対しては，多職種から成るチームにより，自宅や認知症に特化した施設において，なじみの環境や生活習慣をあまり変えることなく，医療と介護が継続的に受けられるよう援助することが推奨される[5]．
- 認知症の終末期には適切な緩和ケアが提供されるべきであるが，その方法はまだ確立されていない[5]．

NMDA：N-methyl-D-aspartic acid

血管性認知症

概要
- 血管性認知症（vascular dementia）は，単一疾患ではなく，脳梗塞や脳出血などの脳血管疾患が原因と考えられる認知症である．

症状
- アルツハイマー病に比べて記憶障害がより軽度で，遂行機能低下はより高度の傾向があるが，十分なエビデンスは得られていない．
- 人格は良く保たれていることが多い．
- アルツハイマー病と比較して，行動の遅滞，うつ症状，不安が多い傾向がある．
- 認知症症状の段階的悪化（❼），認知機能の部分的低下（まだら認知症）がみられる．
- 四肢筋力低下，腱反射亢進などの神経症候，自律神経症状などがみられることが多い．

診断
- CTやMRIで血管性病変がみられ，それが認知症と時間的にも病巣的にも関連性がある．

危険因子
- 加齢，脳卒中の既往，糖尿病，高血圧，脂質異常症，高ホモシステイン血症，運動不足などは危険因子と考えられている[5]．

治療
- 不安，うつ症状，自発性の低下などに対して，ニセルゴリン，アマンタジンなどが投与される．
- 高血圧に対しては降圧薬，脳血管狭窄などに対しては抗血小板薬などが投与される．
- 脳血管疾患の予防，再発予防が重要である．

4 パーキンソン病

概要
- パーキンソン病（Parkinson disease）は，黒質のドーパミン神経細胞の変性を主体と

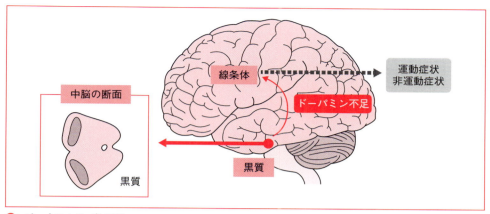

❽ パーキンソン病の脳

する進行性の疾患である．ドーパミン産生不足（相対的にアセチルコリンが多くなる）により，黒質から線条体への情報伝達がうまく機能しなくなる（❽）．

- ドーパミン神経細胞が変性・脱落したところにレビー小体ができる．レビー小体を構成する主要な物質として$α$-シヌクレインというたんぱく質がある．$α$-シヌクレインはミトコンドリア呼吸鎖の複合体Iを阻害するため，$α$-シヌクレインの蓄積はさまざまな神経変性疾患に関与していると推測されている．
- ドーパミン神経細胞の変性が生じる原因に関しては，現段階では不明である．家族性パーキンソニズムの原因となる遺伝子異常が関与することや，環境因子が影響することなどが明らかとなっている．
- 60～70歳代で発症することが多いが，40歳以下で発症する若年性パーキンソン病もある．

症　状

- 錐体外路症状を主体とする運動症状と自律神経症状や精神症状などの非運動症状を示す．
- ①安静時振戦，②筋強剛（筋固縮），③無動・寡動，④姿勢反射障害の四大症状を特徴とする．
- 動作は全般的に遅く拙劣，表情は変化に乏しく（仮面様顔貌），言葉は単調で低くなり，なにげない自然な動作が減少する．歩行は前傾前屈姿勢で，前後にも横方向にも歩幅が狭く，歩行速度は遅くなる．
- こうした運動症状は，左右差が認められ，進行とともに両側性に症状が現れて左右差がなくなることが多い．
- これら運動症状に加えて，自律神経症状（起立性低血圧，便秘，排尿障害など），意欲の低下，認知機能障害，幻視，幻覚，妄想などの多彩な非運動症状が認められる．

診　断

- 診断基準を❾に示す．
- パーキンソン病以外の変性疾患や薬物投与（抗精神病薬，抗うつ薬など），精神疾患などにより四大症状を示すものはパーキンソニズムと呼ばれる．

治　療

- ドーパミン神経細胞の死を抑制する神経保護治療は今のところなく，対症療法が主体である．

薬物療法

- L-ドパ（レボドパ）：脳内に入り，芳香族アミノ酸脱炭酸酵素の作用でドーパミンに変わり，減少しているドーパミンを補う．長期投与（使用開始から3～5年経過）によりウェアリング・オフ（wearing off）現象[*1]，オンオフ（on-off）現象[*2]，ジスキネジ

【用語解説】
神経変性疾患：中枢神経内の特定の神経細胞群が徐々に障害を受け脱落していく病気．アルツハイマー病，パーキンソン病，筋萎縮性側索硬化症，進行性核上性麻痺，多系統萎縮症，脊髄小脳変性症などがある．

🫘 豆知識

パーキンソン病とパーキンソニズム：パーキンソン病の四主徴である「振戦」「筋強剛」「無動」「姿勢反射障害」のうち，2つ以上の症状を備えた病気のことをパーキンソニズムという．脳の変性によるものと何らかのはっきりした原因がある病気によるものとがある[6]．

[*1] 効果時間が短縮してくるため内服後時間が経過すると症状が出現する．

[*2] 薬の服用時間とは関係なしに，症状が良くなったり悪くなったりする．

❾ パーキンソン病の診断基準

1. パーキンソニズムがある[*1]
2. 脳CTまたはMRIに特異的異常がない[*2]
3. パーキンソニズムを起こす薬物・毒物への曝露がない
4. 抗パーキンソン病薬にてパーキンソニズムに改善がみられる[*3]

以上，4項目を満たした場合，パーキンソン病と診断する

[*1] パーキンソニズムの定義は，次のいずれかに該当する場合とする
 (1) 典型的な左右差のある安静時振戦（4〜6Hz）がある
 (2) 歯車様筋固縮，動作緩慢，姿勢反射障害のうち2つ以上が存在する
[*2] 脳CTまたはMRIにおける特異的異常とは，多発脳梗塞，被殻萎縮，脳幹萎縮，著明な脳室拡大，著明な大脳萎縮など他の原因によるパーキンソニズムであることを明らかに示す所見の存在をいう
[*3] 薬物に対する反応はできるだけドパミン受容体刺激薬またはL-ドパ製剤により判定することが望ましい

（1995年に作成された特定疾患治療研究事業の診断基準を「神経変性疾患領域における基盤的調査研究班〈研究代表者 鳥取大学脳神経内科教授 中島健二〉」にて改訂．http://www.mhlw.go.jp/file/06-Seisakujouhou-10900000-Kenkoukyoku/0000089954.pdfより）

- ア[*3]などの運動合併症が生じる．
- ドーパミンアゴニスト：レボドパ製剤と比較して，運動症状の改善に劣るが，運動合併症が生じにくい．
- これらドーパミン補充療法以外の薬物療法として，抗コリン薬，アマンタジンなどがあるが，原則，上記ドーパミン補充療法が第一選択である．

[*3] 口舌や四肢の不随意運動．

手術療法

- 黒質線条体ドーパミン神経の変性・脱落により生じている運動回路の異常な神経活動をブロックすることにより症状を改善する．その方法として，ターゲット（視床下核など）の熱凝固を行う破壊術と，埋め込んだ電極でターゲットの電気刺激を行う深部脳刺激法がある．

リハビリテーションなど

- 運動療法は，身体機能，健康関連QOL，筋力，バランス，歩行速度の改善に有効である．転倒予防にも有効である．
- 音楽療法は，歩行速度の向上やうつの改善に有効である．
- レボドパの吸収障害の原因として，胃酸濃度の低下，胃内部に大量の食物の存在，胃排出時間の延長などがある．吸収を良くする方法として，錠剤を砕いての服用，空腹時での服用，酸性飲料での服用があげられる．一方，吸収を悪くする要因として，消化の悪い食事の後の服薬，制酸薬や牛乳との同時服薬，消化管の運動低下を引き起こす薬剤との服薬，などがあげられる．

QOL：quality of life（生活の質）

引用文献

1) 厚生労働省難治性疾患克服研究事業「中枢性摂食異常症に関する調査研究班」．神経性食欲不振症のプライマリケアのためのガイドライン（2007年）．http://www.edportal.jp/pro/pdf/primary_care_2007.pdf
2) 髙橋三郎ほか監訳．DSM-5 精神疾患の診断・統計マニュアル．医学書院；2014．
3) 樋口 進．アルコール依存症：生物学的背景．松下正明ほか編．精神医学対話．弘文堂；2008．pp.855-71．
4) 融 道男ほか監訳．ICD-10精神および行動の障害――臨床記述と診断ガイドライン．新訂版．医学書院；2005．pp.57-67．
5) 日本神経学会監．「認知症疾患治療ガイドライン」作成合同委員会編．認知症疾患治療ガイドライン2010．医学書院；2010．pp.4, 22, 58, 168, 214, 216, 288．
6) 厚生労働科学研究費補助金難治疾患克服研究事業「神経変性疾患に関する調査研究班」．パーキンソン病と関連疾患（進行性核上性麻痺・大脳皮質基底核変性症）の療養の手引き（2005年）．http://plaza.umin.ac.jp/~neuro2/pdffiles/tebiki.pdf

カコモンに挑戦!!

◆ 第30回-37
神経疾患に関する記述である．正しいのはどれか．2つ選べ．
(1) アルツハイマー病は，認知症の原因となる．
(2) アルツハイマー病には，ドーパミン補充が有効である．
(3) パーキンソン病の原因は，アミロイドβたんぱくの脳内蓄積である．
(4) パーキンソン病では，嚥下障害をきたす．
(5) ウェルニッケ脳症は，ビタミンB_6の欠乏で起きる．

◆ 第30回-131
神経性食欲不振症に関する記述である．誤っているのはどれか．1つ選べ．
(1) 好発年齢は30歳以下である．
(2) 過食行動がみられる．
(3) 月経異常がみられる．
(4) やせを起こす器質性疾患がない．
(5) リフィーディング症候群をきたすことはない．

解答&解説

◆ 第30回-37　正解(1)(4)
解説：
(1) 日本人の認知症の原因として最も多いのはアルツハイマー病．
(2) ドーパミン不足が関与する疾患はパーキンソン病．
(3) ドーパミン産生不足が原因．α-シヌクレイン蓄積の関与が推測されている．アミロイドβたんぱくの脳内蓄積が関与しているのはアルツハイマー病．
(4) 嚥下障害は運動症状として考えられる．
(5) ビタミンB_1の欠乏によって生じる．

◆ 第30回-131　正解(5)
解説：
(1) 10歳代で多く発症し，大部分は30歳以下の女性である．
(2) 過食や自己誘発性嘔吐がみられる．
(3) 栄養不良の結果，内分泌異常による月経異常がみられる．
(4) 原因は精神的なものであり，悪性腫瘍や甲状腺機能亢進症などの器質的疾患によるやせは除外される．
(5) 慢性的低栄養状態となっていることが想定されるため，急速な栄養状態の改善を行うとリフィーディング症候群を生じる可能性がある．

第11章 呼吸器系

- 呼吸器系の主要な疾患について病態，症状，治療を理解する
- 呼吸器疾患における栄養管理に関して学ぶ

- ✓ 気管支喘息は外因性の吸入抗原に対するアレルギー反応で，気道の慢性炎症と気道の過敏性亢進が主な病態である．呼吸困難，咳が主な症状で，ステロイドと気管支拡張薬の吸入が治療の基本である．
- ✓ 肺炎は病原微生物の下気道への侵入に基づく感染症で，肺胞腔内に炎症（細胞浸潤と滲出液）が起こり，ガス交換が障害される．発熱，咳・痰，呼吸困難，胸痛が主な症状である．抗菌薬の投与が主な治療となる．
- ✓ COPDではタバコ煙による気管支病変と末梢気腔の破壊・拡張によって気流閉塞が起こる．呼吸困難，咳，痰が主な症状である．高率に栄養障害（体重減少）を伴い，栄養管理が重要である．
- ✓ 肺がんは喫煙との関連が濃厚で，症状は病変の部位によってさまざまである．主な治療には，手術，薬物療法，放射線療法がある．

1 気管支喘息

疫学
- 気管支喘息（bronchial asthma）の有症率は小児では6.4％，成人では3.0％と報告されている[1]．
- 小児喘息の大部分は6歳までに発症する．思春期に自然寛解する例が多いが，一部は成人喘息に移行する．成人喘息のうち，6〜8割は成人になってから発症した喘息で，残りは小児喘息が治らず成人までもち越したものである．
- 喘息による死亡は，1990年代までは年間5,000人を超えていたが，ステロイド吸入の普及によって2012年以降は2,000人以下に減少している[2]．

病態 ①
- 喘息は，気道にアレルギーによる炎症が起き，①気道平滑筋の収縮，②気道の浮腫，③気道の粘液分泌亢進，④気道のリモデリング，の4つの機序により気流制限が起こる．気道の炎症によって**気道の過敏性**が惹起される．気流制限はCOPD（肺気腫）と異なり可逆的である．
- アレルギーの原因となる吸入抗原としてはダニが最も重要である．
- 喘息の病態として最も重要なのは，好酸球を主体とする気道の慢性炎症と気道の過敏性である．

症状
- 非作発時は無症状であるが，発作時には咳嗽（がいそう），喘鳴（ぜんめい）（喉元で聞こえるゼーゼー，ヒューヒューという音），呼吸困難（息苦しさ），少量の粘稠（ねんちゅう）な喀痰喀出がみられる．ただし，軽い発作の場合は咳嗽のみのことがある．
- 診察では頻呼吸が観察され，聴診では肺野で乾性ラ音が聴取される．
- 最悪の場合は窒息死に至る．

●MEMO●

アトピー型と非アトピー型：アトピー型は外来抗原に特異的なIgE（immunoglobulin E，免疫グロブリンE）抗体を証明できるもの，非アトピー型はそれを証明できないもの．小児喘息ではアトピー型が多く，ダニに対する特異的IgE抗体が存在する頻度が高い．一方，成人の喘息は非アトピー型が多い．

【用語解説】

気道の過敏性：種々の刺激に対して過剰な気道収縮反応を起こすこと．アレルゲンの吸入のみならず，環境刺激物（例：タバコ煙），ウイルス感染，冷気，運動によっても気道の収縮が容易に起こる．

COPD：chronic obstructive pulmonary disease（慢性閉塞性肺疾患）

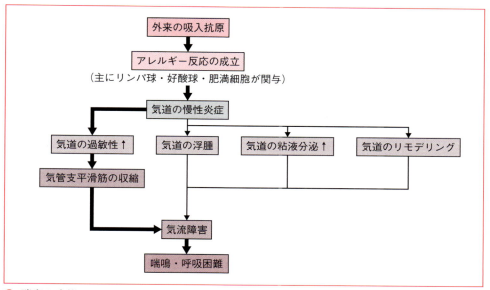

❶ 喘息の病態

❷ ピークフローのゾーンシステム

	自己ベスト値に対して	評価・判断	治療方針
グリーンゾーン	80％以上	コントロールは良好	現在の治療を継続
イエローゾーン	50〜80％	要注意	治療の強化が必要
レッドゾーン	50％未満	警戒レベル	短時間作用性β_2刺激薬の吸入を直ちに行い，改善がなければ医療機関に相談するか，受診する

予防・治療

- まずは原因抗原の吸入をさける．
- 薬物療法は発作治療薬と長期管理薬を組み合わせて行う．
- 発作治療薬は即効性の気管支拡張作用があり，気管支収縮とそれに伴う咳や胸部絞扼感，喘鳴といった急性期症状のすみやかな改善をもたらす．短時間作用性β_2刺激薬や抗コリン薬が代表的な薬剤である．
- 長期管理薬はアレルゲンに対する過敏反応を抑制し気道の炎症を抑える作用がある．ステロイドが代表的な薬剤である．主に吸入薬として用いられるが，重症持続型喘息の場合には経口あるいは注射で用いられる．そのほかの長期管理薬としては，長時間作用性β_2刺激薬，メチルキサンチン（テオフィリン薬），ロイコトリエン受容体拮抗薬などがある．

自己管理

- ピークフローメーターを用いたモニタリングによる自己管理が勧められる．
- 喘息のコントロールの良好なときに得られた最も高いピークフロー値を自己ベスト値として，交通信号の色にならい，❷のようにゾーンを定める．

2 肺 炎

定 義

- 肺に起こる炎症は，感染のほかにもアレルギー性や刺激性物質の吸入などによっても起こるが，単に肺炎（pneumonia）という場合は，通常，感染によって起こるものを意味している．

 豆知識
気道と自律神経の関係：交感神経が刺激されると気管支平滑筋は弛緩し気管支内腔は拡張する．一方，副交感神経が刺激されると気管支平滑筋は収縮し気管支内腔は狭窄する．β_2刺激薬は交感神経のβ受容体を刺激することにより，抗コリン薬は副交感神経系のアセチルコリンのはたらきをブロックすることにより，気道を拡張する．

 豆知識
ピークフローとピークフローメーター：ピークフロー（PEF：peak expiratory flow）とは，最大限に息を吸った状態から一気に息を吐いたときに記録される最大流速のこと．1秒量と良い相関があり，閉塞性換気障害を示す気管支喘息やCOPDで低下する．このピークフローを測定する簡便な器具がピークフローメーターである．ピークフローメーターによるモニタリングは自覚症状の出現前に数値が低く出るので，悪化の徴候をより早く知ることができる．

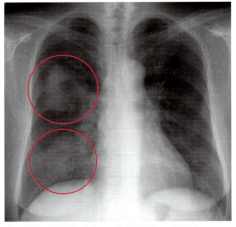

❸ **肺炎球菌性肺炎の胸部単純X線写真**
右肺の中肺野と下肺野に浸潤影（○で囲んだ部分）が認められる．

疫学
- 肺炎は，悪性新生物，心疾患に次いで死因の第3位を占めている．肺炎による死亡者の約95％が65歳以上の高齢者である[2]．

病態
- 病原体が経気道的に肺胞腔内に侵入すると肺胞に炎症が起こる．高齢者では誤嚥による病原微生物の下気道への侵入が原因となることが多い（誤嚥性肺炎）．
- 肺胞腔内に細胞浸潤と滲出液の貯留が起こり，肺胞腔内の空気は滲出液や炎症性細胞で置換されてしまうので，ガス交換ができなくなる．
- 肺炎を起こす病原体には，細菌，マイコプラズマ，クラミジア，真菌，ウイルスなどの微生物がある．市中肺炎の代表的な病原体としては肺炎球菌，インフルエンザ桿菌，マイコプラズマ，クラミジアなどがある．

症状・所見
- 発熱，咳嗽，喀痰，胸痛，呼吸困難がよくみられる症状である．高齢者では前記の症状に乏しく，全身倦怠感，食欲不振，意識障害が前景に出ることがある．
- 診察では頻呼吸や頻脈，重症例ではチアノーゼがみられる．

検査所見
- 血液検査では白血球増多とCRP上昇がある．胸部X線写真では浸潤影がみられる（❸）．
- 細菌感染では喀痰検査でしばしば起炎菌が証明される．

治療
- 病原体に応じた抗菌薬を投与する．細菌感染症ではペニシリン系やセフェム系の抗菌薬が投与されることが多い．
- 高齢者では発汗，食欲不振による経口摂取の低下から脱水になりやすく，経口あるいは点滴による水分補給が必要になる．
- 低酸素血症がある場合は酸素投与を行う．

予防
- 65歳以上の高齢者には肺炎球菌ワクチン接種を勧める．
- 高齢者で嚥下障害のある場合には，口腔ケアによって肺炎の発症を減少させることが期待できる．またとろみをつけるなどの食事形態の工夫をする．

3 COPD（慢性閉塞性肺疾患）

定義
- タバコ煙を主とする有害物質を長期に吸入することで生じた肺の慢性炎症である．呼

● **MEMO** ●
市中肺炎と院内肺炎の違い：市中肺炎は一般社会生活を送っている人にみられる肺炎のこと．通常の社会生活を営む健常者にもみられるが，高齢者や種々の基礎疾患（糖尿病，認知症など）をもっている人も含まれる．一方，院内肺炎とは入院後48時間以上を経てから発症した肺炎のこと．院内肺炎では市中肺炎と比べて，肺炎の症状が非典型的になりやすく，また病原体も耐性菌の頻度が高く，診断や治療が難しい．

【用語解説】
チアノーゼ：指尖，口唇，耳介などが紫色になること．血液中の酸素と結合していないヘモグロビン（脱酸素化ヘモグロビン）が5g/dL以上になるとチアノーゼとして認識できる．ヘモグロビン全体量に対する脱酸素化ヘモグロビンの割合でなく，その絶対量でチアノーゼの出現が決まる．そのため，貧血があるとチアノーゼは出にくくなる．

CRP：C-reactive protein（C反応性たんぱく）

3 COPD（慢性閉塞性肺疾患）

❹ スパイロメトリー（肺気量測定）に関する用語

肺活量	完全に息を吐き出したところから，ゆっくりと最大まで吸ったときの息の量
％肺活量	肺活量÷予測肺活量，拘束性換気障害の指標
予測肺活量	性別，年齢，身長に基づいた予測式から計算される肺活量の値
努力性肺活量	思い切り息を吸ったところ（最大吸気位）から一気に息を吐き出したときの息の量
1秒量	最大吸気位から一気に息を吐き出したときの，最初の1秒間で吐き出せる息の量
1秒率	1秒量÷努力性肺活量，閉塞性換気障害の指標

吸機能検査で気流閉塞（閉塞性換気障害）を示す．
- 気流閉塞は，気腫性病変および末梢気道病変によって起こり，通常は進行性である．

疫学
- COPDによる死亡者数は2015年1万5,756人で，疾患別にみた死亡順位は第10位である[3]．日本における有病率は8.6％と推計されている[3]．
- 喫煙率の高い男性に多く，高齢者ほど有病率が高くなる．

病態
- タバコ煙は最大の危険因子で，喫煙者の15〜20％にCOPDを発症し，患者の約90％には喫煙歴がある[4]．
- 長年にわたる喫煙によって，末梢気道病変（気道の変形と狭窄）と気腫性病変（肺胞壁の破壊と末梢気腔の拡大）が引き起こされる（ただし両者の病変の程度は個人差が大きい）．その結果，閉塞性換気障害が起こる．

症状
- 徐々に生じる労作時の呼吸困難や慢性の咳・痰を特徴とするが，これらの症状に乏しいこともある．重症例では喘鳴を伴うことが多い．
- COPDが進行すると，体重減少や食欲不振が出現する．

検査・診断
- スパイロメトリーによる肺機能検査（❹）では，1秒量，1秒率，努力性肺活量が減少し，残気量が増加している．1秒率（1秒量/努力性肺活量）は70％未満に低下している．
- 胸部単純写真では，軽症〜中等症でほとんど異常が認められないが，重症では肺の過膨張がみられる．
- 進行した肺気腫では，動脈血ガス分析で低酸素血症と高炭酸ガス血症がみられる．

COPDと栄養障害
- COPD患者では栄養障害が認められることが多く，高度の気流閉塞のある患者では約40％に体重減少がみられる．
- 栄養障害の原因はエネルギー消費の増加とエネルギー摂取量の低下による．
- 軽度の体重減少は脂肪量の減少が主体であり，中等度以上の体重減少では筋たんぱく

COPDの原因は主にタバコ煙なんだ！

【用語解説】
肺気腫：終末細気管支より末梢の気腔が肺胞壁の破壊を伴いながら異常に拡大している病変．慢性気管支炎とともにCOPDの代表的な疾患である．
慢性気管支炎：気管支からの過量の粘液分泌によって特徴づけられる．具体的には，咳・痰が年に3か月以上あり，それが2年以上連続して認められる状態で，この症状が他の肺疾患や心疾患に起因しないものとされる．

Column　拘束性換気障害と閉塞性換気障害

　肺の換気機能障害は，閉塞性と拘束性の障害の2つのタイプに分類される．スパイロメトリーで，拘束性換気障害は肺活量が予測値の80％未満に，閉塞性換気障害は1秒率が70％未満に低下している場合とされる．簡単な表現をすれば，閉塞性換気障害は一気に息を吐く力が弱る病態で，拘束性換気障害は，ゆっくりと大きく息を吸う力が弱る病態である．閉塞性換気障害を呈するのは気管支喘息やCOPD，拘束性換気障害を呈する病気は間質性肺炎や呼吸筋の力が低下する重症筋無力症，肺炎（重症）などである．

- 量の減少を伴うマラスムス型のたんぱく質・エネルギー栄養障害[*1]である.
- 体重減少のある患者では，呼吸不全への進行や死亡のリスクが高い.
- %IBW＜90％の場合は，栄養障害の存在が考えられ，栄養療法の適応となる．%IBW＜90％の場合は，除脂肪量(FFM)も減少していることが多く，積極的な栄養補給が必要である．
- COPDの栄養障害に対しては，高エネルギー・高たんぱく質食が基本である．

> [*1] 5章「2　栄養障害」(p.53)を参照.
>
> %IBW：% ideal body weight (基準体重比)
> FFM：fat-free mass

治療
- まずは禁煙を指導する．
- 薬物療法の中心は抗コリン薬，β_2刺激薬，メチルキサンチンなどの気管支拡張薬である．中等度以上の患者では吸入ステロイドも有効である．
- PaO_2が60 mmHg未満の場合は酸素投与の適応である．

> PaO_2：partial pressure of arterial oxygen (動脈血酸素分圧)

4　肺がん

疫学
- がんのなかでは，罹患数は2018年の全国推計値で大腸がん，胃がんに次いで第3位，死亡数は2019年の統計で第1位を占める[5)].
- 肺がんの最大の原因は喫煙で，喫煙者では非喫煙者に比べて男性で4.5倍，女性では4.2倍の罹患リスクが高まる[6)].

病理
- 肺がんは腺がん，扁平上皮がん，小細胞がん，大細胞がんの4つの組織型に大別される．
- 組織型によって，発生する母地(中枢気管支か末梢気管支か)，増殖・進展様式，放射線療法・化学療法に対する反応が異なる．

症状
- 早期の場合は無症状のことが多い．進行すると咳，痰，血痰，胸痛，呼吸困難などの症状が出現する．原発巣(肺病変)の症状よりも転移巣の症状[*2]が発見のきっかけになることも時にある．

> [*2] 骨転移による患部の疼痛，脳転移による麻痺やけいれんなど．

検査・診断
- 肺がんの局所の広がりや全身への広がり(遠隔転移の有無)をみる画像検査として，胸部単純X線検査やCT検査，MRI，骨シンチグラフィーなどがある．
- 腫瘍マーカーの上昇があれば診断の手助けになる．
- 確定診断は喀痰や胸水などによる細胞診あるいは生検による組織診で行う．

> ●MEMO●
> **腫瘍マーカー**：がん患者の血液中に特異的に増える物質をいう．肺がんの腫瘍マーカーとしては，CEA (carcinoembryonic antigen，がん胎児性抗原)，CYFRA21-1 (シフラ：cytokeratin 19 fragment，サイトケラチン19フラグメント)，pro-GRP (gastrin-releasing peptide precursor，ガストリン放出ペプチド前駆体)が代表的である．ただし，すべての肺がん患者で腫瘍マーカーが上昇するわけではない．

治療
- 手術，薬物療法(細胞障害性抗がん剤，分子標的薬，免疫チェックポイント阻害薬など)，放射線療法，緩和ケアなどがある．
- 患者の意向，全身状態(PS)，病期，肺がんの組織型によって治療方針が決まる．
- 患者の一般状態が良好で病期が早期の場合は，手術療法が選択される．
- 患者が高齢で一般状態が不良(PS 3～4，❺)な場合は，患者負担の大きな細胞障害性

❺ PS (performance status)

PS 0	まったく問題なく活動できる．発症前と同じ日常生活が制限なく行える
PS 1	肉体的に激しい活動は制限されるが，歩行可能で，軽作業や座っての作業は行うことができる 例：軽い家事，事務作業
PS 2	歩行可能で，自分の身のまわりのことはすべて可能だが，作業はできない．日中の50％以上はベッド外で過ごす
PS 3	限られた自分の身のまわりのことしかできない．日中の50％以上をベッドか椅子で過ごす
PS 4	まったく動けない．自分の身のまわりのことはまったくできない．完全にベッドか椅子で過ごす

全身状態の指標の一つで，患者の日常生活の制限の程度を示す．

4 肺がん

抗がん剤投与や手術をさけ，対症的な（痛みなどの症状の軽減目的）放射線療法や緩和ケアのみを行うこともある．

引用文献
1) 厚生省．厚生省長期慢性疾患総合研究事業アレルギー総合研究研究報告書　平成8年度．1997年3月．
2) 厚生労働省．人口動態統計（確定数）．http://www.mhlw.go.jp/toukei/list/81-1a.html
3) 一般社団法人 GOLD 日本委員会．COPDに関する統計資料．COPD情報サイト．http://www.gold-jac.jp/copd_facts_in_japan/
4) 日本呼吸器学会COPDガイドライン第4版作成委員会編．第1章 疾患概念と基礎知識．C 危険因子．COPD（慢性閉塞性肺疾患）診断と治療のためのガイドライン　第4版．メディカルレビュー社；2013.
5) 国立研究開発法人国立がん研究センターがん対策情報センター．最新がん統計．がん情報サービス．http://ganjoho.jp/reg_stat/statistics/stat/summary.html
6) 国立研究開発法人国立がん研究センター社会と健康研究センター 予防研究グループ．たばこと肺がんとの関係について．多目的コホート研究（JPHC Study）．http://epi.ncc.go.jp/jphc/outcome/254.html

【用語解説】
緩和ケア：生命を脅かす疾患に直面している患者とその家族に対して，痛みなどの身体的苦痛や精神的苦痛，心理社会的問題に関して適切な評価を行い，それが障害とならないように予防したり対処したりすること．緩和ケアは「がんの終末期に受けるもの」と思われがちだが，本来はがん治療の初期段階からがん治療と一緒に受けるケアである．

カコモン に挑戦!!

◆ 第30回-132
COPD（慢性閉塞性肺疾患）の病態と栄養管理に関する記述である．誤っているのはどれか．1つ選べ．
(1) 体重減少のある患者は，予後が悪い．
(2) 安静時エネルギー消費量は，亢進している．
(3) 分割食を勧める．
(4) 低たんぱく質食を勧める．
(5) 高脂肪食を勧める．

◆ 第27回-143
進行した慢性閉塞性肺疾患（COPD）患者の栄養アセスメントの結果である．正しいのはどれか．1つ選べ．
(1) 体重の増加
(2) 呼吸商の低下
(3) 1秒率の上昇
(4) 動脈血酸素分圧（PaO_2）の上昇
(5) 動脈血二酸化炭素分圧（$PaCO_2$）の低下

解答&解説

◆ 第30回-132　正解（4）
解説：
COPDの栄養障害に対しては，高エネルギー・高たんぱく質食が基本である．なお，食事による腹部膨満が問題となる場合は，消化管でガスを発生する食品をさけ，できるだけ分食とし，ゆっくりと摂食させて空気嚥下をさけるようにする．

◆ 第27回-143　正解（2）
解説：
進行したCOPDでは高頻度に体重減少が認められる．気道閉塞によって1秒率および1秒量は低下する．肺でのガス交換が障害されるために動脈血の酸素分圧（PaO_2）は低下し，二酸化炭素分圧（$PaCO_2$）は上昇する．呼吸商とは，ある時間内にある栄養素が燃焼したときに消費された酸素量に対する，二酸化炭素排出量の体積比のこと．脂質の呼吸商が0.71に対して，たんぱく質は0.83，炭水化物は1.0である．進行したCOPD患者では二酸化炭素が蓄積しやすいので，呼吸商の低い脂質を多めに摂取することが有利である．

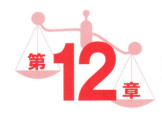

第12章 運動器（筋・骨格系）

学習目標
- 運動器疾患，特にロコモティブシンドロームを構成する疾患について学ぶ
- 各疾患，特に骨粗鬆症に関連する栄養素について学ぶ

要点整理
- ✓ 骨粗鬆症は「骨折リスクの高まった状態」であり，女性ホルモン欠乏は重要な原因である．カルシウムやビタミンDの不足は，骨折リスクを高める．
- ✓ 変形性関節症は，関節軟骨の変性疾患であり，過体重はリスクとなる．
- ✓ サルコペニアは，加齢に伴う筋肉量減少・筋力低下であり，転倒・骨折のリスクを高める．
- ✓ ロコモティブシンドロームは，要介護・要支援の重要な原因である．
- ✓ フレイルは，体重減少・筋力低下など身体的変化，精神的・社会的変化も含む．

運動器とは，文字通り体を動かすための器官であり，骨・関節・軟骨などがこれにあたる．とかく運動器疾患は整形外科疾患とのみ考えられやすいが，そうではない．社会の高齢化に伴い，運動器疾患は非常に重要なものとなっており，その予防に栄養療法のはたらきは大きい．

1 骨粗鬆症[*1]

 概 要

- 骨粗鬆症（osteoporosis）は，骨折リスクの増加した状態と定義され，強い外力によらない骨折（脆弱性骨折）が起こる．以下に代表的な骨粗鬆症性骨折をあげる．
- 椎体骨折：背骨の骨折．椎体は円柱を積み重ねたような形をしており，これが圧壊する．このため，円背（背中・腰が曲がってきた）や身長低下が起こる．加齢のせいとして軽視されがちだが，種々の健康阻害要因のリスクとなる．
- 大腿骨近位部骨折：足のつけ根の骨折で，受傷後は歩けないので，可能な限り手術して，早期のリハビリテーション（以下，リハビリ）を目指すが，受傷後の死亡率が高く，要介護の重要な原因となる．
- 橈骨遠位端骨折：手首の骨折
- これらはいずれも，強い外力なしで起こるものである．椎体以外の骨折は，そのほとんどが転倒によって起こるので，転倒予防は，骨粗鬆症による骨折対策として重要である．
- 椎体骨折は非常に頻度が高いが，強い痛みなどの症状を伴って病院を受診するのは約1/3といわれており，見逃されやすい．

診 断

- 原発性骨粗鬆症の診断は，骨折リスクを重視して行われる（❶）．椎体または大腿骨近位部の脆弱性骨折があれば，それだけで骨粗鬆症と診断される．
- その他の部位（橈骨遠位端など）に脆弱性骨折のある場合，骨密度が若年成人平均値（YAM）の80％未満，脆弱性骨折のない場合，YAMの70％未満で，骨粗鬆症と診断される．

[*1] 骨粗鬆症の詳細は，「骨粗鬆症の予防と治療ガイドライン2015年版」に記載されており，日本骨粗鬆症学会のホームページ（http://www.josteo.com/ja/guideline/doc/15_1.pdf）からダウンロード可能である．

YAM：young adult mean

● MEMO ●
骨密度は年齢相応ではなく，YAMに対する値で評価する．「あなたの骨密度は何歳なみ」といわれることがよくあるが，適切ではない．

1 骨粗鬆症

❶ 原発性骨粗鬆症の診断基準（2012年度改訂版）

原発性骨粗鬆症の診断は，低骨量をきたす骨粗鬆症以外の疾患または続発性骨粗鬆症の原因を認めないことを前提とし下記の診断基準を適用して行う

I. 脆弱性骨折[#1]あり
1. 椎体骨折[#2]または大腿骨近位部骨折あり
2. その他の脆弱性骨折[#3]あり，骨密度[#4]がYAMの80％未満

II. 脆弱性骨折[#1]なし
骨密度[#4]がYAMの70％以下または－2.5 SD以下

YAM：若年成人平均値（腰椎では20～44歳，大腿骨近位部では20～29歳）

#1：軽微な外力によって発生した非外傷性骨折．軽微な外力とは，立った姿勢からの転倒か，それ以下の外力をさす．
#2：形態椎体骨折のうち，3分の2は無症候性であることに留意するとともに，鑑別診断の観点からも脊椎X線像を確認することが望ましい．
#3：その他の脆弱性骨折：軽微な外力によって発生した非外傷性骨折で，骨折部位は肋骨，骨盤（恥骨，坐骨，仙骨を含む），上腕骨近位部，橈骨遠位端，下腿骨．
#4：骨密度は原則として腰椎または大腿骨近位部骨密度とする．また，複数部位で測定した場合にはより低い％またはSD値を採用することとする．腰椎においてはL1～L4またはL2～L4を基準値とする．ただし，高齢者において，脊椎変形などのために腰椎骨密度の測定が困難な場合には大腿骨近位部骨密度とする．大腿骨近位部骨密度には頸部またはtotal hip (total proximal femur)を用いる．これらの測定が困難な場合は橈骨，第二中手骨の骨密度とするが，この場合は％のみ使用する（巻末付表1〈本書未掲載〉の日本人における骨密度のカットオフ値）．
付記：骨量減少（骨減少）[low bone mass (osteopenia)]：骨密度が－2.5 SDより大きく－1.0 SD未満の場合を骨量減少とする．
（宗圓 聰，福永仁夫，杉本利嗣ほか．原発性骨粗鬆症の診断基準〈2012年度改訂版〉．Osteoporo Jpn 2013；21：9-21/骨粗鬆症の予防と治療ガイドライン作成委員会編．骨粗鬆症の予防と治療ガイドライン2015年版．ライフサイエンス出版；2015．p.36より）

原因

- 骨は絶えず骨芽細胞による骨形成と破骨細胞による骨吸収を繰り返しており（骨のリモデリング），これには2つの意味がある．
① まず常に更新することにより，強度が維持される[*2]．
② もう一つは，血清カルシウム濃度の維持である[*3]．
- 正常では骨吸収＝骨形成であり，何らかの理由で骨吸収＞骨形成となると骨粗鬆症が起こるが，その最大の原因は閉経である．女性ホルモンは骨吸収を強く抑制しており，このため閉経後に骨吸収が異常亢進して，骨粗鬆症となる．このため，骨粗鬆症は閉経後の女性に多い[*4]．
- 閉経や加齢などによるもの（原発性骨粗鬆症）以外の疾患の結果起こるものがあり，続発性骨粗鬆症という．
- 慢性腎不全においては，ビタミンD活性化障害・リンの貯留などにより起こる．
- 糖質コルチコイド[*5]過剰によっても高頻度に起こり，ステロイド骨粗鬆症と呼ばれる．

骨粗鬆症と栄養素

- カルシウムが必須の栄養素であることは言うまでもない．血清カルシウム濃度維持は生命維持に不可欠なので，カルシウム摂取不足が続くと，血清カルシウム濃度を保つため，骨吸収が亢進し，骨粗鬆症となる．
- ビタミンDは，腸管からのカルシウム吸収に必須であるが，食品からの摂取（特に脂ののった魚）に加え，紫外線の作用により皮膚でも合成されるという大きな特徴がある．
- ビタミンDは，肝臓で25-ヒドロキシビタミンD〔25（OH）D〕，次いで腎臓で活性型である1,25-ジヒドロキシビタミンD〔1,25（OH）$_2$D〕に代謝される．
- ビタミンKは，肝臓における血液凝固因子の活性化酵素γ-グルタミルカルボキシラーゼの補酵素として見出されたが，骨でも重要な栄養素であり，ビタミンK不足は骨折の危険因子である．
- ❷にガイドラインが推奨する摂取量を示すが，これは骨折予防のためのものであり，日本人の食事摂取基準の値とは異なっている．

[*2] 大理石骨病という珍しい病気がある．破骨細胞の異常により，骨吸収ができないので，骨密度が非常に増加するが，骨は脆く骨折しやすい．骨は常に更新しており，新しい骨だからこそ，強度を維持できる．

[*3] 「血清中のカルシウムは財布の中の現金，骨のカルシウムはカルシウム銀行の預金残高」という例えがよく使われる．

カルシウムは，日本人においてきわめて不足がちの栄養素である

[*4] 男性ホルモンも男性における骨吸収や骨形成に関与するが，閉経後の女性ホルモンのようにある年齢で急速には低下しないので，やはり骨粗鬆症は閉経後女性に多い．

[*5] 化学的には本来，糖質コルチコイド・電解質コルチコイド・性ホルモンはすべてステロイドだが，糖質コルチコイドが抗免疫・抗炎症の治療薬として非常によく使われるので，臨床現場で単に「ステロイド」といえば，糖質コルチコイドを指すことが多い．

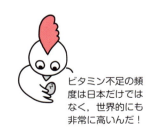
ビタミン不足の頻度は日本だけではなく，世界的にも非常に高いんだ！

 豆知識
ビタミンKのKは，ドイツ語のKoagulation（凝固の意味）からとられた．

❷ 骨粗鬆症予防に推奨される摂取量

栄養素	摂取量
カルシウム	食品から700〜800 mg（サプリメント，カルシウム剤を使用する場合には注意が必要である）（グレードB）
ビタミンD	400〜800 IU（10〜20 μg）（グレードB）
ビタミンK	250〜300 μg（グレードB）

（骨粗鬆症の予防と治療ガイドライン作成委員会編．骨粗鬆症の予防と治療ガイドライン2015年版．ライフサイエンス出版；2015．p.79より）

❸ 骨粗鬆症治療薬

分類	薬物名
カルシウム薬	L-アスパラギン酸カルシウム，リン酸水素カルシウム
女性ホルモン薬	エストリオール，結合型エストロゲン，エストラジオール
活性型ビタミンD_3薬	アルファカルシドール，カルシトリオール，エルデカルシトール
ビタミンK_2薬	メナテトレノン
ビスホスホネート薬	エチドロン酸，アレンドロン酸，リセドロン酸，ミノドロン酸，イバンドロン酸
SERM	ラロキシフェン，バゼドキシフェン
カルシトニン薬	エルカトニン，サケカルシトニン
副甲状腺ホルモン薬	テリパラチド（遺伝子組換え），テリパラチド酢酸塩
抗RANKL抗体薬	デノスマブ
抗スクレロスチン抗体薬	ロモソズマブ
その他	イプリフラボン，ナンドロロン

SERM：選択的エストロゲン受容体モジュレーター，RANKL：activator of NF-κB ligand（NF-κB活性化受容体リガンド）．

骨粗鬆症治療薬

- 骨吸収抑制薬と骨形成促進薬に分けられるが，現在使われているもののほとんどは骨吸収抑制薬である．現在多くの薬剤が投与されており（❸），以下に代表的なものを紹介する．
- ビスホスホネート薬は強力な骨吸収抑制薬である．リン酸カルシウムに対する親和性が強く[*6]，服用後骨に沈着し，破骨細胞による骨吸収に伴って，破骨細胞内で過度に濃縮されて破骨細胞がアポトーシスに陥り，骨吸収が抑制される．
- 女性ホルモン欠乏が骨粗鬆症の原因なら，女性ホルモンを補充すればよさそうだが，長期にわたる女性ホルモン投与は，乳がんや子宮がんのリスクが懸念される．そのため，骨に対しては女性ホルモンとして作用するが，乳腺や子宮への刺激作用がない，選択的エストロゲン受容体モジュレーター（SERM）が用いられる．
- 副甲状腺ホルモン（PTH）は骨形成促進薬である．原発性副甲状腺機能亢進症のように，血中PTH異常高値が持続すると，骨吸収促進作用が強く現れるが，間欠的に投与すると，著明に骨形成を促進する．

2　くる病，骨軟化症

- 骨は建物・ビルに例えられる．鉄筋の構造＋コンクリートでビルができるように，コラーゲンを中心としたたんぱく質の枠組みの上に，リン酸カルシウムが沈着して（石灰化）骨ができる．コラーゲンの枠組みができているのに，リン酸カルシウムが沈着できていない状態（石灰化障害）が，小児期に起こったのがくる病（rickets），成人で起こったのが骨軟化症（osteomalacia）である．
- ビタミンDの最も基本的な作用は，腸管からのカルシウム・リンの吸収促進なので，ビタミンD欠乏症は，くる病・骨軟化症の重要な原因である．

[*6] 食後に服用したり，ジュースや牛乳と同時に服用したりすると，消化管内で薬剤がカルシウムに結合してしまい，吸収されない．このため，起床時コップ1杯の水で服用する．

SERM：selective estrogen receptor modulator
PTH：parathyroid hormone

3 変形性関節症

関節軟骨の役割と変形性関節症

- 軟骨は骨と並んで語られることが多いが，その性質はかなり異なっている．まず軟骨にはカルシウムが沈着していないので，骨のようには硬くない．したがって，鼻中隔や気管支など，ある程度の強度に加えて弾力性が求められる部位に存在する．
- 関節は言うまでもなく骨と骨の接合部であるが，骨の関節面は関節軟骨に覆われている．これは硬い骨どうしが直接接触しないようなクッションの役割と理解される．
- さらに関節全体が関節包に覆われ，関節液という粘性の高い液体（機械の潤滑油のイメージ）で充たされ，関節の滑らかな動きをサポートしている（❹）．
- 変形性関節症（osteoarthritis）は，加齢に伴い，この関節軟骨が変性・摩耗する疾患である．このため硬い骨どうしが直接ぶつかることになり，炎症・疼痛などが起こる．
- 骨は非常に血流が豊富な組織であるのに対し，軟骨は無血管の組織[*7]である．長管骨はいったん軟骨の枠組みが形成され，それが骨に置換することにより形成されるが，その際骨への置換のきっかけとなるのは，血管の侵入である．人体において，血流の豊富な組織の損傷は修復されやすいが，血流に乏しい組織の修復は困難というのが大原則であり，軟骨に加わった損傷は修復されにくい．このため骨粗鬆症と違って，変形性関節症に対する有効な治療薬の開発が難しい．

症状

- 変形性関節症は全身どこの関節にも起こりうるが，そのなかでも特に患者の苦痛となり，日常生活に支障をきたすのが，変形性脊椎症・変形性股関節症・変形性膝関節症である．症状として関節痛が起こり，変形性脊椎症・変形性股関節症では歩行に困難をきたす．また変形性脊椎症の場合，椎間板（椎体と椎体のあいだのクッション）変性の結果，脊髄が圧迫され，殿部から下肢の痛みが起こることもある．
- 特に変形性膝関節症の場合，滑膜の炎症の結果，関節液が異常に大量にたまって，関節が腫脹する．患者がよく「関節に水がたまって，整形外科で抜いてもらった」というのは，この状態である．

危険因子と生活習慣指導

- 関節軟骨の加齢による変性なので高齢者に多く，女性に多い．
- 変形性脊椎症・変形性股関節症・変形性膝関節症に共通するのは体重を支える部位であることである．したがって肥満は変形性関節症の危険因子である．
- 現在のところ，まだどのような栄養素が変形性関節症の予防に有効なのか，詳細はわかっていないが，肥満者に対して減量指導を行うことが，その進展予防や疼痛緩和に

[*7] 水晶体も無血管の組織である．このため老廃物がたまっても排泄が難しく，水晶体が濁ってしまった病気が白内障である．

豆知識
高齢者において，手指の変形はしばしばみられる．患者は関節リウマチを心配するが，ヘバディーン（Heberden）結節と呼ばれる，手指の変形性関節症である．

●MEMO●
コンドロイチンやヒアルロン酸のサプリメントが販売されているが，これらは関節液の重要な成分である．しかしこれらは巨大分子であり，経口摂取しても，そのままの形で関節には到達しない（飲むコラーゲンとお肌の関係も同様）．

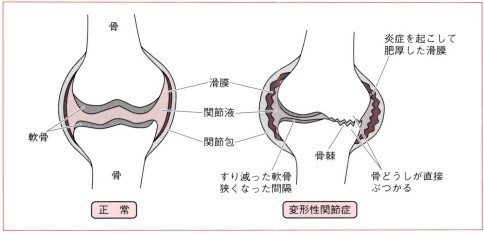

❹ 関節の構造と変形性関節症

役立つことは間違いない．

社会的意義
- 社会の高齢化に伴い，変形性関節症患者数は増加の一途をたどっている．
- 生命予後にはそれほど影響しないが，変形性関節症は日常生活動作を大きく損ねるので，要支援の重要な原因である．

4 サルコペニア[*8]

[*8] 筋肉を表す「サルコ」と，減少を表す「ペニア」を組み合わせてできた用語．

概要
- サルコペニア（sarcopenia）とは，加齢や疾患により筋肉量が減少し，その結果，筋力低下が起こること，または，歩行速度が遅くなるなどの身体機能低下が起こることを指す（❺）．サルコペニアは❻に示すように，種々の疾患によっても起こるが，ここでは加齢によるサルコペニアについて述べる．

成因
- 骨格筋のたんぱく質量は，合成と分解のバランスによって決まる．成長期では，十分なたんぱく質を摂取すれば，合成＞分解となり，骨格筋量は増加する．一方，高齢者のサルコペニアにおいては，分解＞合成の状態となっている．高齢者においては，たんぱく質（アミノ酸）摂取や運動による刺激に対する感受性が低下している．
- すなわち，食後に血中アミノ酸濃度が上昇しても，それによる骨格筋たんぱく質合成促進作用が若年者より低下しており，食事による骨格筋たんぱく質同化作用に対する抵抗性（anabolic resistance）と呼ばれている．

臨床的重要性
- サルコペニアは悪循環に陥る疾患である．
- 骨粗鬆症性骨折は，椎体骨折以外そのほとんどが転倒によって起こるので，サルコペニアの結果，転倒リスクが増加し，当然骨折リスクも上昇する．骨折が起こると，身体活動が減少し，サルコペニアがいっそう進行する．
- 身体活動が低下すると，摂食低下・低栄養のため，サルコペニアがさらに進行する．
- 体内アミノ酸プールが減少しているので，異化亢進が起こるストレス時に適切な対応ができず，サルコペニアが進行する．

予防・対策
- サルコペニアに対する有効な薬物療法はないので，栄養・運動面からのアプローチが重要である．
- 低栄養を放置して筋力トレーニングを行っても筋力は増加しない．栄養面では全般的な低栄養を是正するのは当然として，分枝アミノ酸（特にロイシン）による骨格筋でのたんぱく質合成促進作用や，ビタミンDの筋力増加作用が注目されているが，運動せずに分枝アミノ酸だけを摂取しても，筋肉量は増えない．

❺ サルコペニアの診断基準（EWGSOP*）

サルコペニアは，下記の項目1）を裏付ける証拠に加え，2）あるいは3）を満たす場合に診断される
1）低筋肉量 2）低筋力 3）低身体機能

*EWGSOP：European Working Group on Sarcopenia in Older People
（日本整形外科学会．健康長寿ネット．サルコペニアとは．https://www.tyojyu.or.jp/net/byouki/sarcopenia/about.htmlより）

❻ 原因によるサルコペニアの分類

分類	原因
一次性サルコペニア（加齢性サルコペニア）	加齢以外に明らかな原因がないもの
二次性サルコペニア（活動に関連するサルコペニア）	寝たきり，不活発な生活スタイル，無重力状態が原因となり得るもの
疾患に関連するサルコペニア	重症臓器不全（心臓，肺，肝臓，腎臓，脳），炎症性疾患，悪性腫瘍や内分泌疾患に付随するもの
栄養に関連するサルコペニア	吸収不良，消化管疾患，および食欲不振を起こす薬剤使用などに伴う，摂取エネルギーおよび/またはタンパク質の摂取力不足に起因するもの食欲不振をきたす薬物の使用

（日本整形外科学会．健康長寿ネット．サルコペニアとは．https://www.tyojyu.or.jp/net/byouki/sarcopenia/about.htmlより）

5 フレイル

概 要
- フレイルは，海外の老年医学の分野で使用されているfrailtyを日本語にしたものである．
- frailtyをそのまま訳すと虚弱・老衰・脆弱などになるが，日本老年医学会では，高齢者において高頻度に起こるfrailtyに対し，このようなネガティブなイメージをさけ，正しく介入すれば戻るという意味があることを強調するため，この言葉が選ばれた．
- フレイルは，健康な状態と日常生活でサポートが必要な介護状態の中間である．

基 準
- フレイルの基準はまだ確定していないが，よく引用されるフリード（Fried）の基準を❼に示す．

構成要素
- フレイルには，体重減少・筋力低下などの身体的な変化だけでなく，気力の低下などの精神的な変化や社会的なものも含まれる．
- フレイルの状態では，死亡率上昇・身体能力低下が起こるだけでなく，感染・外傷などのストレスに対して，適切に対応できない．

6 ロコモティブシンドローム

概 要
- ロコモティブシンドローム（locomotive syndrome，以下ロコモ）については，日本整形外科学会のホームページに，❽のようにわかりやすく書かれており，「ロコモ」の説明はこれに尽きている．

ロコモティブシンドロームを構成する疾患
- 骨粗鬆症・変形性関節症・サルコペニアが，ロコモティブシンドロームを構成する主な疾患である．
- 変形性関節症と骨粗鬆症に限っても，推計患者数は4,700万人（男性2,100万人，女性2,600万人）という報告がある[1]．加齢に伴う運動器の機能低下という疾患であり，社会の高齢化にともない患者数は莫大なものになる．

臨床的・社会的意義
- 健康上の問題がなく，自立して日常生活を送れる期間を健康寿命という．残念ながら日本人においては，健康寿命と平均寿命のあいだに，男性で約9年，女性で約12年の開きがある．ロコモティブシンドロームは，健康寿命を短縮させる重要な原因である．運動器疾患は，脳血管障害や認知症と並んで，要介護・要支援の重要な原因となっている．

❼ **フリードによるフレイルの基準**
- 体重減少：意図しない年間4.5kgまたは5％以上の体重減少
- 疲れやすい：何をするのも面倒だと週に3〜4日以上感じる
- 歩行速度の低下
- 握力の低下
- 身体活動量の低下

（3項目以上に該当するとフレイル，1または2項目の場合には前段階のプレフレイル）

❽ **運動器を長期間使い続けるための新しい概念「ロコモ」**

日本は世界にさきがけて高齢社会を迎え平均寿命は約80歳になっています．これに伴い運動器の障害も増加しています．
入院して治療が必要となる運動器障害は50歳以降に多発しています．このことは多くの人にとって運動器を健康に保つことが難しいことを示しています．

多くの人々が，運動器をこれほど長期間使用し続ける時代は，これまでありませんでした．
長期間運動器を使い続ける新しい集団の出現です．従来の運動器機能障害対策の単なる延長線上では解決がつかない時代を迎えたことを意味します．

新たな時代には新たな言葉が必要になります．
日本整形外科学会では，運動器の障害による要介護の状態や要介護リスクの高い状態を表す新しい言葉として「ロコモティブシンドローム（以下「ロコモ」）(locomotive syndrome)」を提唱し，和文は「運動器症候群」としました．
Locomotive（ロコモティブ）は「運動の」の意味で，機関車という意味もあり，能動的な意味合いを持つ言葉です．運動器は広く人の健康の根幹であるという考えを背景として，年をとることに否定的なニュアンスを持ち込まないことが大事であると考え，この言葉を選びました．

（日本整形外科学会．新概念「ロコモティブシンドローム（運動器症候群）」．https://www.joa.or.jp/jp/edu/locomo/index.htmlより）

- 健康日本21（第2次）においても，「高齢者の健康」という項に，ロコモティブシンドローム（運動器症候群）を認知している国民の割合の増加が目標としてあげられ，平成24年の17.3％から，平成34年度には80％を目指すとされている．

引用文献

1) 吉村典子（研究代表者）．骨粗鬆症及び変形性関節症の発症要因の解明：長期観察住民コホートの統合と追跡．科学研究費助成事業（科学研究費補助金）研究成果報告書．平成24年6月7日．https://kaken.nii.ac.jp/ja/file/KAKENHI-PROJECT-20390182/20390182seika.pdf

参考文献

- 骨粗鬆症の予防と治療ガイドライン作成委員会編．骨粗鬆症の予防と治療ガイドライン2015年版．ライフサイエンス出版；2015．
- 日本整形外科学会．健康長寿ネット．サルコペニアとは．https://www.tyojyu.or.jp/net/byouki/sarcopenia/about.html
- 日本整形外科学会．新概念「ロコモティブシンドローム（運動器症候群）」．https://www.joa.or.jp/jp/edu/locomo/index.html

カコモンに挑戦!!

◆ 第34回-37
骨粗鬆症に関する記述である．最も適当なのはどれか．1つ選べ．
(1) 骨芽細胞は，骨吸収に働く．
(2) カルシトニンは，骨吸収を促進する．
(3) エストロゲンは，骨形成を抑制する．
(4) 尿中デオキシピリジノリンは，骨形成マーカーである．
(5) YAM（若年成人平均値）は，骨密度の評価に用いられる．

◆ 第31回-39
骨粗鬆症に関する記述である．正しいのはどれか．1つ選べ．
(1) 骨粗鬆症では，骨塩量が増加する．
(2) 骨粗鬆症は，骨の石灰化障害である．
(3) くる病は，小児に発症した骨粗鬆症である．
(4) エストロゲンは，骨吸収を促進する．
(5) 副腎皮質ステロイド薬の長期投与は，骨粗鬆症のリスク因子である．

解答＆解説

◆ 第34回-37　正解(5)
解説：正文を提示し，解説とする．
(1) 骨芽細胞は，骨形成を行う．
(2) カルシトニンは，骨吸収を抑制する．
(3) エストロゲンは，骨吸収を抑制する．
(4) 尿中デオキシピリジノリンは，骨吸収マーカーである．
(5) YAM（若年成人平均値）は，骨密度の評価に用いられる．

◆ 第31回-39　正解(5)
解説：正文を提示し，解説とする．
(1) 骨粗鬆症では，骨塩量が減少する．
(2) 骨粗鬆症は，骨折リスクの増加した状態である．
(3) くる病は，小児に発症した骨の石灰化障害である．
(4) エストロゲンは，骨吸収を抑制する．
(5) 副腎皮質ステロイド薬の長期投与は，骨粗鬆症のリスク因子である．

第13章 女性生殖器系

- 女性生殖器の発生と性分化の機序について学ぶ
- 月経周期の調節ならびに妊娠成立・維持機構について学ぶ
- 性周期の異常や異常妊娠の病態生理について学ぶ
- 女性生殖器に発生する感染症ならびに腫瘍性疾患の代表的な症状,治療の概要について学ぶ

- 性分化は,性染色体に基づき性腺の発生分化に始まり,次いで男女特有の性管が形成される.
- 月経周期は視床下部-下垂体-卵巣系におけるゴナドトロピンと卵巣ステロイドホルモンのフィードバック機構により調節される.妊娠は,卵管で受精し,その受精卵が数日後子宮内膜に着床することにより成立する.
- 更年期(45~55歳)には卵巣機能が衰退・消失する.卵胞の発育停止とともに卵巣ステロイドホルモンは低下する.このころ,更年期症状が出現しやすくなる.
- 妊娠20週以降,分娩後12週までに高血圧がみられる場合を妊娠高血圧症候群と呼ぶ.糖尿病と診断がついている女性が妊娠した場合,妊娠中に発生した耐糖能低下と合わせて糖代謝異常合併妊娠と呼ぶ.
- 女性生殖器系から発生する腫瘍として,良性では子宮筋腫と子宮内膜症,悪性では子宮がんと卵巣がんが重要である.
- 性感染症は女性では無症状であることが多いが,後遺症は大きい.妊娠中には母から子への母子感染が生じることがある.

1 女性生殖器系疾患の概要

女性生殖器系の発生と性分化
- 性分化(sex differentiation)は,受精した時点で性染色体がXYあるいはXXであるかによってまず決定される.
  ① Y染色体に*SRY*遺伝子が存在し,この遺伝子が原始性腺を精巣へと分化させる.
  ② 次いで,男女特有の性管の分化[*1]が起こる.精巣のライディッヒ(Leydig)間質細胞は,テストステロンの産生を始める.セルトリ(Sertoli)細胞よりミュラー(Müller)管抑制物質(MIS)が分泌され,これによりウォルフ(Wolff)管(中腎管)は精巣上体,精管,射精管へと分化する一方で,ミュラー管(中腎傍管)は退縮する.
- 性分化の過程でさまざまな異常が起こりうる.

月経周期の調節とその異常の概略
- 月経周期(menstrual cycle)は,視床下部-下垂体-卵巣系の有機的な統合により調節されている.下垂体からはゴナドトロピン(性腺刺激ホルモン)として,FSHとLHという2種類のホルモンが分泌される.一方,卵巣においても,エストロゲンとプロゲステロンという異なる卵巣ステロイドホルモンが分泌される(❶).
- 月経周期は,卵胞期,排卵期,そして黄体期に分けられる.卵胞前期では,血中FSH値の上昇に伴って卵胞発育が進行する.卵胞後期は,卵巣からのエストロゲンの分泌が増加する.その上昇は,初めは緩徐であるが,その後急激となり,血中LHの急激な上昇(LHサージ)につながる.LHピークから16~24時間後に排卵が起こる.

● MEMO ●
性分化は,妊娠8週の胎児において原始性腺が精巣か卵巣に分化することにより開始する.Y染色体の存在が,原始性腺を精巣に誘導する.Y染色体が存在しなければ原始性腺は卵巣になる.

SRY : sex-determining region of Y chromosome

[*1] 妊娠8週までは,胎児はウォルフ管とミュラー管という両方の性管を左右に1対ずつもつ.

MIS : Müllerian-inhibiting substance

原始性腺は卵巣にも精巣にも分化できるんだ!

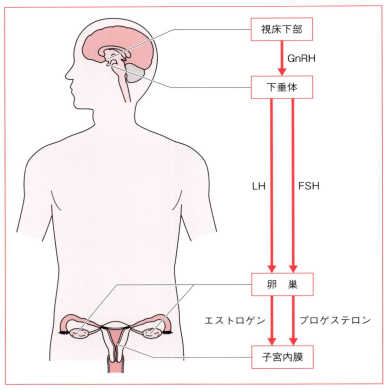

❶ 視床下部-下垂体-卵巣系による月経周期の調節

【用語解説】
ミュラー管：女性器に分化する性管．原始性腺が卵巣になれば，卵管，子宮，腟へと分化する．
ウォルフ管：男性器に分化する性管．精巣のライディッヒ間質細胞から産生されるテストステロンにより精巣上体，精管，射精管へと分化する．

GnRH：gonadotropin releasing hormone（性腺刺激ホルモン放出ホルモン）
FSH：follicle stimulating hormone（卵胞刺激ホルモン）
LH：luteinizing hormone（黄体形成ホルモン）

【用語解説】
エストロゲン：卵胞から分泌される．その値は発育卵胞数，発育卵胞サイズに比例する．多彩な作用を有するが，生殖器では子宮内膜を増殖期に変化させる．閉経近辺では，急激な低下が起こり，更年期症状発現に関与する．
プロゲステロン：排卵後卵巣で形成される黄体細胞から分泌される．生殖器では子宮内膜を分泌期に変化させる．

- 月経周期の異常はさまざまな原因により発生する．月経周期の変動は心身の不調をきたす．閉経時の更年期障害はその代表例である．

妊娠の維持機構とその異常の概略

- 妊娠（pregnancy, gestation）とは受精卵が母体内に存在し，受精卵と母体が器質的に結合する状態で，着床から分娩までをいう．
- 受精は卵管で行われ，5～7日で子宮内に着床する．
- 着床部位は，以降胎盤を形成し，自らプロゲステロンやエストロゲンを大量に分泌し，妊娠維持に重要な役割を果たすとともに，母から子へ栄養を輸送する大切な器官となる．
- 妊娠は母体にとって負荷であり，恒常性の維持機構に破綻をきたすと，さまざまな異常や疾患につながる．

2 妊娠高血圧症候群

- 妊娠高血圧症候群（pregnancy induced hypertension）とは，妊娠20週以降，分娩後12週までに高血圧がみられる場合，または高血圧に蛋白尿を伴う場合のいずれかをいう．
- 発症頻度は全妊婦の3～4％を占める[1]．
- 妊娠高血圧症候群は，妊娠負荷に対する恒常性の維持機構が破綻し，適応不全を起こした状態であると考えられている．その成因については，血管内皮障害，血管攣縮，血管新生障害，凝固異常などによる末梢循環不全が考えられている．
- 発症のリスク因子として，初産婦，妊娠高血圧症候群や子癇の家族歴を有する，高齢，若年，肥満妊婦および糖尿病，本態性高血圧，慢性腎炎合併妊娠などがある．
- 重症度は血圧のレベルにより軽症と重症に分類される．
- 軽症：収縮期血圧140 mmHg以上，160 mmHg未満の場合，拡張期血圧90 mmHg以上，110 mmHg未満の場合をいう．

 豆知識

妊娠に誘導される高血圧を妊娠高血圧症候群という．それ以前に高血圧を有する場合，高血圧合併妊娠となる．

女性にとって，妊娠は大きな負荷であり，時に生体の恒常性が破綻することもあるんだ！

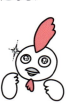

❷ 妊娠高血圧症候群の生活指導および栄養管理指針

1 生活指導
● 安静
● ストレスをさける

2 栄養指導（食事指導）
1) エネルギー摂取（総カロリー） 　非妊時BMI 24以下の妊婦：30 kcal×標準体重（kg）＋200 kcal/日 　非妊時BMI 24以上の妊婦：30 kcal×標準体重（kg）
2) 塩分摂取 　7～8 g/日に制限する（極端な塩分制限はすすめられない） 　〔予防には10 g/日以下がすすめられる〕
3) 水分摂取 　1日尿量500 mL以下や肺水腫では前日尿量に500 mLを加える程度に制限するが，それ以外は制限しない．口渇を感じない程度の摂取が望ましい
4) たんぱく質摂取 　標準体重×1.0 g/日 　〔予防には標準体重×1.2～1.4 g/日が望ましい〕
5) 動物性脂肪と糖質は制限し，高ビタミン食とすることが望ましい

(日本産科婦人科学会周産期委員会〈1997〉をもとに作表)
BMI：body mass index（肥満指数）．

❸ 糖代謝異常合併妊娠のリスク

1. 母体糖尿病合併症：妊娠中に糖尿病合併症である網膜症や腎症が悪化する可能性，ケトアシドーシスの増加など
2. 産科合併症：妊娠高血圧症候群の発症や帝王切開の増加，巨大児に基づく分娩遅延，分娩誘発率の増加など
3. 周産期合併症：巨大児や胎児発育不全，新生児合併症（低血糖，多血症，高ビリルビン血症）の可能性が増加する
4. 妊娠糖尿病の場合，母体の2型糖尿病の発症リスクが高い
5. 児が成人後，生活習慣病の発症率が増加する

- 重症：収縮期血圧160 mmHg以上の場合，拡張期血圧110 mmHg以上の場合をいう．
- ハイリスク群や軽症例に対しては，発症予防や症状の悪化を防止するため生活ならびに栄養指導を行う（❷）．生活ならびに栄養指導が無効な場合や重症例では，降圧薬の使用を考える．

3 糖代謝異常合併妊娠

- 糖代謝異常合併妊娠には，糖尿病と診断のついている女性が妊娠した場合（糖尿病合併妊娠）と，妊娠中に発生，または初めて認識された耐糖能低下（妊娠糖尿病）が含まれる．
- 先天奇形発生を低下させるために，妊娠前から厳格な血糖コントロールを行い，計画妊娠とする．
- 糖代謝異常合併妊娠のリスク（❸）は，母児双方にみられ，将来につながるものもある．妊娠中は糖代謝異常が悪化する傾向にある．
- 耐糖能異常のある妊婦では，まず食事療法や運動療法を行い，目標血糖を達成できない場合にはインスリン療法を行う．
- 早朝空腹時血糖値≦95 mg/dL，食前血糖値≦100 mg/dL，食後2時間血糖値≦120 mg/dLを目標に血糖をコントロールする．
- 分娩時，母体の血糖コントロール目標は70～120 mg/dLとする．
- 分娩後はインスリン需要量が著明に減少する．インスリン使用例では低血糖に注意し，血糖値をモニタリングしながらインスリンを減量もしくは中止する．
- 授乳期間中の必要カロリー量については，妊娠前よりも増加する．

4 更年期障害

- 閉経の前後5年間を更年期（menopause）という．この期間に現れる多種多様な症状のなかで，器質的変化に起因しない症状を更年期症状と呼び，これらの症状のうちで日常生活に支障をきたす病態を更年期障害と呼ぶ．
- 更年期症状，更年期障害の主たる原因は卵巣機能の低下であり，精神的・心理的な要因，社会文化的な生活環境要因などが複合的に影響することにより症状が発現する．
- 加齢による内分泌変化としては，閉経の時期に一致して急激にエストロゲン分泌が減少する．このエストロゲン分泌低下に伴い，LHとFSHは上昇し始める．
- 更年期障害の症状は，大きく分類すると自律神経失調症状[*2]，精神症状，その他の3

豆知識

肩甲難産：母親の高血糖が胎児に移行すると，胎児におけるインスリン分泌が増加する．このため，胎児で脂肪蓄積が進み巨大児となる．分娩は児頭とそれに続く軀幹部の娩出により終了する．軀幹部が大きく，肩が産道を通過しにくい状況を肩甲難産と呼ぶ．

豆知識

分娩後は，直ちに臍帯が切断されるため，母親から児への臍帯を介した栄養輸送はストップする．そのため，児では一時的に高インスリン分泌の状態になり低血糖を起こすことがある．糖代謝異常合併妊娠で出生した新生児の低血糖には十分注意を払うことが大切である．

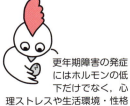

更年期障害の発症にはホルモンの低下だけでなく，心理ストレスや生活環境・性格要因の影響も大事なんだよ

種類に分けられる．
① 自律神経失調症状：顔のほてり・のぼせ（ホット・フラッシュ），異常発汗，心悸亢進など
② 精神症状：情緒不安定，イライラ，不安感，抑うつ気分など
③ その他の症状：腰痛などの運動器症状，嘔吐，食欲不振などの消化器症状，乾燥感などの皮膚症状，排尿障害・外陰部違和感などの泌尿生殖器症状など

- 更年期障害の治療は薬物療法と非薬物療法に分類される．薬物療法にはホルモン補充療法（HRT），漢方薬や向精神薬などの服用があり，非薬物療法には，心理療法，食事療法，運動療法などがある．

5 腫瘍性疾患

概要

- 女性生殖器系腫瘍性疾患としては，子宮ならびに卵巣にできる良性・悪性疾患が大事である．
- 大きな特徴として，腫瘍の発育にエストロゲンやプロゲステロンの関与がある．
- 若年女性に発生する疾患も多く，不妊の原因になったり疾患を抱えたまま妊娠に至ることもある．治療の際には，疾患の治療とともに，妊孕性温存に配慮することが重要となる．

子宮にできる腫瘍性疾患

子宮筋腫

- 子宮筋腫（myoma uteri）は子宮に発生する良性の平滑筋腫であり，小さな筋腫も含めると30歳以上の女性の20〜30％に存在する．
- 子宮筋腫は初経前には認められず，閉経後に縮小することから，その発生や発育には，エストロゲンとプロゲステロンが深く関与している．
- 子宮筋腫の代表的な症状は，過多月経，月経困難症，および不妊症である．過多月経は月経時の出血量が異常に多いもので，続発性に鉄欠乏性貧血をきたす．
- 無症候性の場合は6か月ごとの経過観察を行う．一方，筋腫による過多月経や月経困難症などが著しい場合，不妊症の原因と考えられる場合は治療が必要である．
- 治療法はあくまでも手術療法が基本であるが，しばしばホルモン療法としてGnRHアゴニスト（GnRHa）が併用される．
- 子宮筋腫の手術療法としては，単純子宮全摘術と筋腫核出術の2種類があり，妊孕性温存希望か否かにより術式を選択する．

子宮内膜症

- 子宮内膜症（endometriosis）は，子宮内膜あるいはその類似組織が，子宮外の骨盤内で発育・増殖する疾患である．
- その発生には卵巣ホルモンであるエストロゲンが大きく関与する．本症は生殖年齢女性のおよそ10％に存在する．近年，発生頻度の増加が指摘されている．子宮内膜症の発生部位としてはダグラス（Douglas）窩周辺が最も多く，卵巣，子宮漿膜，仙骨子宮靱帯などが続く．
- 月経時の下腹部痛や腰痛，月経時以外の下腹部痛，性交痛，排便痛といった疼痛症状の頻度が高い．不妊を訴えるものはおよそ半数に存在する．
- 子宮内膜症の治療は，薬物療法と手術療法に大別される．内膜症の治療に最も有効なものは手術療法（特に腹腔鏡下手術）であり，薬物療法は補助的な治療と考えられる．

子宮頸がん

- 子宮頸部（子宮の入口付近）にできる．発症年齢は30〜40歳がピークで，全体では減少傾向にあるが，20歳代では増加している．
- 原因はヒトパピローマウイルス（HPV）の感染による．子宮頸がんの原因となる「発が

[*2] 自律神経は交感神経系と副交感神経系から成り，生体の恒常性維持にかかわる．交感神経系は緊張，興奮時にはたらき（心拍数の増加，血圧の上昇），副交感神経系は平常，リラックス時にはたらく（心拍の減少，胃腸の蠕動運動の亢進）．両者のバランスが崩れると，自律神経失調となる．交感神経系の亢進では，イライラ，動悸，息切れ，不眠，めまいなど，副交感神経系の抑制では，食欲不振，胃もたれ，便秘，下痢，集中力低下などを呈する．

HRT：hormone replacement therapy

【用語解説】
ホルモン補充療法：エストロゲン欠乏を補う目的で外因性にエストロゲンとプロゲステロンを投与する療法である．エストロゲン単独投与はエストロゲン補充療法となる．投与方法として，経口と非経口（貼付，塗布，徐放，注射）がある．薬理作用として，更年期障害緩和作用，骨吸収抑制作用，脂質代謝改善作用，凝固線溶亢進作用，皮膚萎縮予防作用，泌尿生殖器障害改善作用がある．

GnRHアゴニスト（GnRHa）：下垂体レベルでゴナドトロピンの分泌を抑制する．そのため，卵巣から分泌されるエストロゲンとプロゲステロンが低下するため，子宮筋腫を縮小することができる．

HPV：human papilloma virus

❹ 子宮頸がんと子宮体がんの相違

	子宮頸がん	子宮体がん
発症年齢	30～40歳がピーク	50～60歳がピーク
疫 学	減少（若い人では増加）	増加
原 因	ヒトパピローマウイルス 多産に多い	不明 初産に多い 高脂血症，高血圧，糖尿病，肥満に多い
組織型	扁平上皮がん多い，腺がん少ない	腺がん
治 療	手術，放射線療法も有効，化学療法	手術，化学療法，放射線療法

ん性HPV」感染が長期間続くと，子宮頸部の細胞が異常な形態を示すようになり，がん化する．

- 子宮頸がんの検査は，子宮頸部の細胞を擦過法で採取する細胞診による．異常がみられれば，腟拡大鏡（コルポスコピー）で子宮頸部を観察，組織診（狙い組織診）を実施し，確定診断となる．
- 子宮頸がんの初期は，無症状であるため，検診で見つかることも少なくない．進行するにつれ性器出血やおりものの増量がみられる．ごく初期に発見できれば，子宮を温存することができるが，進行すると子宮全体の摘出などの手術や，放射線・化学療法も必要となり，妊孕性に影響を及ぼす．
- HPVワクチン[*3]による子宮頸がんの予防も実施されている．最も接種が推奨されるのは，10～14歳の女性で，初交前の接種が望ましい[*4]．

子宮体がん

- 子宮体部の子宮内膜から発生するがんを子宮体がん（子宮内膜がん）という．
- 近年，食生活を含めた生活習慣の欧米化などに伴って増加傾向にある．子宮がん全体の40％程度を占める．
- 子宮体がんのハイリスク因子として，メタボリックシンドローム，肥満，高血圧，糖尿病がある．
- 初発症状は，不正性器出血が大部分である．特に閉経後の不正性器出血では子宮体がんを考える必要がある．
- 診断は内膜細胞診ならびに内膜組織診による．
- 治療は，子宮体がんの第一選択は手術療法である．そのほかに放射線療法，化学療法，黄体ホルモン療法がある．
- 子宮体がんと子宮頸がんのあいだには，さまざまな相違がある（❹）．

卵巣にできる腫瘍性疾患

- 卵巣に腫瘍が発生する頻度は，女性の全生涯でみると5～7％である[2)]．
- 卵巣腫瘍は無症状のことが多く，しばしば検診時に偶然発見される．腫瘤の増大に伴い下腹部痛や圧迫感を訴える．また，良性腫瘍は茎捻転を起こすことが多く，急性腹症として緊急開腹手術を要する．
- 卵巣腫瘍は原則として手術療法を行い，組織学的な確定診断を得る必要がある．良性腫瘍には，卵巣腫瘍核出術，卵巣摘出術，または付属器摘出術を行う．妊孕性温存を要する若年女性では，原則として卵巣腫瘍核出術を行う．悪性卵巣腫瘍の治療は手術療法が原則であり，可及的に最大限の腫瘍減量を行うことが予後に寄与する．

6 その他の女性生殖器系疾患

性感染症

- 性的接触により感染するすべての感染症を性感染症（sexually transmitted disease）[*5]と呼ぶ．
- 感染しても無症状か，あっても尿道炎，帯下[*6]増量，皮膚粘膜症状などの比較的軽い

●MEMO●
HPVは皮膚や粘膜に存在するごくありふれたウイルスで，100種類以上が存在する．子宮頸がんの原因となるのは15種類ほどで，「発がん性HPV」と呼ばれる．発がん性HPVは主に性交渉によって感染する．発がん性HPVに感染しても，90％以上は体内から自然に排除される．排除されなかった一部のウイルスの感染が長期間続くことにより，がんが発生する．

[*3] 現在，「発がん性HPV」である16・18型に対する2価ワクチン（HPV16/18）に尖圭コンジローマの原因ウイルスであるHPV6/11を加えた4価ワクチンの2種類がある．

[*4] 16章「感染症」の豆知識（p.174）を参照．

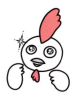

女性生殖器系にできる腫瘍性疾患の治療法選択に際しては，妊孕性温存を考慮することが大切なんだよ！

[*5] 16章「感染症」（p.173）に詳しい．

[*6] おりものなどともいう．

- 症状にとどまることが多い．ただし，無症候であっても感染性は保たれているものは多い．
- 生殖年齢にある女性が罹患すると，生殖機能が損なわれることが問題となる．不妊などの後遺症，性器がんの発生，母子感染による次世代への影響などが，それに相当する．
- 性感染症は男性よりも女性のほうがかかりやすく，女性は男性よりもその被る障害が大きいことが多い．

母子感染

- 母子感染とは，母体に感染している病原体が妊娠・分娩・授乳などの生理現象の過程で胎児・新生児に感染することをいう．
- 母子感染の影響は，胎児から成人に至るまで広いスペクトラムを有している．
- 妊娠中の感染は流産・早産のほか，先天性風疹症候群のような奇形，先天梅毒のような発育異常をもたらすこともある．
- 分娩時の感染は新生児ヘルペス，B群溶連菌感染症のような新生児期の重大な疾患をもたらす．乳児期のクラミジア肺炎，学童期から青年期までも発症リスクのあるトキソプラズマによる網膜炎など，母子感染の影響が出ることもある．
- 40歳以降の成人に発症する肝がんや成人T細胞白血病の原因にB型肝炎ウイルスや成人T細胞白血病ウイルスの母子感染が深く関連することはさらに重要である．
- 母子感染では，第一〜四次の予防策をとる．
- 第一次予防として妊娠する前に女性にワクチンを接種する（風疹，インフルエンザ，水痘など）．特に風疹は児への影響が大きいだけに重要である．
- 第二次予防としては母体の感染を治療することにより胎児への感染を防ぐ．
- 第三次予防は母子感染の感染経路を遮断する方法をとる．HIV陽性者では，帝王切開で分娩する．
- 第四次予防は分娩時に感染した可能性のある児に対して，発症を予防する先制療法である．B型肝炎ウイルスキャリア妊婦から生まれた児は，HB免疫グロブリン（HBIG）やHBワクチンを投与する．

女性では性感染症に罹患しても無症状のことが多いけど，後遺症は大きいんだよ

 豆知識
胎児・新生児は免疫能が未熟であるため，病原体を完全に排除することができず持続感染になりやすい．

● MEMO ●
風疹は妊娠初期の感染では児に先天奇形を起こす率が高い．抗体をもっていれば感染を予防できる．妊娠前に確認しておくことが大切である．もし抗体を保有せず，妊娠を希望する場合は，ワクチンを接種しておくことが望ましい．その場合，2か月間の避妊を指導する．

HIV：human immunodeficiency virus（ヒト免疫不全ウイルス）

HBIG：hepatitis B immunoglobulin

引用文献
1) 日本妊娠高血圧学会編．妊娠高血圧症候群の診療指針 2015-Best Practice Guide．メジカルビュー社：2015．
2) 婦人科腫瘍委員会．2013年度患者年報．日産婦誌 2015；67：1872-1916．

カコモン に挑戦 ‼

◆ 第29回-45
生殖器系の構造と機能に関する記述である．正しいのはどれか．1つ選べ．
(1) 卵胞刺激ホルモン（FSH）は，テストステロンの分泌を刺激する．
(2) 精子には，22本の染色体が存在する．
(3) テストステロンは，前立腺から分泌される．
(4) 性周期の卵胞期には，エストロゲンの分泌が高まる．
(5) 性周期の黄体期には，子宮内膜が脱落する．

◆ 第25回-49
生殖器系の疾患に関する記述である．正しいのはどれか．
(1) 子宮内膜症は，閉経後に好発する．
(2) 子宮筋腫には，エストロゲン依存性が認められる．
(3) ヒトパピローマウイルス感染は，子宮体がん発生と関連性が深い．
(4) 子宮体がんは，扁平上皮がんの頻度が高い．
(5) PSAは，子宮頸がんの腫瘍マーカーである．

解答＆解説

◆ 第29回-45　正解(4)
解説：正文を提示し，解説とする．
(1) 卵胞刺激ホルモン（FSH）は，エストロゲンの分泌を刺激する．
(2) 精子には，23本の染色体が存在する．
(3) テストステロンは，精巣から分泌される．
(4) 性周期の卵胞期には，エストロゲンの分泌が高まる．
(5) 性周期の黄体期には，子宮内膜が機能分化する．

◆ 第25回-49　正解(2)
解説：正文を提示し，解説とする．
(1) 子宮内膜症は，性成熟期に好発する．
(2) 子宮筋腫には，エストロゲン依存性が認められる．
(3) ヒトパピローマウイルス感染は，子宮頸がん発生と関連性が深い．
(4) 子宮体がんは，腺がんの頻度が高い．
(5) PSAは，前立腺がんの腫瘍マーカーである．

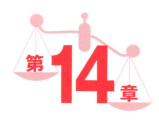

第14章 血液・造血器・リンパ系

- 造血器系血球成分(赤血球,白血球,血小板)の産生と機能について学ぶ
- 造血器疾患にはどのような疾患が属するかを学ぶ
- 止血・凝固異常を伴う出血性疾患について学ぶ

- 3つの血球成分(赤血球,白血球,血小板)は,骨髄で(多能性)造血幹細胞から種々の刺激を経てつくられる.この過程を「分化」という.
- 貧血は,赤血球の産生・破壊のバランスが障害され,末梢血中の赤血球のヘモグロビン濃度が低下した状態である.
- 貧血はその病因から,鉄欠乏性,巨赤芽球性,溶血性,再生不良性,腎性などに分類される.
- 白血病や悪性リンパ腫は,代表的な造血器系のがん(悪性腫瘍)で,未分化な血液細胞が増殖する疾患である.
- 止血に関与する血小板や凝固因子に質的・量的異常があると血小板減少性紫斑病や血友病といった出血性疾患を生じる.

1 造血器系の概要

1 血球成分の産生調節機構

- すべての血球は,骨髄の(多能性)造血幹細胞から産生される(❶).胎生期には,肝臓や脾臓も造血機能をもっている.
- 骨髄では,さまざまな造血因子が各血球の分化・成熟にかかわる.また,ストローマと呼ばれる骨髄の支持組織も造血に重要な役割を担っている.

2 末梢血血球成分の機能

- 赤血球は核をもたず,その寿命はおよそ120日である.グロビン(たんぱく質)とヘム(鉄)が結合したヘモグロビンを含み,ヘモグロビンが酸素に結合して組織に酸素を運ぶ.赤血球は円盤状の形態で,変形能に富み微小血管を通って組織に酸素を運ぶのに適している.
- 白血球は核をもち,顆粒球,単球,リンパ球に大別される.生体の防御機構(免疫)にかかわる.その寿命は顆粒球(1〜数日)からリンパ球(数日〜数年)と幅が大きい.
- 血小板は核をもたず,その寿命は5〜10日である.3つの血球成分のなかで最も小さい.出血部位に集結・凝集して止血作用をもつ.
- 各血球成分の末梢血中の正常値を❷に示す.各病院で若干異なることおよび男女差に注意する.

【用語解説】
造血因子:腎臓で産生され赤血球に関与するエリスロポエチン,リンパ球以外の白血球系に関与する種々のコロニー刺激因子,血小板に関与するトロンボポエチンがある.

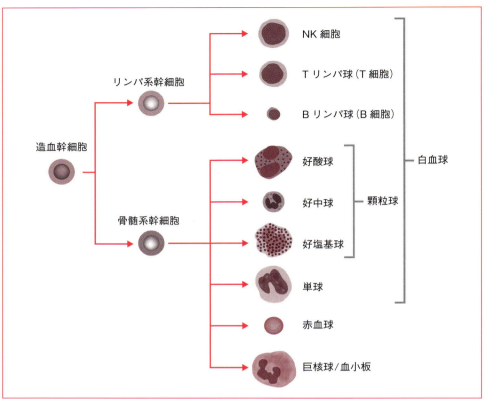

❶ 造血幹細胞の分化
NK：ナチュラルキラー（natural killer）．

❷ 末梢血中の各血球成分の成人における正常範囲の目安

血球	正常値
赤血球	平均500万（450〜550万）/μL（男性） 平均400万（350〜450万）/μL（女性）
ヘモグロビン	平均16（14〜18）g/dL（男性） 平均14（12〜16）g/dL（女性）
白血球	平均（3,000〜9,000）/μL（男性にやや多い傾向）
血小板	平均20万（15〜35万）/μL（男女差はほとんどみられない）

2 貧血

1 概要

- 貧血（anemia）は，ヘモグロビンあるいは赤血球の産生と破壊のバランスが障害され生じる．
- WHO（世界保健機関）による貧血の定義は，ヘモグロビンが男性では13 g/dL未満，女性では12 g/dL未満とされる．
- 貧血にはその病因によらない一般症状（❸）と病因に特有の症状がある．

2 鉄欠乏性貧血

- 鉄欠乏性貧血（iron-deficiency anemia）とは，鉄の欠乏によりヘモグロビン合成が低下する疾患で，女性に多く，特に思春期や妊娠時に頻度が高い．
- 平均赤血球容積（MCV）や平均赤血球ヘモグロビン濃度（MCHC）が低下する小球性低色素性貧血を呈する．

貧血は国家試験に毎年のように出るよ！個々の貧血の検査所見や症状をしっかり整理しよう

WHO：World Health Organization

【用語解説】
平均赤血球容積（MCV）：mean corpuscular volume．赤血球1個あたりの平均容積で，（ヘマトクリット値÷赤血球数）で求める．
平均赤血球ヘモグロビン濃度（MCHC）：mean corpuscular hemoglobin concentration．赤血球1個に含まれる平均ヘモグロビン濃度で，（ヘモグロビン濃度÷ヘマトクリット値）で求める．
詳細は3章「血球検査」（p.33）参照．

❸ 貧血で一般的にみられる症状

臓　器	症　状
全身症状	倦怠感，易疲労性
皮膚・粘膜系	顔面，眼瞼結膜，口腔粘膜の蒼白
循環器系	動悸，頻脈，心雑音，心不全（重症例）
呼吸器系	息切れ
消化器系	食欲不振，嘔気
神経系	頭痛，めまい，失神

- 検査所見として，血清鉄および貯蔵鉄量を反映する血清フェリチンが低値となる．
- 特有な症状として，本貧血が長期間続いた場合，爪の中央部が凹むスプーン（さじ状）爪，舌炎，嚥下障害などがみられる．
- 治療として，鉄剤を経口投与する．貧血が改善しても貯蔵鉄が回復するまで投与を継続する．輸血は原則行わない．
- 食品に含まれる鉄分にはヘム鉄と非ヘム鉄があり，両者の特徴を知ることが栄養管理上大切である．

3　巨赤芽球性貧血

- 巨赤芽球性貧血（megaloblastic anemia）とは，ビタミンB_{12}や葉酸の欠乏により赤血球の形成が阻害される疾患である．その結果，骨髄でサイズの大きい幼若な巨赤芽球が出現する．
- ビタミンB_{12}の吸収には，胃で産生される内因子が必要である．胃粘膜の萎縮や胃切除により内因子が低下し，ビタミンB_{12}吸収不全をきたして起きる巨赤芽球性貧血を特別に悪性貧血と呼ぶ．
- MCVが増大する大球性貧血を呈する．
- 特有な症状として舌乳頭の萎縮がみられ，ハンター（Hunter）舌炎と呼ばれている．ビタミンB_{12}欠乏が原因の場合，四肢のしびれ，知覚障害，運動失調などの神経症状が出現することがある．
- 治療として，ビタミンB_{12}や葉酸を投与する．ビタミンB_{12}吸収障害が原因の場合は筋肉注射を用いる．

4　溶血性貧血

- 溶血性貧血（hemolytic anemia）は，先天性の赤血球膜異常や代謝障害，後天性の赤血球に対する抗体の産生（自己免疫）により，赤血球の破壊（溶血）が亢進するのが原因である．
- 正球性正色素性貧血である．網状赤血球の増加と，ハプトグロビン値の低下を伴うことが多い．
- 特有な症状として，溶血の結果生じる間接ビリルビンにより黄疸がみられる．過剰に産生されたビリルビンによる胆石症がまれにみられる．

5　再生不良性貧血

- 再生不良性貧血（aplastic anemia）は，骨髄が低形成となり，造血能が全体的に障害されて起こる．貧血に加えて，白血球や血小板が減少する（汎血球減少）疾患である．
- 一般的な貧血の症状とともに，白血球減少による易感染性や血小板減少による出血傾向がみられる．
- 貧血のなかでは最も難治である．造血能障害の程度により，たんぱく質同化ホルモンや免疫抑制薬を選択する．重症例では，造血幹細胞移植（骨髄移植）を考慮する．

● MEMO ●

血清鉄は血中のたんぱく質であるトランスフェリンに結合して運搬される．鉄欠乏性貧血では不飽和鉄結合能（UIBC：unsaturated iron binding capacity，鉄と結合していないトランスフェリンと結合しうる鉄の量）が増加する．

🫘 豆知識

ヘム鉄と非ヘム鉄：肉や魚といった動物性食品にはヘム鉄が，野菜類には非ヘム鉄が多く含まれる．前者のほうが吸収が良いが，日本人は鉄分のほとんどを非ヘム鉄として摂取している．ビタミンCは非ヘム鉄の吸収を促進するが，タンニンや一部食物繊維は吸収を妨げることが知られている．

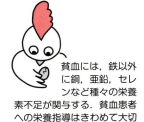

貧血には，鉄以外に銅，亜鉛，セレンなど種々の栄養素不足が関与する．貧血患者への栄養指導はきわめて大切

【用語解説】

網状赤血球：成熟赤血球の一段階前の未熟な状態のものである．染色すると含まれるRNA（ribonucleic acid，リボ核酸）が網目状に見える．

ハプトグロビン：主として肝臓で産生されるたんぱく質で，血管内で破壊された赤血球由来のヘモグロビンに結合し，処理するはたらきをもつ．

6 腎性貧血

- 腎性貧血（renal anemia）では，慢性腎臓病（CKD）などによる腎機能低下が原因でエリスロポエチン産生が低下するために貧血が生じる．
- 通常は正球性正色素性貧血である．
- 貧血の症状ではないが，腎機能低下により浮腫や高血圧がみられる．
- 治療としてエリスロポエチンの投与を行う．腎機能低下が著しい場合や高齢者では本剤の積極的投与が推奨されている．

CKD：chronic kidney disease

3 白血病

1 概要

- 白血病（leukemia）は，骨髄における血球分化の段階が障害され，「芽球」と呼ばれる未分化な細胞が単一性に増殖する疾患である．
- 芽球の増殖のため，正常な血球の産生が障害される．その結果，貧血，易感染性，出血傾向などの多彩な症状が出現する（❹）．
- 白血病は，発症の形により急性と慢性，芽球の性質により骨髄性とリンパ性に分類される．

白血病をはじめがんの治療では，副作用として消化器症状が出やすい．食欲や味覚も低下するので管理栄養士の出番だよ！

2 急性リンパ性白血病

- 急性リンパ性白血病（acute lymphoblastic leukemia）は，骨髄において，リンパ球の前駆細胞であるリンパ芽球が増殖する疾患である．
- 原因はさまざまであるが，染色体転座の頻度が高いのが特徴であり，小児期にみられる白血病のほとんどがこのタイプである．
- 症状は，骨髄に増殖した芽球により正常の造血が障害されて出現する．リンパ節の腫脹や肝臓・脾臓の腫大で気づかれることもある．
- 治療は，多剤併用療法を用いる．一組になった多剤併用療法をクールと呼び，これを数クール繰り返す．

【用語解説】
染色体転座：染色体の一部がちぎれて，他の染色体に結合する現象．その結果，細胞の増殖や分化能に変化が生じる．

 豆知識

多剤併用療法：白血病を抗がん剤で治療する際，作用の異なる抗がん剤をいくつか合わせて使用する治療法．特定の抗がん剤が効かなくなる（薬物耐性）のを防ぐことができる．

3 急性骨髄性白血病

- 急性骨髄性白血病（acute myeloid leukemia）は，骨髄において，顆粒球の前駆細胞である骨髄芽球が増殖する疾患である．
- 骨髄芽球は，ペルオキシダーゼあるいはエステラーゼといった特殊染色法で染まる割合により診断される．

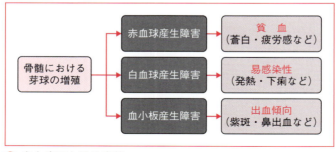

❹ 白血病における症状

- FAB分類により8つの病型に分類され，治療法や予後もそれぞれの病型で大きく異なる．

4 慢性骨髄性白血病

- 慢性骨髄性白血病（chronic myeloid leukemia）では，9番染色体長腕と22番染色体長腕とのあいだで相互転座（フィラデルフィア染色体：Ph）が90％以上の症例で病因となっている．
- 白血球（顆粒球）の異常な増殖がみられるが，初期には比較的無症状で進行すると脾臓の腫大や発熱が出現する．慢性期が長いが何らかの刺激により，急性白血病へと急性転化する．
- 近年，転座により活性化されたチロシンキナーゼを特異的に阻害する分子標的薬，イマチニブが開発され，長期間の寛解維持に成功している．

【用語解説】
FAB（French-American-British）分類：1970年代にフランス・アメリカ・イギリスの血液学者が集まり作成した白血病の形態学的な分類法．現在まで何回かの改訂を経て広く用いられている．

 豆知識
分子標的療法：特に造血器系のがんで，染色体転座で生じた異常分子のはたらきを抑える薬剤（分子標的薬）を用いる治療法．特異性が高く副作用が少ない利点があるが，高価である．

4 悪性リンパ腫

1 概要

- 悪性リンパ腫（malignant lymphoma）は，リンパ球が「がん化」した疾患である．
- がん化したリンパ球はリンパ節や全身のリンパ外臓器に腫瘤を形成する．白血病とは異なり，がん化した細胞が末梢血中に出現することはまれである．
- 初期の症状は，局所のリンパ節の腫脹である．腫瘤は縦隔や腹腔などにも発生し，その部位により，咳，呼吸困難，血流障害などの関連症状がみられるようになる．
- 病気の進行状態は，ステージ分類によりなされ，末期には末梢血中にもがん化した細胞が出現することがある．これは，白血（病）化と呼ばれる．
- ホジキンリンパ腫と非ホジキンリンパ腫に大別される．
- 治療は白血病同様，種々の抗がん剤を組み合わせた多剤併用療法が主流である．

【用語解説】
ステージ分類：悪性リンパ腫を診断時のがん細胞の病理学的悪性度や病変の広がりをもとに設定したもの．限局型（I，II期）と進行型（III，IV期）に分けられ，予後の指標となる．

2 ホジキンリンパ腫

- ホジキンリンパ腫（Hodgkin lymphoma）は，組織学的に大型のがん細胞（リード・シュテルンベルグ〈Reed-Sternberg〉細胞）の出現が特徴的である．
- B症状と呼ばれる発熱，寝汗，体重減少が病勢進行とともにみられる．
- 治療は化学療法が主であるが，腫瘍が限局している場合は放射線療法も併用される．

3 非ホジキンリンパ腫

- 非ホジキンリンパ腫（non-Hodgkin lymphoma）には，悪性リンパ腫のうち，ホジキンリンパ腫以外のすべてが含まれる．
- わが国では，悪性リンパ腫の約90～95％を占める．
- 病理的な診断や臨床症状により，ステージ分類（限局型と進行型）を行い，治療方法を決定する．

5 出血性疾患

1 止血機構

- 外傷などで出血したとき，それを止めるためにはたらく一連のシステムである．
- 出血したときの局所の血管収縮，集積した血小板による血栓形成，凝固因子によるフィブリン塊形成の3つの段階から成る（❺）．
- これらのいずれかの段階に異常があったとき，容易に止血しない出血傾向がみられる．
- 凝固因子は肝臓でつくられるたんぱく質で，ⅠからⅩⅢまで同定・命名されているが，Ⅵ因子は欠番のため実際は12個である．
- 血管内で凝固した血液は，血管の修復とともに溶解される．このプロセスは，プラスミンというたんぱく質分解酵素が担い，フィブリン（線維素）溶解（線溶）と呼ばれている．

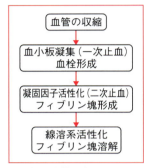

❺ 止血機構の概略

2 特発性血小板減少性紫斑病

- 特発性血小板減少性紫斑病（idiopathic thrombocytopenic purpura）は，血小板の膜たんぱく質に対する自己抗体が産生され，血小板が脾臓などで破壊される自己免疫疾患の一つである．
- 急性型と慢性型に分かれるが，前者は風疹などのウイルス感染，後者はヘリコバクター・ピロリ（Helicobacter pylori）感染が発症に関与する．
- 末梢血の血小板は減少するが，骨髄での巨核球（血小板を生成する細胞）は正常～増加する．
- 出血症状は皮膚（点状出血，紫斑）や粘膜（鼻出血，歯肉出血）に多くみられる．
- 小児期に多い急性型は，自然に数か月で治癒することもまれではない．
- 治療として，自己抗体の産生を抑えるためステロイドや免疫抑制薬が用いられる．これらの薬剤無効例や重症例では，ガンマグロブリン大量療法や脾臓摘出も試みられる．

 豆知識

ビタミンK依存性凝固因子：ビタミンKは凝固因子（Ⅱ，Ⅸ，Ⅶ，Ⅹ）の肝臓での生成に不可欠である．ビタミンKが欠乏すると，これらの凝固因子産生が障害され，深刻な出血症状が現れる．

ビタミンK依存性凝固因子は肉納豆（に＝Ⅱ・く＝Ⅸ・なっ＝Ⅶ・とう＝Ⅹ）と覚えよう！

● **MEMO** ●
プロトロンビン時間（PT）：prothrombin time．外因系の凝固因子の機能を測る指標．Ⅰ，Ⅱ，Ⅴ，Ⅶ，Ⅹに異常があると延長する．ビタミンK欠乏症で延長するが，血友病では延長しない．

3 血友病

- 血友病（hemophilia）は，ⅧあるいはⅨ凝固因子の先天的欠乏・構造異常により生じる出血性疾患である．前者を血友病A，後者を血友病Bと呼ぶ．
- 伴性劣性遺伝（X連鎖劣性遺伝）の形式をとり，原則的には男性にのみ発症する．女性は保因者となる．
- 関節・筋肉・腹腔などの身体の深部に出血する傾向が強い．特に，頻回の関節内出血は関節腫脹を伴い，運動機能に影響を与える場合がある．
- ⅧあるいはⅨ凝固因子の補充療法を症状に合わせて行う．

4 播種性血管内凝固症候群（DIC）

- 播種性血管内凝固症候群（DIC）は，さまざまな基礎疾患（敗血症，悪性腫瘍末期，胎盤早期剥離などの分娩時の産科的疾患）により，微小血管での血栓形成が亢進する結果，血小板や凝固因子が消費される病態である．
- 出血症状のほか，微小血管の障害により意識障害，けいれん，尿量低下，血圧低下などの重篤な全身症状を合併する．
- 検査所見として，血小板数やフィブリノーゲン値が減少する．また，線溶系が活性化されフィブリン分解産物（FDP）が増加する．
- 基礎疾患の治療が何より大切である．出血に対しては，新鮮凍結血漿や血小板の輸注を行う．抗凝固療法としてヘパリンを用いる．

DIC：disseminated intravascular coagulation

FDP：fibrin degradation product

カコモンに挑戦!!

◆ 第26回-47
貧血とその血液検査所見に関する組合せである．正しいのはどれか．1つ選べ．
(1) 鉄欠乏性貧血 ――― 不飽和鉄結合能（UIBC）低値
(2) 溶血性貧血 ――― ハプトグロビン低値
(3) 再生不良性貧血 ――― 葉酸低値
(4) 巨赤芽球性貧血 ――― ビタミンB_{12}高値
(5) 腎性貧血 ――― エリスロポエチン高値

◆ 第27回-48
血液疾患に関する記述である．誤っているのはどれか．1つ選べ．
(1) 血友病では，凝固因子の異常がみられる．
(2) 再生不良性貧血では，ハプトグロビンが低下する．
(3) ビタミンKの欠乏では，プロトロンビン時間（PT）が延長する．
(4) 鉄欠乏性貧血では，血清フェリチン値が低下する．
(5) 播種性血管内凝固症候群（DIC）では，フィブリン分解産物（FDP）が増加する．

解答＆解説

◆ 第26回-47　正解（2）
解説：
(1) 鉄欠乏性貧血では，不飽和鉄結合能（UIBC）は高値を示す．
(2) 溶血性貧血では，ハプトグロビンが血中で消費されハプトグロビン低値となる．
(3) 再生不良性貧血は，骨髄の低形成が原因であり葉酸値には変化がない．
(4) 巨赤芽球性貧血は，葉酸またはビタミンB_{12}の欠乏が原因となる．
(5) 腎性貧血では，エリスロポエチンの産生が障害されエリスロポエチンは低値となる．

◆ 第27回-48　正解（2）
解説：
(1) 血友病は，第Ⅷあるいは Ⅸ凝固因子の欠乏・異常が原因である．
(2) 再生不良性貧血では，ハプトグロビン値は変化しない．
(3) ビタミンKの欠乏では，凝固因子（Ⅱ, Ⅶ, Ⅸ, Ⅹ）の産生が低下し，凝固因子異常が反映するプロトロンビン時間（PT）が延長する．
(4) 鉄欠乏性貧血では，貯蔵鉄の指標となる血清フェリチン値が低下する．
(5) 播種性血管内凝固症候群（DIC）では，フィブリンの分解が亢進し，フィブリン分解産物（FDP）が増加する．

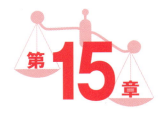

第15章 免疫・アレルギー

- アレルギー反応の5型を学ぶ
- 免疫とアレルギー，自己免疫疾患の違いを学ぶ
- 食物アレルギーについて学ぶ
- 免疫不全症について学ぶ

- ✓ 免疫の本来の機構は，微生物など生体にとって異質なもの（非自己）を排除して生体を守ることである．
- ✓ 非自己である異物を排除する反応が強く現れて，その反応自体が生体にとって不利益な反応を惹起する場合をアレルギーという．
- ✓ 生体には自己成分（自己抗原）に対する免疫反応が生じないようにするしくみがある．そのしくみが破綻して自己の組織を傷害すると病気が発生する．これが自己免疫疾患である．
- ✓ 生体にとって本来の免疫の機構である外来からの微生物などの感染因子に対してはたらく防御機構がうまく作動しないで易感染性を示すのが，免疫不全症である．

1 アレルギー疾患

1 アレルギーの発症機序からみた分類と疾患

- 免疫（immunity）の本来の機構が外来からの異物（抗原，antigen）からの生体を防御反応であるのに対して，アレルギー反応は生体が外来からの抗原に2度目に，あるいは連続して遭遇したときに過敏に反応して生体に不利益な反応をもたらす現象ととらえられている．
- アレルギー反応は生体にとって不利益な反応であるが，異物の排除という観点からは，広義の生体防御反応の一つである．
- アレルギーは抗原と抗原特異的IgE抗体（antibody）ないしT細胞が反応して起こる．アレルギーの原因となる抗原をアレルゲン（allergen）という．
- ゲル（Gell, PG）とクームス（Coombs, RR）は組織障害を起こす免疫学的機序に基づいて，アレルギー反応をⅠ型からⅣ型までの4つに分類した．その後，甲状腺細胞上のTSHレセプターに対する自己抗体（抗TSHレセプター抗体）により甲状腺細胞が刺激されて甲状腺ホルモンが過剰に産生されるバセドウ（Basedow）病をⅤ型とすることにより，Ⅰ型からⅤ型に分類されるようになった（❶）．

Ⅰ型アレルギー
- IgEクラスの抗体が関与する．マスト細胞上の隣り合ったIgEレセプター上のアレルゲン特異的IgE抗体にアレルゲンが架橋するように結合するとマスト細胞が活性化され，ヒスタミンやロイコトリエンなどの化学伝達物質が放出されて皮膚・粘膜，消化器，呼吸器，循環器に症状を呈する．
- 花粉症や食物による即時型反応，アナフィラキシーなどがその例である．

Ⅱ型アレルギー
- 細胞や組織に結合したIgG抗体やIgM抗体による補体の活性化などにより細胞，組織

●MEMO●
アレルギー（allergy）という用語はギリシャ語のallos（変じた）とergo（作用）に由来する．

TSH：thyroid stimulating hormone（甲状腺刺激ホルモン）

IgE：immunoglobulin E（免疫グロブリンE）

【用語解説】
即時型反応：Ⅰ型アレルギー反応のことを指す．抗原と接触してからすぐ〜15分以内に症状が現れることが多いが，2時間以内に起こる反応のことをいう．

●MEMO●
アナフィラキシー：Ⅰ型アレルギー反応では，即時型反応が多臓器に起こる場合をアナフィラキシーという．放置しておくと循環不全を伴うアナフィラキシーショックにより死に至る場合がある．ハチ毒や薬物によるものが多いが，食物アレルギーにおいても最も重篤な症状であり，起こさないように適切な指導をすることが求められている．

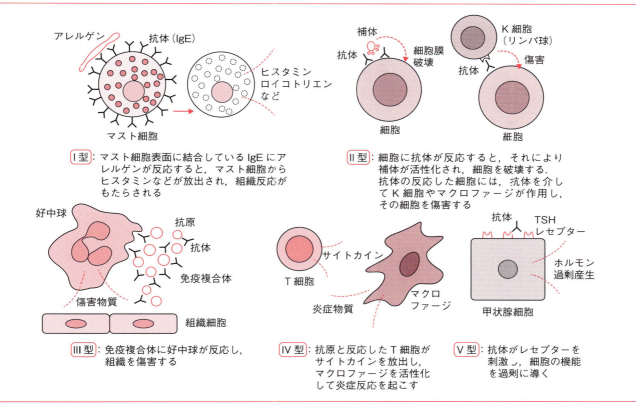

❶ アレルギーの5型
(矢田純一．免疫．アレルギー疾患．伊藤節子編．臨床病態学．化学同人；2016．p.224より)．

が傷害される．
- 自己免疫性溶血性貧血や母子間血液型不適合による溶血がその例である．

III型アレルギー
- 抗原にIgGまたはIgM抗体が結合して免疫複合体が形成され，組織に沈着した免疫複合体によって補体が活性化され，細胞や組織が傷害される．
- 過敏性肺炎，血清病，溶連菌感染症後の急性糸球体腎炎[*1]などが代表的疾患である．

IV型アレルギー
- 抗体は関与せず，抗原に対するT細胞の反応による．T細胞はサイトカインを放出し，マクロファージなどを集積させて活性化し，組織傷害物質を放出させて炎症反応をもたらす．
- 抗原が侵入してから24〜48時間後に反応が最大となるので遅延型アレルギーともいう．
- ツベルクリン反応は結核菌抗原に対する遅延型アレルギー反応である．

V型アレルギー
- II型の亜型ともいえるが，細胞上のTSHレセプターに向けられた抗体がレセプターを刺激して過剰な作用を導くことによるものである．
- 自己免疫疾患であるバセドウ病がV型アレルギーに分類される．

2 食物アレルギー

定義・病態
- 食物アレルギー (food allergy) は，日本小児アレルギー学会食物アレルギー委員会作成の食物アレルギー診療ガイドライン2012および2016により，「食物によって引き起こされる抗原特異的な免疫学的機序を介して生体にとって不利益な症状が惹起される現象」と定義されている．

【用語解説】
過敏性肺炎：抗原の反復吸入により感作が成立し，細気管支炎から肺胞壁におけるIII型およびIV型アレルギー反応により咳，息切れ，発熱などを示す．カビによる夏型過敏性肺炎が代表的疾患である．
血清病：動物からとった血清を2度目以降に注射したときに起こる関節炎，腎炎，発疹，アナフィラキシー．破傷風の発症予防にウマの抗血清を使用したときに起こるのが代表的である．

[*1] 8章「1 腎疾患」(p.108)を参照．

❷ 発症時期別にみた食物アレルギーの主な症状と原因食品

発症時期	疾患		主な症状	主な原因食品
新生児期～乳児期	新生児・乳児消化管アレルギー		血便，嘔吐，下痢，腹部膨満	牛乳（粉乳），母乳中の食物抗原
乳児期	乳児期発症の食物アレルギーの関与するアトピー性皮膚炎		スキンケアと軟膏塗布のみでは症状を繰り返す，かゆみの強い湿疹	鶏卵，牛乳，小麦など（母乳中の食物抗原を含む）
乳児期～成人	即時型反応 ●アナフィラキシー 　（複数の臓器に症状が出現） ●アナフィラキシーショック 　（循環不全を伴う場合）		●皮膚症状：かゆみ，発赤，じんま疹 ●粘膜症状：口腔・咽喉頭違和感，鼻・結膜症状 ●消化器症状：腹痛，嘔吐，下痢 ●呼吸器症状：喉頭浮腫，嗄声，咳嗽，喘鳴，呼吸困難 ●全身症状：アナフィラキシー	●乳児：鶏卵，牛乳，小麦など ●幼児：鶏卵，牛乳，小麦，甲殻類，魚卵，そば，果物，ピーナッツなど ●学童期以降：甲殻類，鶏卵，小麦，果物，そば，魚など
幼児期～成人	特殊型	口腔アレルギー症候群	多くは口腔・咽頭違和感に限局（成人では花粉症例に多い）	果物，野菜など
学童期～成人		食物依存性運動誘発アナフィラキシー	アナフィラキシー反応（特定の食物＋運動）	小麦，甲殻類など

- I型アレルギー反応である抗原特異的IgE抗体が関与するIgE依存性反応が主体である．即時型反応やアナフィラキシーを起こすため，食物アレルギー対策（誤食の予防）と発症時の対症療法を適切に行わないと生命に危険が生じることがある．

症状と原因食品（❷）

- 乳幼児食物アレルギーの原因食品としては鶏卵，牛乳，小麦が多く，乳幼児期に発症し，数年以内に症状を起こさずに摂取できるようになる場合が多い．
- 重症例の一部では学童期以降にも継続して食品除去が必要な場合がある．
- 学童期以降，成人してからの新規発症は，甲殻類，果物，魚類，そばなどが主な原因食品であり，乳幼児に多い鶏卵，牛乳，小麦によるアレルギーの新規発症例はほとんどない．
- 食物依存性運動誘発アナフィラキシーは即時型反応の特殊型であり，それまで普通に摂取していた特定の食物を摂取後に激しい運動をしたときにのみアナフィラキシーを起こす，まれな疾患である．食物摂取単独あるいは運動単独では症状が起こらない．
- 口腔アレルギー症候群は口唇や口腔粘膜における果物・野菜に対するIgE抗体を介した接触じんま疹であり花粉症に合併することが多い．生の特定の果物・野菜を口の中に入れるとすぐに口腔内違和感を覚えるが，加熱した果物・野菜では症状を起こさないことが多い．
- 果物アレルギーのなかには加熱しても症状を起こすものや全身症状を起こすものもあるので，口腔アレルギー症候群と区別する必要がある．

診断・治療

- 食物アレルギーの原因食物の診断は，詳しい問診による原因食物の推定から始まり，その食物に特異的な免疫学的機序の関与の証明（特異的IgE抗体の検出など）と食物経口負荷試験による症状誘発の確認による．
- 専門医の指導のもとに原因と診断された食物の摂取回避のための食事指導を行うが，必要最小限の除去にとどめる．食事療法の基本を❸に示す．
- 乳幼児期には耐性を獲得しやすいので定期的に医療機関に通院することを促して，耐性の獲得と早期の除去解除を目指す必要がある．
- 誤食時には抗ヒスタミン薬の内服を行うが，症状が進行する場合にはアドレナリン自己注射薬（エピペン®）をすみやかに使用して救急車で医療機関へ搬送する．

●MEMO●
食物経口負荷試験：食物アレルギーの原因食品の最終診断や安全に摂取できる量を確認するために実際に食品を食べさせて症状が出るかどうかを確かめる検査である．アナフィラキシーを起こす危険性があるので専門の医師により行われる．

【用語解説】
耐性の獲得：成長に伴ってあるいは治療により，症状を起こさずに安全に摂取できるようになること．消化機能と腸管の局所免疫能が発達する時期に適切な食事指導を行うと，耐性を獲得しやすい．

●MEMO●
エピペン®：アナフィラキシーを起こしたときに自身で，あるいは周囲の人が打つことができる構造をもった自己注射器で，アドレナリンを0.15 mg（体重15～30 kg用）注射できるものと，0.3 mg（体重30 kg以上用）注射できるものの2種類がある．特に食物アレルギーの子どもの保育や教育にかかわる人は使用法を熟知しておく必要がある．アドレナリンはアナフィラキシーに最も有効な薬剤であるが，作用時間が短いので注射後すぐに救急車で医療機関に搬送する必要がある．

❸ 食物アレルギーにおける食事療法の基本

1. 正しい抗原診断に基づく食事療法
2. 「食べること」を目指した必要最小限の食品除去が基本
   1) 食材として用いないで調理
      - 栄養面への配慮：牛乳除去時には牛乳アレルゲン除去調製粉乳を使用
      - 除去する食品の調理特性の補い*1の工夫
   2) 調理による低アレルゲン化
      - 加熱：食品の構成たんぱく質ごとに加熱による低アレルゲン化の起こり方が異なる
      - 副材料によりアレルゲン性が変化する
   3) 低アレルゲン化食品の利用
      - 牛乳アレルゲン除去調製粉乳（加水分解乳，アミノ酸乳）
      - 発酵食品：しょうゆ，みそ
3. 除去食品の代替による栄養面とQOLへの配慮
4. 安全に摂取することを目指した食事指導と体制づくり
5. 乳児期発症の場合にも離乳食の開始を遅らせる必要はない
6. 成長に伴う耐性の獲得を念頭においた食事指導

*1：卵の起泡性の補いにベーキングパウダーを使うなど．
QOL：quality of life（生活の質）．

2 自己免疫疾患

- 生体は自己免疫が生じないように監視しているが，その機構が何らかの原因で破綻し，自己抗体や自己反応性T細胞により，自己の細胞や組織が破壊されて臓器障害を起こしたのが自己免疫疾患（autoimmune disease）である．
- 自己免疫疾患患者の血清中に自己の細胞成分に対する多種類の自己抗体が検出される．この自己抗体が特定の疾患または臨床症状と密接な関係をもつことが示されており，自己免疫疾患の診断，病型の分類，治療方針の決定などにおける臨床的有用性が高い．
- 自己抗体には臓器特異的自己抗体と，ほとんどすべての臓器の細胞の細胞内または核内構成成分を抗原とする臓器非特異的自己抗体がある．
- 臓器特異的自己抗体による疾患と自己抗体を❹に示す．
- 臓器非特異的自己抗体の関与する疾患として，全身性エリテマトーデス，皮膚筋炎，多発性筋炎，全身性強皮症，シェーグレン（Sjögren）症候群，関節リウマチなどがある．これらの疾患は病因や病態が不明だった時代には膠原病と呼ばれた．

1 主な臓器特異的自己免疫疾患

自己免疫性溶血性貧血

- 自己免疫性溶血性貧血（autoimmune hemolytic anemia）では，赤血球膜の主として血液型に関連した物質に対する自己抗体がつくられ，抗体の結合を受けた赤血球が活性化された補体により，血中で，あるいは脾などのマクロファージに取り込まれて破壊される．
- 溶血により貧血が生じる疾患である．

慢性甲状腺炎（橋本病）

- 慢性甲状腺炎（chronic thyroiditis, Hashimoto disease）は，甲状腺に対する自己抗体やT細胞のはたらきにより甲状腺が破壊されて起こる甲状腺機能低下症である．
- 甲状腺が硬く腫れ，次第に甲状腺ホルモンの分泌が低下し，粘液水腫や基礎代謝の低下が生じる．

甲状腺機能亢進症（バセドウ病，グレーブス〈Graves〉病）

- 甲状腺機能亢進症（hyperthyroidism）は，甲状腺細胞上のTSHレセプターが抗TSHレセプター抗体により刺激されて過剰な甲状腺ホルモンの分泌が生じて発症する．

【用語解説】
全身性強皮症：皮膚や内臓が硬くなる変化を特徴とし，慢性に経過する疾患である．レイノー現象（後述），皮膚硬化，肺線維症，逆流性食道炎などを示す．
シェーグレン症候群：慢性唾液腺炎と乾燥性角結膜炎を主徴とする自己免疫疾患の一つである．他の自己免疫疾患に合併することも多い．耳下腺の腫脹と唾液と涙液の減少を伴う．

❹ 臓器特異的自己抗体と疾患

自己免疫疾患	臓器特異的自己抗体
自己免疫性溶血性貧血	抗赤血球抗体
特発性血小板減少性紫斑病	抗血小板抗体
特発性顆粒球減少症	抗顆粒球抗体
悪性貧血	抗胃壁細胞抗体，抗内因子抗体
バセドウ病	抗TSHレセプター抗体
慢性甲状腺炎	抗サイログロブリン抗体，抗甲状腺ペルオキシダーゼ抗体
重症筋無力症	抗アセチルコリンレセプター抗体
グッドパスチャー症候群	抗基底膜抗体
アジソン病	抗副腎皮質抗体
自己免疫性肝炎	抗LKM-1抗体
尋常性天疱瘡	抗デスモグレイン3抗体
1型糖尿病	抗インスリンレセプター抗体，抗インスリン抗体，抗膵島細胞抗体，抗膵島細胞膜抗体

TSH：甲状腺刺激ホルモン．LKM：肝腎ミクロソーム．

- 甲状腺腫大，眼球突出，動悸，発汗，やせなどの症状がみられる．

重症筋無力症

- 筋肉は，アセチルコリンレセプターが神経末端から分泌されるアセチルコリンの作用を受けて収縮する．重症筋無力症（myasthenia gravis）ではアセチルコリンレセプターに対する自己抗体がつくられ，それによってレセプターが破壊され，筋肉の収縮が起きなくなることにより発症する．
- 眼瞼下垂から始まることが多く，進行すると呼吸筋も含めて全身の筋肉が動かなくなる．

2 主な全身性自己免疫疾患

全身性エリテマトーデス

- 全身性エリテマトーデス（systemic lupus erythematosus）は，DNAと抗二本鎖DNA抗体による免疫複合体が組織に沈着して補体を活性化して組織障害を起こす疾患であり，全身性の血管炎である．
- 発熱，全身倦怠感，関節痛，特徴的な皮膚症状（顔面蝶形紅斑，円板状紅斑，日光過敏症），肝脾腫，リンパ節腫大，心肺血管系症状（心膜炎，肋膜炎，レイノー〈Raynaud〉現象），消化器症状（口腔潰瘍），神経症状，糸球体腎炎（ループス腎炎）などがみられる．
- 蝶形紅斑などの特徴的臨床像，抗核抗体陽性と抗二本鎖DNA抗体，抗Sm抗体の証明が診断につながる．活動期には血清補体価が低下する．小児ではループス腎炎を発症して初めて本症と診断されることがある．
- 抗リン脂質抗体が陽性になることがあり，梅毒反応が偽陽性となる．溶血性貧血，白血球減少，血小板減少がみられる．
- 原因療法はなく，ステロイドの投与が中心である．シクロスポリン，アザチオプリン，シクロホスファミドなどの免疫抑制薬や，腎炎を合併していない軽症例に対しては非ステロイド抗炎症薬（NSAIDs）を用いることがある．

関節リウマチ

- 関節リウマチ（rheumatoid arthritis）では，指，足（足関節），手などの関節炎が続き，次第に関節の軟骨や骨が破壊され，関節の可動性が失われていく．「朝のこわばり」と呼ばれる起床時の指関節のこわばりが初発症状であることが多い．進行すると指関節は紡錘状に腫脹し，やがて変形する．多発性関節炎であり，ほとんど全身の関節が侵されうる．
- 食欲不振，体重減少，微熱，頻脈，低血圧などもみられることが多い．筋肉は萎縮

DNA：deoxyribonucleic acid（デオキシリボ核酸）

【用語解説】
レイノー現象：寒冷刺激や精神的緊張などにより手足の末梢小動脈が収縮して血流が悪くなり，皮膚色が蒼白あるいは暗紫色になる現象で，冷感やしびれ感，疼痛を伴うことが多い．

NSAIDs：non-steroidal anti-inflammatory drugs

- し，諸関節の硬直により運動が困難になる．
- 皮下に小結節ができ，紅斑，下腿潰瘍，ぶどう膜炎，強膜炎，神経炎，心・肺病変，貧血，白血球減少，血小板減少などがみられる．このような関節外病変が強い場合を悪性関節リウマチという．
- 病因にかかわる自己抗原や発症機序はいまだ不明確である．IgGに対する自己抗体（リウマトイド因子，reumatoid factor）が高率に証明される．
- 薬物療法としてはサリチル酸などのNSAIDsが第一選択薬となるが，効果がないときには金製剤やペニシラミンなどの抗リウマチ薬を用いる．いずれも無効のときにはステロイドの内服を行う．
- 局所療法として関節内へのステロイド注入を行う．
- 関節の破壊や変形による疼痛が強い場合には，関節固定術や人工関節置換術も行われる．

3 免疫不全症

- 免疫を担当するB細胞と抗体，T細胞，食細胞，補体のいずれかに欠陥があり，感染抵抗性の低下など生体防御不全を生じている状態を免疫不全症（immunodeficiency disease）という．主として遺伝性の生来の欠陥によるものを原発性免疫不全症という．
- 何らかの原因により上記の免疫系が二次的に障害されたことによるものを続発性免疫不全症あるいは二次性免疫不全症という．原因としては薬剤，悪性疾患，ウイルスなどの感染，栄養障害などがある．

1 原発性免疫不全症

- 生体の免疫系を構築するB細胞，T細胞，食細胞，補体のいずれか1つあるいは複数の欠陥により易感染性を示す．
- 免疫機構を担当する細胞あるいは分子による分類がなされている．

複合免疫不全症
- TおよびB細胞両系に異常がみられるもので，生後まもなくより重篤な感染症を引き起こし，早期の診断・治療が行われないと死亡する．

液性免疫不全を主とする免疫不全症
- B細胞あるいはB細胞の抗体産生を調節するT細胞側の異常によるもので，臨床的には抗体産生不全を示す．

明確に定義された免疫不全症
- 免疫不全症以外の特徴的な病像を示す．代表的な疾患にウィスコット・オルドリッチ（Wiskott-Aldrich）症候群，ディジョージ（DiGeorge）症候群などがある．

先天性補体欠損症
- 補体系の異常で，全身性エリテマトーデス類似の症状やナイセリア感染症を呈することが多い．

食細胞機能不全症
- 好中球の機能不全症が主体であるが，その他の食細胞，NK細胞，リンパ球の異常を示す場合もある．

2 後天性免疫不全症候群（AIDS）

- ヒト免疫不全ウイルス（HIV）の感染により起こる続発性免疫不全症であり，CD4$^+$T細胞が減少して細胞性免疫不全状態に陥ったものをいう．
- HIVの感染経路は，①性交渉，②HIVで汚染された血液や血液製剤，③母子感染，

【用語解説】
ウィスコット・オルドリッチ症候群：易感染性，血小板減少，湿疹が特徴である．
ディジョージ症候群：胸腺低形成による易感染性，副甲状腺低形成による低カルシウム血症症状，心流出路奇形，特徴的顔貌，精神発達障害などが特徴である．

NK：natural killer（ナチュラルキラー）

AIDS：acquired immunodeficiency syndrome
HIV：human immunodeficiency virus

の3通りがある．ニューモシスチス肺炎などの日和見（ひよりみ）感染やカポジ肉腫などの悪性腫瘍が合併することが多い．

3　AIDS以外の続発（二次）性免疫不全症

- 白血病，悪性腫瘍，自己免疫疾患などで，疾患自体あるいは治療として行う薬物療法や放射線療法，臓器移植に用いる免疫抑制薬などによっても免疫不全状態が生じる．原疾患の軽快に伴い回復することが多い．

【用語解説】
日和見感染：免疫機構に異常がない場合には感染が成立しないような弱毒の病原微生物で起こる感染のこと．免疫能が落ちている場合に発症する．

参考文献
・日本小児アレルギー学会食物アレルギー委員会．食物アレルギー診療ガイドライン2012　ダイジェスト版．http://www.jspaci.jp/jpgfa2012/chap01.html

カコモンに挑戦!!

◆ 第30回-43
食物アレルギーに関する記述である．正しいのはどれか．1つ選べ．
(1) 発症には，IgMが関与する．
(2) 鶏卵は，乳児期に最も頻度の高い原因食物である．
(3) Ⅲ型アレルギー反応に分類される．
(4) 食物経口負荷試験は，家庭で行う．
(5) アナフィラキシーショックには，抗ヒスタミン薬が第一選択である．

◆ 第26回-48
スギ花粉症のアレルギー発症機序の分類である．正しいのはどれか．1つ選べ．
(1) Ⅰ型
(2) Ⅱ型
(3) Ⅲ型
(4) Ⅳ型
(5) Ⅴ型

解答＆解説

◆ 第30回-43　正解(2)
解説：正文を提示し，解説とする．
(1) 発症には，IgEが関与することが多く，IgM抗体は関与しない．
(2) 鶏卵は，乳児期に最も頻度の高い原因食物である．
(3) Ⅲ型アレルギー反応によるものはなく，多くはIgE抗体の関与するⅠ型アレルギー反応による．
(4) 食物経口負荷試験は，専門の医師がいる施設で行われる．
(5) アナフィラキシーショックには，アドレナリン（エピペン®）が第一選択である．

◆ 第26回-48　正解(1)
解説：
スギ花粉症では，外部から侵入したスギ花粉とマスト細胞上のIgE抗体が結合し，マスト細胞からヒスタミンなどの化学伝達物質が放出されて鼻水やくしゃみ，目のかゆみなどの症状を呈する．この発症機序はⅠ型アレルギーに分類される．

第16章 感染症

- 感染症を引き起こす病原微生物の特徴について学ぶ
- 病原微生物の感染経路を理解し，感染症の成因・病態について学ぶ
- 新興・再興感染症および院内感染症について理解する

- ✓ 感染症は，病原微生物が体内に侵入して増殖し発症する疾患の総称である．
- ✓ 感染症は，病原体の毒性や増殖力が宿主の防御力を上回るときに発症する．
- ✓ 性行為感染症は，性行為によって感染する疾病の総称である．
- ✓ 新興感染症とは，最近になって新たに出現した感染症の総称である．
- ✓ 再興感染症とは，一時期その発症が減少していたが，近年，再び増加してきた感染症の総称である．
- ✓ 院内感染症は，医療機関内で感染した感染症をいい，特に病院内において免疫力が低下した患者が，通常では感染症を起こすことがない弱毒菌に感染することが問題となる．

1 概　要

感染症とは

- 感染 (infection) とは，微生物が宿主に侵入し，その中で発育・増殖することであり，これによって引き起こされる疾病を感染症 (infectious disease) という．
- 感染症を引き起こす微生物を病原微生物あるいは病原体と呼ぶ．ヒトに感染症を起こす病原体には，細菌，ウイルス，真菌，原虫，寄生虫，リケッチア，クラミジア，マイコプラズマなどがある．
- 感染症が成立するには，侵入する微生物の**病原性**（量や質）と宿主側の感染防御能という2つの要因の相互関係が重要であり，微生物のもつ毒性や増殖力が宿主の防御力を上回るとき感染が起こる．

感染経路

- 病原体が直接宿主に接触して起こる直接伝播，蚊などの媒介動物を介した間接伝播がある．病原微生物が体内に侵入する感染経路は，皮膚，呼吸器・消化管・生殖器の粘膜，血液などさまざまであり，病原体により宿主への感染経路も異なる．
- 病原体の主な伝播様式には，経口感染，空気感染，飛沫感染，接触感染，血液感染，媒介感染などがある．感染症は通常，水平感染が多いが，母体から胎児への垂直感染もみられる．

感染症の病態および症状

- 生体には，病原体の侵入に対して自らを守る生体防御機能（免疫）が備わっている．この免疫システムは，感染初期での**自然免疫**と続いて活性化される**適応免疫**から成り，ヒトでは白血球のなかのリンパ球やマクロファージが担当している．
- 病原体が体内に侵入してから実際に感染症が発症するまでの期間を潜伏期と呼び，病原微生物の種類によって異なる．通常，数日以内に症状が現れる場合が多いが，病原体によっては数週間程度かかるものもある．また，同じ病原体でも宿主の防御力や病原体の量によって潜伏期間が異なる場合がある．一方，病原体が侵入しても感染による症状が現れない場合があり，これを不顕性感染という．

【用語解説】
病原性：病原体が宿主に感染症をもたらす性質のこと．

【用語解説】
水平感染：感染様式の一つで，接触や飲食物，空気などを介して個体から個体へと不特定多数の人々のあいだで起こる感染のこと．

【用語解説】
自然免疫：病原体など外敵の体内への侵入に際し最初にはたらく免疫反応のこと．顆粒球，マクロファージ，NK (natural killer, ナチュラルキラー) 細胞などによる非特異的な外的排除機構のこと．
適応免疫：一度侵入した病原体などの外敵を記憶し，これらが再度侵入した際に，リンパ球がつくる抗体や感作リンパ球によって特異的に排除しようとする免疫反応のこと．

病原体が身体に入ってきても，気づかないで治ってしまうことも多いんだ！

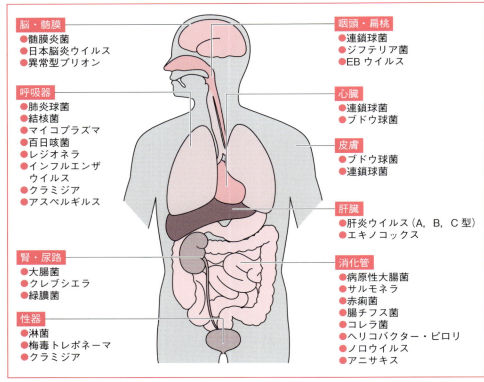

❶ 病原体と感染部位

- 潜伏期間を経て発症した感染症では，一般的に発熱などの炎症症状がみられる．病原体と感染しやすい臓器とのあいだにはある程度の特異性があり，病原体が感染した臓器ではその臓器に伴う症状が出現する（❶）．

日和見感染症

- 高齢者や悪性腫瘍（がん，白血病），代謝疾患（糖尿病，肝硬変）などの基礎疾患を有するため抵抗力が低下している宿主では，本来は病原性が弱く感染症を起こすことのない微生物でも感染症が起こる．こうした感染症を日和見感染（opportunistic infection）と呼ぶ．
- 日和見感染を引き起こす病原微生物としては，カンジダなどの真菌類，緑膿菌や表皮ブドウ球菌，サイトメガロウイルスやヘルペスウイルス群が知られている．

人獣（畜）共通感染症

- ヒトとその他の脊椎動物が同一の病原体によって発症する感染症を人獣（畜）共通感染症（zoonosis）と呼んでいる．インフルエンザ，SARS，狂犬病，エボラ出血熱，日本脳炎，Q熱，ツツガムシ病，オウム病，エキノコックス症（後述），トキソプラズマ症，アニサキス症（後述），クリプトコッカス症などがある．

SARS：severe acute respiratory syndrome（重症急性呼吸器症候群）

2　病原微生物による感染症

細菌感染症

- 細菌は，グラム染色法によって菌体が青紫色に染まるグラム陽性菌と染まらないグラム陰性菌に，また，その形状により球形（球菌）と棒状（桿菌）に分類される．細菌感染症を生じる微生物は多岐にわたるが，主要なものを以下にまとめる．

グラム陽性球菌

- ブドウ球菌：黄色ブドウ球菌と表皮ブドウ球菌が代表的な菌種となる．黄色ブドウ球菌は健常者の鼻腔，粘膜，腸管，皮膚などに常在するが，皮膚創傷部から体内に侵入したり，免疫力が低下して常在部でも異常増殖し内因性感染が生じると問題となる．

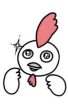

細菌による感染には抗菌薬があるけど，ウイルスはインフルエンザを除くと特効薬はほとんどないらしい！

黄色ブドウ球菌感染症には，菌の直接的な作用による化膿性感染と菌から産生される毒素の作用による毒素性感染がある．
- 化膿性感染は局所に膿瘍を形成し，蜂窩織炎や敗血症の原因となる．また，心内膜炎，髄膜炎，肺炎を起こしうる．
- 毒素性感染には，エンテロトキシンなどの毒素による食中毒がある．
- 連鎖球菌：鼻腔，口腔，消化管の常在菌であるが，免疫力が低下していると咽頭炎，扁桃炎，肺炎，猩紅熱を起こす．なかでも，A群β溶血性連鎖球菌が重要であり，咽頭・扁桃炎を介してリウマチ熱や急性糸球体腎炎の原因となる．肺炎球菌は市中肺炎の原因菌として重要であり，高齢者では予防接種が奨励されている．
- 腸球菌：院内感染症の起因菌として重要である[*1]．
- 緑色連鎖球菌：亜急性心内膜炎の起因菌となる．

グラム陰性球菌
- 淋菌（性感染症，淋疾），髄膜炎菌（流行性髄膜炎）などがある．

グラム陽性桿菌
- セレウス菌（食中毒），炭疽菌（炭疽），ジフテリア菌（ジフテリア），クロストリジウム属のボツリヌス菌（ボツリヌス症），破傷風菌（破傷風）などがある．

グラム陰性桿菌
- 通常，自然界や健常者の消化管や泌尿器に存在する常在菌であるが，細胞膜の構成成分である菌体内毒素（リポ多糖類）が血液に入ると重篤な症状を引き起こす．
- 呼吸器疾患の起炎菌：クレブシエラ属（肺炎桿菌），インフルエンザ菌，緑膿菌，百日咳菌，レジオネラ属などがある．
- 消化器疾患の起炎菌：腸内細菌属であるエンテロバクター，大腸菌群，サルモネラ菌群，赤痢菌，ペスト菌など．大腸菌には下痢などの消化器症状を起こす病原性大腸菌があり，なかでもベロ毒素を産生し出血を伴う腸炎や溶血性尿毒症症候群を起こす腸管出血性大腸菌（O157, O26, O111）が重要である．そのほかに，コレラ菌，消化性潰瘍や胃がんとの関連が指摘されているヘリコバクター・ピロリ（*Helicobacter pylori*）などがある．

ウイルス感染症
- ウイルス（virus）は，遺伝物質（DNAまたはRNA）をたんぱく質の殻が包む構造をもつ．ウイルス単独では自己増殖能をもたないため，感染した細胞（宿主）内でのみ増殖が可能となる．種々のウイルスが感染症を引き起こす．以下に主なものをあげる．

インフルエンザ
- 冬季に呼吸器を主とした感染症を引き起こすウイルスで，A, B, C型がある．毎年流行を起こすのはA, B型で，特にA型は感染力が強い．
- インフルエンザウイルスは遺伝物質をRNAでもつRNAウイルスであり，ウイルス粒子表面に，ヘマグルチニン（HA）とノイラミニダーゼ（NA）という2種類のたんぱく質の突起をもつ．A型ではHAは16種類，NAは9種類あり，各々の組み合わせの違いでウイルスの亜型が決まる（H1N1, H3N2など）（❷）．HAとNAがこれまでとは別なタイプのものに入れ替わると新しいウイルス（新型）が誕生する．
- 鳥インフルエンザウイルスのなかで，家禽に対して強い病原性を示すよう変異し致死性となったものを高病原性鳥インフルエンザウイルスと呼んでいる．
- 診断は，ウイルス抗原を検出する迅速診断キットが用いられる．重症化予防のためワクチン接種が奨励されており，治療にはノイラミニダーゼ阻害薬が有効である．

麻疹
- はしかとも呼ばれる．RNAウイルスである麻疹ウイルスが気道粘膜から侵入し発症する．
- 10～12日の潜伏期の後，カタル期（発熱，上気道炎症状，コプリック〈Koplik〉斑）を

[*1] 本章「5 院内感染症」(p.174)を参照．

魚や卵にはグラム陰性桿菌が…生食もほどほどがいいのかも！

【用語解説】
ベロ毒素：腸管出血性大腸菌が産生・分泌する毒素で溶血性尿毒症症候群を引き起こす．

DNA：deoxyribonucleic acid（デオキシリボ核酸）
RNA：ribonucleic acid（リボ核酸）
HA：hemagglutinin（赤血球凝集素）
NA：neuraminidase

現時点では存在しないけど，将来的にヒト型受容体に結合する高病原性鳥インフルエンザウイルスができる可能性があるんだって！このウイルスに感染すると人間も半分は死んでしまうらしい．

● MEMO ●
ワクチン接種：インフルエンザワクチンは，毎年流行が予想される株（ウイルス）を不活化したものを混合して製造される．2015年から日本でも，A型2株とB型2株の4価ワクチンとなった．2016～2017年度は，A/カリフォルニア/7/2009 (X-179A) (H1N1) pdm09, A/香港/4801/2014 (X-263) (H3N2), B/プーケット/3073/2013 (B/山形系統), B/テキサス/2/2013 (B/ビクトリア系統) の4価ワクチン．ワクチンは通常，皮下（筋肉）接種で行い，感染予防よりも重症化防止に重点がおかれている．

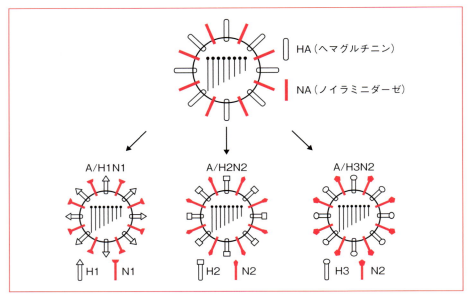

② A型インフルエンザウイルスの構造
図では例として3種類のウイルス亜型を示している．

経て発疹期(高熱，全身の赤色紅斑)に至る．
- まれに，感染後数年を経て遅発性ウイルス感染症である亜急性硬化性全脳炎(SSPE)を生じることがある．

風疹
- 風疹ウイルスが気道粘膜から侵入し，所属リンパ節から全身に散布され発症する．
- 三日はしかとも呼ばれ，発熱，咽頭痛，頸部リンパ節腫脹，発疹などが生じる．
- 小児に多いが，妊娠中に罹患すると流産や早産，児の心奇形，難聴(先天性風疹症候群)をきたすことがある．
- 麻疹とともに予防接種(MRワクチン)が有効である．

流行性耳下腺炎
- おたふくかぜとも呼ばれる．
- ムンプスウイルスが気道から侵入し，発熱，耳下腺(唾液腺)の腫脹と痛みが生じる．合併症として髄膜炎や難聴がある．
- 成人が感染すると精巣(睾丸)炎や卵巣炎の合併が起こることがあり不妊の原因となる．

水痘・帯状疱疹ウイルス(VZV)感染症
- 初感染時には水痘(みずぼうそう)を生じる．その後，VZVは神経節に潜伏・持続感染し，免疫力が低下したときに再燃し，神経節の支配領域の皮膚に強い痛みを伴う水疱が生じる(帯状疱疹)．

単純ヘルペスウイルス(HSV)感染症
- HSVには，1型と2型があり，1型は口唇ヘルペスを，2型は性器ヘルペスを起こすことが多い．また，脳炎や髄膜炎，角膜炎など重篤な感染症も引き起こす．

EBウイルス感染症
- エプスタイン・バー(EB)ウイルスは，リンパ節組織に感染し伝染性単核球症を起こす．若年者に多く，発熱，咽頭痛，頸部リンパ節腫脹，肝障害が生じる．

ウイルス性下痢症
- 下痢を主症状とする胃腸炎を起こすウイルス群で，ノロウイルス，ロタウイルス，エンテロウイルスなどがある．
- ノロウイルスは汚染された食品(生かきなど)の摂取により感染を起こす．感染者の便や吐物からも伝播し感染力は強い．冬季に多く，しばしば集団感染が起こる．

●MEMO●

ノイラミニダーゼ阻害薬：インフルエンザの治療薬．細胞内で増殖したインフルエンザウイルスが細胞外に出ていくためには，ノイラミニダーゼによって細胞表面のシアル酸が分解される必要がある．ノイラミニダーゼ阻害薬はシアル酸の分解を抑制するためウイルスの細胞外への拡散を防いでいる．感染初期にのみ有効であり，経口薬(オセルタミビルリン酸塩〈タミフル®〉)のほか，吸入薬(ザナミビル水和物〈リレンザ®〉，ラニナミビルオクタン酸エステル水和物〈イナビル®〉)などがある．

【用語解説】
コプリック斑：麻疹の罹患時に頬粘膜に出現する，周囲に赤みを伴った白い小斑点のこと．麻疹の早期診断の手がかりとなる．

SSPE：subacute sclerosing panencephalitis

【用語解説】
MRワクチン：麻疹風疹混合ワクチンのこと．予防接種法により2006年から定期接種(1歳児と小学校入学前1年間での2回)が導入されている．

VZV：varicella-zoster virus

HSV：herpes simplex virus

EB：Epstein-Barr

- ロタウイルスは小児に胃腸炎を起こす．感染すると急に嘔吐や白色がかった下痢便がみられる（冬季乳児下痢症）．

クラミジア・リケッチア・マイコプラズマ感染症

クラミジア感染症
- クラミジアは生きた細胞内でしか生息できない．細胞壁をもち，二分裂で増殖，DNAとRNAの2つの核酸を有することから細菌に近い生物と考えられている．オウム病やクラミジア肺炎のほか，性器に感染症を起こす．

リケッチア感染症
- クラミジア同様，生きた細胞内でのみ増殖する．節足動物（マダニ，ツツガムシなど）によって媒介され，発疹チフス，ツツガムシ病，日本紅斑熱などを起こす．

マイコプラズマ感染症
- マイコプラズマは，自己増殖能をもつ最小の微生物であり，細菌と異なり細胞壁をもたない．マイコプラズマ肺炎の病原体として重要である．

真菌感染症
- 真菌は自然界に広く存在する真核生物である．ヒトの皮膚，上気道，消化管などに常在するものも多いが，宿主の免疫力が低下すると増殖し病気として発症する．
- カンジダ症：日和見感染症の起因菌として重要．表在性カンジダ症（皮膚，口腔，腟）と深在性カンジダ症（肺炎，心内膜炎，肝膿瘍，脳・髄膜炎，尿路感染など）がある．
- アスペルギルス症：土壌や水中に存在し，胞子の吸入による経気道感染が重要である．抵抗力が低下した患者に呼吸器感染を起こすが，二次的に諸臓器でも病変を起こす．
- クリプトコッカス症：鳥類，特にハトの糞便から経気道的に感染する．免疫力が低下した患者に，肺炎や髄膜炎を起こす．そのほか，皮膚や骨にも感染する．

寄生虫症・原虫疾患
- 寄生虫は，原虫（単細胞生物）と蠕虫（多細胞生物）の2つに分類され，蠕虫はさらに，吸虫，条虫，線虫，その他に分類される．
- 原虫は，赤痢アメーバ，マラリア，トキソプラズマ，トリパノソーマなどがある．
- 吸虫には日本住血吸虫，条虫には広節裂頭条虫，有鉤条虫，無鉤条虫，エキノコックス，線虫には回虫，蟯虫，アニサキスなどがある．

豆知識

エキノコックス症：虫卵保有動物（キツネ，イヌ）から排泄された糞便中の虫卵を経口摂取することで感染する．近年，北海道地区で，キタキツネが保有する多包性エキノコックスのヒトへの感染が問題となっている．感染初期はほとんど無症状であるが，やがて肝臓，肺，脳などで包虫が発育し重篤な臓器障害を起こす．

アニサキス症：生の魚介類を食べる習慣のある日本で特に多くみられる．ヒトが，海産魚やイカに寄生するアニサキスの幼虫を生きたまま摂取すると胃壁や腸壁に侵入し強い腹痛を引き起こす．予防法は，海産魚介類の生食をさけること以外ないが，冷凍処理を行うと死滅する．

3　性行為感染症

- 性行為感染症（STD）は，性行為を介して起こる感染症である．STDは，性的接触が主な感染経路となる疾病のみならず，血液など他の経路を介した感染症であっても性的接触も感染経路となる疾病も含まれる．
- 古典的なSTDとして梅毒，淋病，軟性下疳が知られてきたが，最近日本では，性器クラミジア感染症，性器ヘルペス，尖圭コンジローマ，カンジダ腟炎，トリコモナス腟炎，HIV感染症（AIDS），B型肝炎，C型肝炎などが多い．

性器クラミジア感染症
- 日本で最も多いSTDである．*Chlamydia trachomatis*（クラミジア・トラコマチス）が病原体であり，感染しても自覚症状が乏しい保菌者が多数存在する．
- 男性では尿道炎が最も多く精巣上体炎も起こす．女性では子宮頸管炎，骨盤内付属器炎を起こし不妊症の原因となる．妊婦の感染は流・早産の原因となるばかりでなく，クラミジアの産道感染により新生児肺炎や結膜炎を起こす．
- 治療にはテトラサイクリン系かマクロライド系の抗菌薬が用いられる．

性器ヘルペス感染症
- 単純ヘルペスウイルス（HSV）の感染により，性器に水疱および潰瘍性病変をきたす疾患である．神経痛による強い痛みが特徴で，しばしば再発を繰り返す．

STD：sexually transmitted disease

HIV：human immunodeficiency virus（ヒト免疫不全ウイルス）
AIDS：acquired immunodeficiency syndrome（後天性免疫不全症候群）

尖圭コンジローマ
- ヒトパピローマウイルス（HPV）の感染により，外陰部・肛門に痛みやかゆみを伴わない多発性の乳頭状腫瘍（イボ）ができる．

梅 毒
- 梅毒トレポネーマ（*Treponema pallidum*）によって起きるSTDの代表的な疾患であるが，血液を介して全身に拡散し多彩な症状を呈する．母親が梅毒のため胎児が母体内で感染する先天梅毒もある．
- 初期の局所感染である第1期梅毒から心血管系や神経系まで侵される第4期梅毒まで，感染後の症状と経過により4つの病期に分けられる．
- 治療の第一選択薬はペニシリン系薬で，テトラサイクリン系薬やセフェム系薬も用いられる．

淋菌感染症
- 淋菌の感染によって男性では急性尿道炎，女性では子宮頸管炎が起こるもの．排尿時痛，頻尿，膿性尿道分泌物をみるが，女性では自覚症状に乏しい場合もある．
- 治療は，アミノグリコシド系薬や第三世代セフェム系薬の投与が有効である．

HIV感染症 *2
B型肝炎，C型肝炎 *3

4　新興感染症，再興感染症

- 新興感染症（emerging communicable disease, emerging infectious disease）とは，"かつては知られていなかった，新しく認識された感染症で，局地的に，あるいは国際的に公衆衛生上の問題となる感染症（WHO）"のことである．新興感染症には多くのものがあり，主なものを❸に示す．
- 再興感染症（re-emerging infectious disease）とは，"既知の感染症で，既に公衆衛生上の問題とならない程度までに患者が減少していた感染症のうち，近年再び流行し始め，患者数が増加したもの（WHO）"のことである．このなかには，抗菌薬に耐性を獲得した病原菌による感染症も多く含まれている．その主なものを❹に示す．

5　院内感染症

- 院内感染症（nosocomial infection, hospital-acquired infection）とは，医療機関において患者が原疾患とは別に新たに罹患した感染症および医療従事者などが医療機関内において感染した感染症のことをいう．
- 院内感染症は，その感染源も対策法も異なるため病院外での感染（市中感染）症とは区別して扱われる．

❸ 主な新興感染症

病原体	病態（症状）
ロタウイルス	胃腸炎（下痢症）
レジオネラ菌	レジオネラ肺炎
エボラウイルス	エボラ出血熱
異常型プリオン	プリオン病（牛海綿状脳症，クロイツフェルト・ヤコブ病）
病原性大腸菌O157	腸管出血性大腸菌感染症
日本紅斑熱リケッチア	日本紅斑熱
ヒト免疫不全ウイルス（HIV）	後天性免疫不全症候群（AIDS）
ヘリコバクター・ピロリ	消化性潰瘍
C型肝炎ウイルス	肝炎（肝硬変や肝がんに移行）
SARSコロナウイルス	重症非定型性肺炎
重症熱性血小板減少症候群（SFTS）ウイルス	重症熱性血小板減少症候群（ダニ媒介性感染症）

豆知識

ヒトパピローマウイルス（HPV）：human papillomavirus. 現在まで100種類以上が確認されているが，なかでも16型や18型は子宮頸がんの原因ウイルスと考えられている．2013年から日本では，感染予防のためのワクチン接種が始まった．現在，接種後の疼痛などの副反応の報告から積極的な接種の奨励は行われていないが，ワクチン接種とこれら有害事象の関係は明らかではない．

*2 15章「3　免疫不全症」（p.167）を参照．

*3 6章「4　肝・胆・膵疾患」（p.86）を参照．

WHO：World Health Organization（世界保健機関）

豆知識

重症熱性血小板減少症候群（SFTS）：severe fever with thrombocytopenia syndrome. 新しいウイルスによるダニ媒介感染症である．日本でも近年，西日本を中心に感染が報告されている．主な感染源はマダニで，発熱，消化器症状，神経症状，出血症状などを呈し死に至ることもある．

❹ 主な再興感染症

感染症	病原体（感染経路）
結核	細菌（飛沫感染）
ペスト	細菌（ネズミによる媒介）
コレラ	細菌（経口感染）
サルモネラ感染症	細菌（経口感染）
劇症型溶血性連鎖球菌感染症	細菌（創傷・飛沫感染）
狂犬病	ウイルス（感染動物に咬まれる）
デング熱	ウイルス（蚊が媒介）
黄熱病	ウイルス（蚊が媒介）
ウエストナイル熱	ウイルス（蚊が媒介）
マラリア	原虫（蚊が媒介）
トキソプラズマ症	原虫（経口感染）
リーシュマニア症	原虫（ハエが媒介）
エキノコックス症	寄生虫（経口感染）

> **豆知識**
>
> **デング熱**：蚊によって媒介されるデングウイルスによる感染症．日本では，熱帯・亜熱帯地方で感染し国内で発症するケースが毎年みられる．2014年夏には国内で感染したと考えられる症例がみられた（日本国内に生息する蚊でも媒介が可能なため）．時に出血症状を呈し重症化する．

- 発症要因としては，病院内には高齢者や，抗がん剤・免疫抑制薬・ステロイドなどの治療により免疫力の低下した患者（易感染性宿主）が多く，通常は病原性が弱く感染症を起こすことのない微生物でも感染症が起こること，また，病院内では，多様な病原菌に対する抗菌薬の使用のため薬剤耐性菌が多いことなどがあげられる．院内感染症として，近年，問題となっているものを次にあげる．

メチシリン耐性黄色ブドウ球菌（MRSA）感染症

- ペニシリン系薬の一つであるメチシリンに耐性を示す黄色ブドウ球菌による感染症である．MRSAは院内感染症の原因菌として最も代表的なものである．
- MRSAは弱毒菌であるため，通常，健常者では感染症を起こさない．高齢者や術後患者など抵抗力が低下していると肺炎や敗血症などを起こし重症化する．
- MRSAは，メチシリンだけでなく多くの抗菌薬に耐性をもっている．現在，グリコペプチド系薬（バンコマイシンなど），アミノグリコシド系薬，オキサゾリジノン系薬，環状リポペプチド系薬がMRSA感染症治療に有効とされている．

MRSA：methicillin-resistant *Staphylococcus aureus*

バンコマイシン耐性腸球菌（VRE）感染症

- バンコマイシンに耐性を示す腸球菌による感染症である．腸球菌は腸管内にある常在菌であるが，免疫力が低下していると重症感染症を引き起こす．
- 欧州でバンコマイシンに構造が類似したアボパルシンが，養鶏場などで成長促進の肥料として大量使用されたためVREが出現したといわれている．

VRE：vancomycin-resistant *Enterococcus*

緑膿菌感染症

- 緑膿菌は，環境中に広く存在する弱毒性の常在菌であり，健常者に感染症を起こすことはほとんどない．易感染宿主に日和見感染して重篤な感染症を引き起こす．
- 緑膿菌は元来，薬剤や消毒薬に対して抵抗力が強い菌として知られてきた．近年，各種抗菌薬に耐性を示す多剤耐性緑膿菌の出現などから院内感染症の起因菌として重要視されている．

参考文献
- 吉田眞一ほか編．戸田新細菌学．改訂34版．南江堂；2013．
- 竹中　優編．疾病の成因・病態・診断・治療．第2版．医歯薬出版；2011．pp.271-82．
- 香川靖雄ほか編．人体の構造と機能及び疾病の成り立ち 各論．改訂第2版．南江堂；2013．pp.507-60．

カコモンに挑戦!!

◆ 第26回-50
病原体とそれによる疾患の組み合わせである．正しいのはどれか．1つ選べ．
- (1) ヒトパピローマウイルス ―――― 子宮体がん
- (2) マイコプラズマ ―――― 肺炎
- (3) ヘリコバクター・ピロリ ―――― 膵臓がん
- (4) メチシリン耐性黄色ブドウ球菌（MRSA）―――― 成人T細胞白血病
- (5) A群β溶血性連鎖球菌 ―――― 胃潰瘍

◆ 第29回-50
再興感染症の原因となる病原体である．正しいのはどれか．1つ選べ．
- (1) 鳥インフルエンザウイルス
- (2) ヒト免疫不全ウイルス（HIV）
- (3) 結核菌
- (4) バンコマイシン耐性腸球菌
- (5) 重症急性呼吸器症候群（SARS）ウイルス

解答＆解説

◆ 第26回-50　正解（2）
解説：正文を提示し，解説とする．
- (1) ヒトパピローマウイルスは子宮頸がんの原因となる．
- (2) マイコプラズマは肺炎を起こす．
- (3) ヘリコバクター・ピロリは消化性潰瘍の原因となる．
- (4) メチシリン耐性黄色ブドウ球菌（MRSA）は院内感染症の原因となる．
- (5) A群β溶血性連鎖球菌は，咽頭炎，扁桃炎，急性糸球体腎炎の原因となる．

◆ 第29回-50　正解（3）
解説：正文を提示し，解説とする．
- (1) 鳥インフルエンザウイルスは新興感染症に属する．
- (2) ヒト免疫不全ウイルス（HIV）は新興感染症に属する．
- (3) 結核菌は再興感染症に属する．
- (4) バンコマイシン耐性腸球菌は院内感染症の原因となる．
- (5) 重症急性呼吸器症候群（SARS）ウイルスは新興感染症に属する

索　引

（　）内の語は直前の語と同義である場合を示す．
［　］内の語は省略されている場合がある．

和文索引

あ

亜鉛	59
悪液質	54
悪性関節リウマチ	167
悪性腫瘍	15, 16
悪性リンパ腫	159
アジソン病	127
アシドーシス	5, 6, 39, 71
アスピリン	7
アスペルギルス症	173
アディポサイトカイン	50, 51, 63
アテローム血栓性脳梗塞	105
アテローム性動脈硬化	96
アドレナリン	127
アナフィラキシー	162
アニサキス	173
アポたんぱく	66
アポトーシス	13
アミノ酸代謝異常症	71
アミロイドβ	131
アミロイドーシス	110
アルカローシス	6, 39
アルコール依存症	129
アルコール症スクリーニングテスト	130
アルツハイマー病	130, 131
アルドステロン	3, 98, 126
アルブミン	34, 80
アレルギー	162
アレルギー反応	36, 162
アレルゲン	162
アンジオテンシン	98
安静時狭心症	95
アンドロゲン	119
安楽死	49

い

胃がん	81
異形成	12
医原性	3
意識	21
意識障害	21, 23
意識変容	23
維持血液透析	116
胃・十二指腸潰瘍	79
萎縮	12
胃食道逆流症	79
胃切除後の合併症	82
イソロイシン	71
一過性脳虚血発作	95
医療面接	19
陰窩膿瘍	83
インクレチン	52
飲酒の適量	99
インスリン	63
インスリン抵抗性	50, 63
インスリン様成長因子	8
インターロイキン-1	7
インドシアニングリーン試験	35
院内感染症	174
院内肺炎	138
インフルエンザ	171
インフルエンザウイルス	171
インフルエンザ菌	171

う

ウィスコット・オルドリッチ症候群	167
ウイルス感染症	171
ウイルス性下痢症	172
ウィルソン病	59, 74
植込み型除細動器	102, 103
ウエスト周囲長	60
ウェルニッケ症候群	129
ウェルニッケ脳症	56
ウォルフ管	149, 150
齲歯	77
うっ血	95
運動器	142
運動麻痺	26

え

栄養アセスメント	43
栄養サポートチーム	43
栄養障害	53
栄養療法	44
液性免疫不全	167
エキノコックス	173
エコノミークラス症候群	106
壊死	13
エストロゲン	119, 149～152
エピペン	164
エラー破局説	11
エリスロポエチン	158
鉛管状腸管	83
嚥下	78
嚥下困難	28
嚥下障害	78, 138
炎症	13
炎症性腸疾患	83, 84
炎症マーカー検査	36
エンテロトキシン	171
エンテロバクター	171

お

嘔気	27
黄色腫	68
黄色ブドウ球菌	170
黄体形成ホルモン放出ホルモン	122
黄疸	25, 157
嘔吐	27
悪寒戦慄	21
オキシトシン	122
悪心	27
おたふくかぜ	172
オートファジー	13
オルニチントランスカルバミラーゼ	72

か

カイザー・フライシャー輪	74
概日リズム	8
改訂水飲みテスト	78
潰瘍性大腸炎	83
カイロミクロン	66
化学受容器引金帯	28
化学伝達物質	13
化学療法	44, 82
過換気症候群	6
芽球	158
核酸アナログ製剤	88
喀痰検査	33, 138
過形成	12
過食症	128
下垂体	122
下垂体機能低下症	123
下垂体疾患	122
カスパーゼ	13
化生	12
画像検査	31, 39
家族性高コレステロール血症	68
家族歴	20
脚気	56
喀血	26
褐色細胞腫	127
渇中枢	2
家庭血圧	97
カテコラミン	126, 127
過敏性腸症候群	85
過敏性肺炎	163
ガラクトース血症	73
カリウム（K）代謝	3
カルシウム	57, 143
カルシウム（Ca）代謝	4
カルシトニン	125
加齢	2
——に伴う変化	10
カロリー制限	11
がん遺伝子	16
肝炎	86
肝炎ウイルス	87
肝がん	90
肝機能検査	35
間欠性歩行	95
肝硬変	88
がん細胞	15
カンジダ症	173
がん腫	15
緩衝系	5
肝腎コントラスト	89
肝性脳症	89
関節	145
関節液	145
間接ビリルビン	25
関節リウマチ	165, 166
感染	169
感染症	169
肝動脈化学塞栓療法	90
がん抑制遺伝子	16
関連痛	26
緩和ケア	48, 141

き

既往歴	19
飢餓	53
気管支喘息	136

177

器質性便秘	85
基準値	31
寄生虫症	173
基礎インスリン分泌	63
気道	136, 137
機能性便秘	85
逆流性食道炎	79
客観的栄養評価	43
救急救命医療	48
急性肝炎	86
急性骨髄性白血病	158
急性糸球体腎炎	108
急性心不全	103
急性腎不全	111
急性膵炎	5, 68, 92
急性リンパ性白血病	158
吸虫	173
凝固因子	160
凝固・線溶系検査	34
狭心症	99
虚血	95
虚血性心疾患	65, 99
拒食症	28, 128
巨人症	122
巨赤芽球性貧血	57, 157
起立性低血圧	2
キリップ分類	104
キレート薬	75
キロミクロン	66
筋・骨格系	142

く

果物アレルギー	164
クッシング症候群	126
くも膜下出血	106
クラミジア感染症	173
グラム染色法	37, 170
グリコアルブミン	64
グリコーゲン	63
グリセロール	66
クリプトコッカス症	173
グルカゴン様ペプチド-1	52
グルコース	63
くる病	56, 144
クレアチニン	35
クレアチニン身長係数	53
クレチン症	124
グレリン	51
グロブリン	34
クローン病	84
クワシオルコル型	53

け

経口抗凝固薬	101
経口ブドウ糖負荷検査	64
経腸栄養	45
傾眠	23
けいれん	23
劇症肝炎	87
下血	29
下痢	85
血圧	1, 20
血液	155
血液学的検査	33, 53
血液凝固	2
血液浄化療法	45
血液透析	4, 116
血管性認知症	130, 132
血球検査	33

月経周期	149
血行性転移	16
血漿糖質検査	34
血小板	155, 160
血小板数	34
血清脂質検査	34
血清たんぱく検査	34
血清尿素窒素	35
血清病	163
血栓	96
血糖値	64
血友病	160
ケミカルメディエーター	13
下痢	29, 85
原因療法	42
肩甲難産	151
検体検査	30
原虫疾患	173
原発性アルドステロン症	6, 126
原発性副甲状腺機能亢進症	4
原発性免疫不全症	167
現病歴	19

こ

高Ca血症	4
高K血症	4
高Na血症	3
抗TNF-α抗体	85
口腔アレルギー症候群	164
口腔疾患	77
高血圧	97, 126
抗原	162
膠原病	7, 165
抗酒薬	129
恒常性	1
甲状腺機能亢進症	7, 123, 165
甲状腺機能低下症	7, 124
甲状腺刺激ホルモン	9
甲状腺刺激ホルモン放出ホルモン	9, 122
甲状腺疾患	123
甲状腺ホルモン	9, 123, 124
高浸透圧高血糖症候群	65
口唇ヘルペス	172
拘束性換気障害	139
抗体	162
後天性免疫不全症候群	167
口内炎	77
高尿酸血症	68, 69, 118
更年期	151
更年期障害	151
抗利尿ホルモン	3, 122
誤嚥性肺炎	138
呼吸	21
呼吸器系	136
呼吸機能検査	38, 138
呼吸性アシドーシス	5
呼吸性アルカローシス	6
姑息的治療	43
骨髄芽球	158
骨粗鬆症	127, 142〜144, 147
骨端軟骨	122
骨軟化症	56, 144
骨のリモデリング	143
コプリック斑	171, 172
コルサコフ症候群	129
コルチゾール	8, 126
コレステロール	66
コレラ菌	171
昏睡	23

根治療法	43
昏迷	23

さ

細菌学的検査	33
細菌感染症	170
再興感染症	174
再生医療	47
再生不良性貧血	157
細動脈硬化	96
サイトカイン	50
細胞死	12
細胞自食作用	13
細胞傷害	12
細胞障害性抗がん剤	140
細胞診検査	33
サイログロブリン	123
杯細胞	83
サルコペニア	146, 147
サルモネラ菌	171
酸塩基平衡	5, 39

し

シェーグレン症候群	165
子宮筋腫	152
子宮頸がん	152
子宮体がん	153
子宮内膜症	152
止血機構	160
歯垢	77
自己抗体検査	36
自己免疫疾患	165
自己免疫性溶血性貧血	165
脂質異常症	34, 66, 67
歯周病	78
視床下部	122
視診	20
シスチン	71
自然免疫	169
市中肺炎	138
疾患治療	42
疾患に伴う変化	11
自動体外式除細動器	102
ジフテリア	28, 171
ジフテリア菌	28, 171
シフトワーカー	1
脂肪肝	89
脂肪細胞	50
ジャパン・コーマ・スケール	22
充血	95
シュウ酸カルシウム塩	119
重症筋無力症	166
重症熱性血小板減少症候群	174
重炭酸・炭酸緩衝系	5
十二指腸乳頭部がん	92
終末期医療	48
主観的包括的栄養評価	43
手術	45
主訴	19
出血性疾患	160
腫瘍	14
腫瘍マーカー	82, 86, 90, 93, 119, 140
腫瘍マーカー検査	36
循環器系	95
循環障害	95
消化器系	77
消化性潰瘍	5
症候	20
症候性肥満	23, 61

常染色体劣性遺伝形式	70
小児喘息	136
上皮性腫瘍	15
静脈栄養	45
除菌療法	80
食細胞機能不全症	167
食事療法	44
触診	20
食道がん	80
植物状態	17
食物アレルギー	163
食物依存性運動誘発アナフィラキシー	164
食物経口負荷試験	164
食欲不振	28
女性生殖器系	149
ショック	20, 23
徐脈	20
自律神経	137, 152
自律神経失調症状	152
腎機能検査	35
真菌感染症	173
心筋梗塞	100
神経学的診察	20
神経系	128
神経障害	65
神経性過食症	128, 129
神経性食欲不振症	53, 128, 129
神経性やせ症	53
神経伝達物質	51
神経変性疾患	133
新興感染症	174
人工臓器	47
診察室血圧	97
腎疾患	108
心室細動	101, 102
心室頻拍	102
人獣(畜)共通感染症	170
腎症	65, 66
新生児マススクリーニング対象疾患	70
新生児メレナ	56
腎性糖尿	32
腎性貧血	158
新生物	14
心臓死	17
身体計測	53
身体診察	20
腎代替療法	116
心電図検査	38
心電図波形	100
腎・尿路系	108
深部温度	6
心不全	103
心房細動	101, 102
心房性ナトリウム利尿ペプチド	3, 104

す

膵炎	92
膵がん	93
水銀柱ミリメートル	97
膵石	93
錐体外路症状	133
垂直感染	169
水痘・帯状疱疹ウイルス	172
水分出納	2
水平感染	169
髄膜炎菌	171
睡眠時無呼吸症候群	30
睡眠障害	30
頭痛	26

ステロイド	126, 127, 137, 143
ステロイド骨粗鬆症	143
ステント治療	100
ストレス応答	8
ストレスホルモン	8, 126
スパイロメトリー	139
スパズム	95
スプーン爪	157
スワン・ガンツカテーテル	104

せ

生化学検査	34, 53
性[行為]感染症	153, 173
性器クラミジア感染症	173
性器ヘルペス	172, 173
制酸薬	79
脆弱性骨折	142
性腺機能低下症	123
成長ホルモン	8, 122
成長ホルモン放出ホルモン	8
性分化	149
生理機能検査	31, 38
赤痢菌	171
舌炎	77
赤血球	33, 155
摂食障害	128
摂食中枢	51
摂食調節	51
セレウス菌	171
線維素溶解	34
遷延性意識障害	17
尖圭コンジローマ	174
染色	37
染色体転座	158
全身倦怠感	22
全身性エリテマトーデス	165, 166
全身性強皮症	165
選択的エストロゲン受容体モジュレーター	144
先端巨大症	122
先天性風疹症候群	154
先天性補体欠損症	167
先天代謝異常症	70
先天梅毒	154
せん妄	23
線溶	160
前立腺がん	119
前立腺肥大症	118

そ

臓器移植	46
造血因子	155
造血幹細胞	155, 156
造血器系	155
躁状態	23
創傷治癒	13
総胆管結石	91
即時型反応	162
塞栓	96
組織移植	46
尊厳死	48, 49

た

ダイアライザー	117
体液バランス	2
体温	6, 21
体温調節	6
体外衝撃波砕石術	91, 119
大血管障害	66

代謝検査	34
代謝性アシドーシス	6
代謝性アルカローシス	6
帯状疱疹	172
対症療法	43
体性痛	26
耐性の獲得	164
大腿骨近位部骨折	142
大腸がん	86
大腸菌	171
大理石骨病	143
対立遺伝子	16
タウたんぱく	131
多幸症	23
多剤併用療法	158
打診	20
脱水	24
脱分極	102
多発神経障害	65
多発性嚢胞腎	113
胆管がん	92
単純性脂肪肝	89
単純性肥満	23
単純ヘルペスウイルス	172
単神経障害	66
男性生殖器	108
——の疾患	118
胆石	90
胆石症	90, 157
炭疽菌	171
胆嚢炎	90
胆嚢がん	91
たんぱく質・エネルギー栄養障害	53
蛋白尿	110, 114
たんぱく漏出性胃腸症	80
ダンピング症候群	82

ち

チアノーゼ	24, 138
遅延型アレルギー	163
チェーン・ストークス呼吸	20
チャイルド・ピュー分類	88
中枢性尿崩症	122
中性脂肪	66
中毒性巨大結腸症	83
中膜硬化	96
超音波検査	40
腸管出血性大腸菌	171
腸球菌	171
聴診	20
直接作用型抗ウイルス薬	88
直接トロンビン阻害薬	101
直接ビリルビン	25
チロキシン	124

つ

追加インスリン分泌	63
椎体骨折	142
痛風	68, 69, 118

て

低アルブミン(Alb)血症	53, 80
低Ca血症	4
低カリウム(K)血症	4, 126
低K性周期性四肢麻痺	4
低Na血症	3
低血圧症	20
ディジョージ症候群	167
低体温	7

低体温症	21
適応免疫	169
テストステロン	149
テタニー	4, 125
鉄	58
鉄欠乏性貧血	33, 156
デュークス分類	86
転移	16
電解質コルチコイド	126
電解質バランス	3
電気的除細動	103
デング熱	175
伝染性単核球症	172

と

銅	59
頭蓋内圧亢進	105
糖原病	74
橈骨遠位端骨折	142
糖質コルチコイド	126
糖質代謝異常症	73
透析	116
糖代謝異常合併妊娠	151
糖尿病	34, 63, 127
糖尿病合併妊娠	151
糖尿病ケトアシドーシス	65
糖尿病[性]腎症	110, 113, 114
──病期分類	115
動脈血ガス分析	39
動脈硬化	96
特殊療法	43
特発性血小板減少性紫斑病	160
時計遺伝子	8
吐血	29
ドーパミン神経細胞	133
飛び石病変	84
塗抹検査	37
ドライウエイト	116
トリグリセリド	66

な

ナイアシン	57
内視鏡的経鼻胆管ドレナージ	92
内視鏡的粘膜下層剥離術	81, 86
内視鏡的粘膜切除術	81, 86
内シャント	116
内臓脂肪	60, 61
内臓痛	26
内分泌系	121
内分泌検査	36
ナトリウム(Na)代謝	3
軟骨	145

に

肉芽組織	14
肉腫	15
二次性高血圧	97
二次性脂質異常症	68
二次性肥満	61
二分脊椎	57
乳糖	73
尿管系疾患	118
尿検査	31
尿酸	68
尿潜血検査	32
尿素サイクル異常症	72
尿たんぱく検査	32
尿沈渣	32
尿糖検査	32

尿毒症症状	116
尿路結石	118
妊娠	150
妊娠高血圧症候群	150
妊娠糖尿病	151
認知症	130
──の診断基準	131

ね

ネガティブフィードバック機構	1, 121
熱産生中枢	6
熱中症	7
熱放散中枢	6
ネフローゼ症候群	110

の

ノイラミニダーゼ阻害薬	171, 172
脳血管疾患	105
脳梗塞	105
脳死	17
脳出血	106
脳性ナトリウム利尿ペプチド	104
脳塞栓	106
脳卒中	65, 105
脳ヘルニア	105
ノルアドレナリン	127
ノロウイルス	172

は

肺炎	137
肺炎桿菌	171
肺活量	38
肺がん	140
肺気腫	139
肺塞栓症	105
バイタルサイン	20
梅毒	174
排尿障害	119
培養検査	37
パーキンソニズム	133
パーキンソン病	132
はしか	171
橋本病	124, 165
播種	16
播種性血管内凝固症候群	160
破傷風菌	171
バセドウ病	123, 163, 165
発がん	16
白血球	155
白血球数	33
白血病	158
発熱	7, 21
ハプトグロビン	157
バリン	71
バレット食道	79
バンコマイシン耐性腸球菌感染症	175
伴性劣性遺伝	75
ハンター舌炎	78, 157
反復唾液嚥下テスト	78

ひ

非アルコール脂肪肝疾患	89
非アルコール性脂肪肝炎	88
ピークフローメーター	137
非ケトン性高浸透圧症候群	65
非上皮性腫瘍	15
微小変化型ネフローゼ症候群	110
ヒスタミン	162
ビスホスホネート薬	144

肥大	12
ビタミンA	56
ビタミンB_1	56, 129
ビタミンB_2	56
ビタミンB_6	56
ビタミンB_{12}	56, 157
ビタミンC	57, 157
ビタミンD	56, 125, 143, 144, 146
ビタミンK	56, 143
ビタミンK依存性凝固因子	160
──合成阻害薬	101
ビタミン欠乏症・過剰症	54, 55
ヒトパピローマウイルス	152, 174
ヒト免疫不全ウイルス	167
非びらん性胃食道逆流症	79
皮膚温度	6
非ヘム鉄	157
非ホジキンリンパ腫	159
肥満	22, 60
肥満細胞	14
肥満症	22, 60〜62
肥満度の判定基準	60
百日咳菌	171
病原性	169
病原体(微生物)	169
病原体検査	37
標準体重	22
日和見感染	168, 170
微量アルブミン尿	114
ビリルビン	25
貧血	156
頻脈	20

ふ

フィッシャー比	89
フィードバック機構	1
フィブリン	160
フィブリン分解産物	160
風疹	154
風疹ウイルス	172
フェニルアラニン	71
フェニルケトン尿症	71
フェリチン	58
フォレスター分類	104
不穏	23
腹囲	60
副甲状腺機能亢進症	125
副甲状腺機能低下症	125
副甲状腺疾患	125
副甲状腺ホルモン	125, 144
複合免疫不全症	167
副腎機能不全	4, 7
副腎疾患	126
副腎皮質機能低下症	123, 127
副腎皮質刺激ホルモン	8
副腎皮質刺激ホルモン放出ホルモン	8, 122
腹水	30
複製的老化	11
腹痛	26, 85
腹部膨隆	30
腹膜透析	116, 117
不顕性感染	169
浮腫	24, 110
不整脈	99
ブドウ球菌	170
不眠	30
プラーク	77
プリン体	68
フルクトサミン	35

フレイル	147
プログラム説	11
プロゲステロン	149, 150
プロスタグランジン	7
プロトロンビン時間	160
プロラクチン	122
分枝アミノ酸	71, 146
分子標的療法	159

へ

平均赤血球ヘモグロビン濃度	156
平均赤血球容積	156
閉塞性換気障害	139
閉塞性動脈硬化症	95
ヘイフリック現象	11
ペスト菌	171
ヘバディーン結節	145
ヘマトクリット	33
ヘム鉄	157
ヘモグロビン	33
ヘモグロビンA1c	64
ヘモクロマトーシス	59
ヘモジデリン	58
ペラグラ	57
ヘリコバクター・ピロリ	79, 171
ベロ毒素	171
変形性関節症	145, 147
便検査	33
片頭痛	26
便秘	28, 85

ほ

放散痛	26
放射線療法	47
法的脳死判定	18
母子感染	154
ホジキンリンパ腫	159
ポジティブフィードバック機構	1
保存療法	43
発疹	25
ボツリヌス菌	171
ホメオスタシス	1, 121
ホモシスチン尿症	71, 72
ボールマン分類	82
ホルモン	50
ホルモン分泌調節機構	121
ホルモン補充療法	152
本態性高血圧	97

ま

マイコプラズマ感染症	173
麻疹ウイルス	171
末期腎不全	116
麻痺性イレウス	4
マラスムス型	53
マロリー・ワイス症候群	129
慢性肝炎	88
慢性気管支炎	139
慢性甲状腺炎	124, 165
慢性骨髄性白血病	159
慢性糸球体腎炎	109, 113
慢性腎臓病	112, 158
慢性心不全	103
慢性腎不全	111, 112
慢性膵炎	93
慢性閉塞性肺疾患	5, 138
満腹中枢	51
マンモグラフィー	39

み

みずぼうそう	172
三日はしか	172
ミネラル欠乏症・過剰症	57, 58
脈拍	20
ミュラー管	149, 150
ミルクアルカリ症候群	57

む

むちゃ食い障害	128
ムンプスウイルス	172

め

メサンギウム領域	109
メタボリックシンドローム	50, 61, 62
メチオニン	71
メチシリン耐性黄色ブドウ球菌感染症	175
メープルシロップ尿症	71, 72
めまい	24
メラトニン	8
免疫	162, 169
免疫血清学的検査	36
免疫不全症	36, 167
メンケス病	59, 75
メンケベルグ硬化	96

も

網状赤血球	157
網赤血球数	33
網膜症	65, 66
問診	19

や

薬物療法	44
やせ	22
夜盲症	56

ゆ

遊離脂肪酸	66
輸液	45
輸血	45
ユニバーサルワクチン化	87

よ

溶血性貧血	157
葉酸	57, 157
抑うつ状態	23

ら

ライソゾーム病	75
ラクツロース	73
ラクナ梗塞	105
ラジオ波焼灼療法	90
卵巣腫瘍	153

り

リウマトイド因子	167
リケッチア感染症	173
リード・シュテルンベルグ細胞	159
リパーゼ	68
リハビリテーション	47
リビング・ウィル	49
リフィーディング症候群	54
リポたんぱく	66
リポたんぱくリパーゼ	66
流行性耳下腺炎	172
良性腫瘍	15
緑色連鎖球菌	171
緑膿菌	171
緑膿菌感染症	171, 175
リン	57
淋菌	171
淋菌感染症	171, 174
リン酸緩衝系	5
リン脂質	66
臨床検査	30
リンパ球	159
リンパ系	155
リンパ行性転移	16
リンパ節郭清	16

る

ルゴール(ヨード)液塗布内視鏡	81

れ

レイノー現象	166
レチノール	56
レッシュ・ナイハン病	75
レニン	97, 98
レニン-アンジオテンシン-アルドステロン系	98, 126
レビー小体型	130
レプチン	51
レボドパ	133, 134
レムナント	67
連鎖球菌	171
攣縮	95

ろ

ロイコトリエン	162
ロイシン	71, 146
老化	10
労作性狭心症	95
老人斑	131
老年疾患	11
老年症候群	11
ロコモティブシンドローム	147
ロタウイルス	173

わ

ワクチン接種	171
ワールブルグ効果	15, 54

数字・記号索引

1型糖尿病	64
1,5-AG	35, 64
2型糖尿病	64
^{13}C尿素呼気試験	80
8020運動	78

欧文索引

A

A型肝炎	86, 87
A群β溶連菌感染	108
ABC検診	82
ACTH	8, 122
ADH	3, 122
AED	102
AIDS	167
AKIの定義	111, 112
Alb	34
ALT	35, 89

ANP	3, 104	GLP-1	52	**O**	
ASK	108	GnRHアゴニスト	152	ODA	43
ASO	108	**H**		OGTT	64
AST	35, 89	Hb	33	**P**	
ATP7A	59	HbA1c	35, 64	PET検査	40
ATP7B	59, 74	HDL	66, 67	PFD試験	93
B		HDLコレステロール	67	Plt	34
B型肝炎	86〜88, 154, 173	HIV	167	PRL	122
BCAA補充療法	89	HPV	152, 153, 174	PS (performance status)	140
BMI	60	HPVワクチン	153	PSA	119
BNP	104	HSV	172	PT	160
BUN	35	Ht	33	PTH	125, 144
C		**I**		**R**	
C型肝炎	86, 88, 173	ICD	102, 103	RBC	33
C反応性たんぱく	36	IDL	66, 67	RTP	53
Cペプチド	63	IgA腎症	109	**S**	
CH50	108	IgE	36, 162	SERM	144
CHADS$_2$スコア	101, 102	IGF	8	SGA	43
CKD	112, 113, 158	IgG	162, 163	SLE	110
CKD重症度分類	115	IgM	162, 163	**T**	
CKDステージによる食事療法基準	114, 117	IOIBDスコア	84	TACE	90
COPD	5, 138	**J**		TG	66
Cr	35	JCS	22	TRH	9, 122
CRH	8, 122	**L**		TSH	9, 122, 123
CRP	36	LD	35	TSH受容体抗体	123
CT	40	LDL	66, 67	**U**	
CTZ	28	LDLコレステロール	67	UN	35
D		LH	122, 149	**V**	
D型肝炎	86	LHサージ	149	VLDL	66
D-ダイマー	105	LHRH	122	VZV	172
DAA	88	LPL	66	**W**	
DIC	160	**M**		WBC	33
DNA修復遺伝子	17	MCHC	156	**X**	
E		MCV	156	X線撮影	39
E型肝炎	87	MRワクチン	172	X連鎖劣性遺伝	75
EBウイルス	172	MRCP	91, 94	**Y**	
EMR	81, 86	MRI	40	YAM	142
ENBD	92	MRSA	175		
ESD	81, 86	**N**		**ギリシャ文字索引**	
ESWL	91, 119	NAFLD	89		
F		NASH	88, 89	α-シヌクレイン	133
FDP	160	NBI内視鏡	81	β_2-ミクログロブリン	35
Friedewald式	68	NERD	79	β-カロテン	56
FSH	122, 149	nitrogen trap	54		
G		non-HDLコレステロール	67		
GERD	79	NST	43		
GH	8, 122	NYHA心機能分類	104		
GHRH	8				

中山書店の出版物に関する情報は，小社サポートページを
御覧ください．
https://www.nakayamashoten.jp/support.html

Visual栄養学テキストシリーズ

人体の構造と機能および疾病の成り立ち Ⅲ
疾病の成り立ち

2017年 9 月30日　初版第 1 刷発行Ⓒ〔検印省略〕
2022年 3 月18日　初版第 2 刷発行

監　修………津田謹輔・伏木　亨・本田佳子
編　集………田中　清
発行者………平田　直
発行所………株式会社　中山書店
　　　　　　〒112-0006　東京都文京区小日向4-2-6
　　　　　　TEL 03-3813-1100（代表）　振替 00130-5-196565
　　　　　　https://www.nakayamashoten.jp/
装　丁………株式会社プレゼンツ
印刷・製本……株式会社　真興社

ISBN 978-4-521-74286-1
Published by Nakayama Shoten Co., Ltd.　　　　　　　　Printed in Japan
落丁・乱丁の場合はお取り替えいたします．

・本書の複製権・上映権・譲渡権・公衆送信権（送信可能化権を含む）は株式
　会社中山書店が保有します．
・JCOPY 〈（社）出版者著作権管理機構　委託出版物〉
本書の無断複写は著作権法上での例外を除き禁じられています．複写される
場合は，そのつど事前に，（社）出版者著作権管理機構（電話 03-5244-5088,
FAX 03-5244-5089，e-mail：info@jcopy.or.jp）の許諾を得てください．

本書をスキャン・デジタルデータ化するなどの複製を無許諾で行う行為は，
著作権法上での限られた例外（「私的使用のための複製」など）を除き著作権
法違反となります．なお，大学・病院・企業などにおいて，内部的に業務上
使用する目的で上記の行為を行うことは，私的使用には該当せず違法です．
また私的使用のためであっても，代行業者等の第三者に依頼して使用する本
人以外の者が上記の行為を行うことは違法です．

Visual 栄養学テキスト

栄養学を楽しく学べる新しいテキストシリーズ!!

監修
- 津田謹輔（帝塚山学院大学学長・人間科学部教授）
- 伏木 亨（甲子園大学副学長・栄養学部教授）
- 本田佳子（女子栄養大学栄養学部教授）

管理栄養士養成カリキュラム準拠

- 冒頭にシラバスを掲載し，授業の目的や流れ，学習目標が一目で把握できる．
- 単元ごとに「学習目標」と「要点整理」を明示．重要なポイントが一目瞭然．
- 文章は簡潔に短く，図表を豊富に用いて，複雑な内容でも一目で理解できる．
- サイドノートの「豆知識」「MEMO」「用語解説」などで，本文の理解を促進．
- 理解度を知るために，過去の国家試験問題から厳選した「過去問」で腕試し．

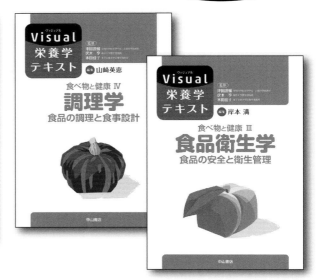

シリーズの構成

● 社会・環境と健康	
● 人体の構造と機能および疾病の成り立ち　I．解剖生理学	定価 2,970円（本体2,700円＋税）
● 人体の構造と機能および疾病の成り立ち　II．生化学	定価 2,970円（本体2,700円＋税）
● 人体の構造と機能および疾病の成り立ち　III．疾病の成り立ち	定価 2,970円（本体2,700円＋税）
● 食べ物と健康　I．食品学総論　食品の成分と機能	定価 2,970円（本体2,700円＋税）
● 食べ物と健康　II．食品学各論　食品の分類・特性・利用	定価 2,970円（本体2,700円＋税）
● 食べ物と健康　III．食品衛生学　食品の安全と衛生管理	定価 2,970円（本体2,700円＋税）
● 食べ物と健康　IV．調理学　食品の調理と食事設計	定価 2,970円（本体2,700円＋税）
● 基礎栄養学	
● 応用栄養学	定価 2,970円（本体2,700円＋税）
● 栄養教育論　第2版	定価 2,970円（本体2,700円＋税）
● 臨床栄養学　I．総論	定価 2,970円（本体2,700円＋税）
● 臨床栄養学　II．各論	定価 2,970円（本体2,700円＋税）
● 公衆栄養学	
● 給食経営管理論	

※タイトルは諸事情により変更する場合がございます．

ヴィジュアルな誌面構成でわかりやすいシリーズ全15タイトル！

A4判／並製／2色刷（一部4色刷）／各巻150～200頁程度／本体予価（2,700円＋税）

中山書店　〒112-0006　東京都文京区小日向4-2-6　TEL 03-3813-1100　FAX 03-3816-1015
https://www.nakayamashoten.jp/